普通高等教育"十二五"规划教材

医用高等数学

（第二版）

熊安明 葛 琳 刘 智 主编

科 学 出 版 社

北 京

内容简介

本教材包含一元函数微积分、多元函数微积分、概率论基础、线性代数初步等几个部分.一元函数微积分部分以极限、连续、微分、积分为主线展开讨论,(常)微分方程本质上也是一元函数的积分;多元函数微积分部分在简单介绍空间解析几何知识的基础上,以二元函数为对象,介绍极限与连续、偏导数与全微分、极值、二重积分等知识;概率论部分,在介绍了事件与概率等基本概念之后,以古典概型为基础,讲述概率的加法与乘法公式,进而讨论了常见随机变量的概率分布及其数字特征;线性代数部分,主要讲述行列式的性质与运算、矩阵的初等变换、线性方程组的解等内容.

本教材可供基础、临床、预防、口腔等医学类专业及药学各专业使用,也可供相关教学及研究人员参考.

图书在版编目(CIP)数据

医用高等数学/熊安明,葛琳,刘智主编.—2版.—北京:科学出版社，2012.8
普通高等教育“十二五”规划教材
ISBN 978-7-03-035414-3

Ⅰ.医… Ⅱ.①熊…，②葛… ③刘… Ⅲ.医用数学—高等学校—教材
Ⅳ.R311

中国版本图书馆 CIP 数据核字(2012)第 200412 号

责任编辑：高 嵘 / 责任校对：董艳辉
责任印制：彭 超 / 封面设计：苏 波

科学出版社 出版
北京东黄城根北街16号
邮政编码:100717
http://www.sciencep.com

武汉市新华印刷有限责任公司印刷
科学出版社发行 各地新华书店经销

*

开本：B5(720×1000)
2012年8月第 二 版 印张：17
2013年7月第二次印刷 字数：329 000

定价：32.00 元

(如有印装质量问题,我社负责调换)

《医用高等数学》(第二版)编委会

主　编　熊安明　葛　琳　刘　智

副主编　刘　涛　洪俊田

编　委　(按姓氏笔画排序)

王松建　王剑波　刘启贵　刘　涛
刘　智　张　玲　胡冬梅　洪俊田
钟丽华　曾德辉　葛　琳　管运清
熊安明

Foreword 前言

医用高等数学是基础、临床、预防、口腔等医学专业及药学各专业必修的一门基础课，但各医学院校的专业培养目标不尽相同，课程设置也有较大的差别．本教材面向医学数学教材建设与改革的方向，立足于医学教学与医学实践的需要，在大量调查的基础上，与相关医学院校有多年医学数学教学经验的教师进行了深入、广泛的讨论，在内容体系的安排上尽可能科学合理．

全书共分九章，第一章至第六章，按48教学时数编写，属于基础部分．第七章至第九章相对独立．全书总教学时数大约72学时，能满足不同教学层次的需求．内容包含一元函数微积分、多元函数微积分、概率论基础、线性代数初步等几个部分．一元函数微积分部分以极限、连续、微分、积分为主线展开讨论，(常)微分方程本质上也是一元函数的积分；多元函数微积分部分在简单介绍空间解析几何知识的基础上，以二元函数为对象，介绍极限与连续、偏导数与全微分、极值、二重积分等知识；概率论部分，在介绍了事件与概率等基本概念之后，以古典概型为基础，讲述概率的加法与乘法公式，进而讨论了常见随机变量的概率分布及其数字特征；线性代数部分，主要讲述行列式的性质与运算、矩阵的初等变换、线性方程组的解等内容．

教材在文字表达上力求精练准确，通俗易懂，尽量避免过分数学化的语言．从应用角度出发，对教材中定理、性质的讲述理解重于证明，以求达到数学上的逻辑性与医学上的应用性二者之间的相对平衡．每节之后附有适量难度稍大的思考与讨论，可以启发读者的思维．每章之后提供大量的习题并附参考答案，方便读者自学．

由于时间仓促，编者水平有限，难免有不当之处，恳请读者批评指正．

熊安明
2010年3月

Contents

目　录

第一章 函数与极限

函数描述变量之间的关系，它是对运动变化的客观事物间数量关系的抽象概括.极限刻画变量的变化趋势，采用极限方法研究函数是高等数学与初等数学的本质区别.本章主要内容包括函数、极限和函数连续性等基本概念，以及它们的主要性质.

第一节 函数

一、函数的概念

1. 常量与变量

在某一变化过程中可能会遇到各种不同的量，其中有的量始终保持同一数值，称为**常量**；有的量可以取不同的数值，称为**变量**.

一个量是常量还是变量是相对的，即它取决于具体的变化过程.例如，重力加速度这个物理量，如果研究的是某地自由落体的运动属性，则视它为常量；如果研究的是这个物理量本身(与地球位置的关系)，则视它为变量.

2. 函数的概念

设 x, y 是同一变化过程中的两个变量，如果对于变量 x 的每一个允许的取值，按照一定的规律，变量 y 总有一个确定的值与之对应，则称 y 为 x 的**函数**.记为

$$y = f(x).$$

变量 x 称为**自变量**，变量 y 称为**因变量**.

自变量 x 允许值的集合称为函数的**定义域**，如果 x_0 是函数定义域中的一点，也说成函数 $f(x)$在 x_0 有定义，且把它对应的因变量的值称为函数值，记为 $f(x_0)$ 或 $y\big|_{x=x_0}$，即 $y\big|_{x=x_0} = f(x_0)$，所有函数值的集合称为函数的**值域**.

对应法则和定义域是函数概念中的两大要素，只有当二者完全相同时才认为两个函数是相同的函数.根据具体的情况，对应法则即函数关系，可以使用解

析式、图像、表格等表示.

二、初等函数　分段函数

1. 基本初等函数

幂函数　$y=x^a\ (a\in\mathbf{R})$;

指数函数　$y=a^x\ (a>0,\ a\neq 1)$;

对数函数　$y=\log_a x\ (a>0,\ a\neq 1)$;

三角函数　$y=\sin x,\ y=\cos x,\ y=\tan x,\ y=\cot x$ 等;

反三角函数　$y=\arcsin x,\ y=\arccos x,\ y=\arctan x,\ y=\operatorname{arccot} x$ 等.

这五种基本初等函数再加上常数函数 $y=C$ (C 为常数)统称为**基本初等函数**.

2. 复合函数

设 $y=f(u)$ 是变量 u 的基本初等函数，而 $u=\varphi(x)$ 是变量 x 的基本初等函数,如果变量 x 取某些值时,相应地 u 使 y 有定义,则称 y 是 x 的**复合函数**,记为

$$y=f[\varphi(x)].$$

变量 u 称为**中间变量**.

例 1　设 $y=\lg u, u=\arccos v, v=x+1$,写出 y 关于 x 的复合函数.

解　通过对 u, v 依次进行变量代换知，y 关于 x 的复合函数是 $y=\lg\arccos(x+1)$,其定义域为$[-2,\ 0)$.

例 2　设

$$f(x)=x^2,\quad g(x)=\frac{1}{x+1},$$

试求 $f[f(x)]$, $f[g(x)]$, $g[f(x)]$, $g[g(x)]$.

解　$f[f(x)]=[f(x)]^2=x^4$;

$$f[g(x)]=[g(x)]^2=\left(\frac{1}{x+1}\right)^2;$$

$$g[f(x)]=\frac{1}{1+f(x)}=\frac{1}{x^2+1};$$

$$g[g(x)]=\frac{1}{g(x)+1}=\frac{x+1}{x+2}.$$

注意:如果两个函数复合而成的函数的定义域为空集,则此复合函数无意义(或称它们不能复合).例如，$y=\ln u$, $u=\sin x-1$,因任意 x 都使得 $u=$

$\sin x-1\leqslant 0$，$\ln u$ 无意义，它们不能复合.

例 3 将下列复合函数分解为简单函数.

(1) $y=\ln\sin(x^2-1)$； (2) $y=a\sin(bx+c)+\dfrac{b}{1+e^{ax}}$.

解 (1) 函数由 $y=\ln u, u=\sin v, v=x^2-1$ 复合而成，由 $\sin v>0$ 知，

$$2k\pi<x^2-1<(2k+1)\pi,$$

即

$$\sqrt{2k\pi+1}<x<\sqrt{(2k+1)\pi+1},\quad (k=0,1,2,3,\cdots).$$

(2) 整体上不是一个复合函数，它是 $y=y_1+y_2$ 两个复合函数的和.

函数 $y_1=a\sin(bx+c)$，由 $y_1=a\sin u_1$，$u_1=bx+c$ 复合而成.

函数 $y_2=\dfrac{b}{1+e^{ax}}$，由 $y_2=\dfrac{b}{u_2}$，$u_2=1+e^v$，$v=ax$ 复合而成.

3. 初等函数

由基本初等函数经过有限次四则运算或复合所得到的仅用一个解析式表达的函数，称为**初等函数**.

例如，$y=x^3+\ln(x+\sqrt{x^2+1})$，$y=x\tan x+\sin(e^x+1)$ 等都是初等函数.

4. 分段函数

有些函数，自变量 x 在定义域的不同区间段内取值时，需要用到不同的解析式，这种需要由几个初等函数才能表达的函数称为**分段函数**.

例如，绝对值函数

$$y=|x|=\begin{cases}x & x\geqslant 0,\\ -x & x<0;\end{cases}$$

符号函数

$$y=\operatorname{sgn} x=\begin{cases}1 & x>0,\\ 0 & x=0,\\ -1 & x<0;\end{cases}$$

它们都不能用一个解析式描述.

分段函数一般不属于初等函数. 求值时要注意根据自变量的值选择相应的解析式.

例 4 设函数

$$\varphi(x)=\begin{cases}|\sin x| & |x|<\dfrac{\pi}{3},\\ 0 & |x|\geqslant\dfrac{\pi}{3}.\end{cases}$$

求 $\varphi\left(\frac{\pi}{6}\right),\varphi\left(-\frac{\pi}{4}\right),\varphi(-2)$.

解
$$\varphi\left(\frac{\pi}{6}\right)=\left|\sin\frac{\pi}{6}\right|=\frac{1}{2};$$

$$\varphi\left(-\frac{\pi}{4}\right)=\left|\sin\left(-\frac{\pi}{4}\right)\right|=\frac{\sqrt{2}}{2};$$

$$\varphi(-2)=0.$$

三、函数的几种特性

1. 有界性

设 I 是函数 $f(x)$ 的某个定义区间,如果存在一个正数 M,使对所有的 $x\in I$,恒有 $|f(x)|\leqslant M$,则称函数 $f(x)$ 在区间 I 内**有界**,否则称函数 $f(x)$ 在 I 内**无界**(注:定义区间是指包含在定义域内的区间).

例如,$\tan x$ 在 $\left(-\frac{\pi}{4},+\frac{\pi}{4}\right)$ 内有界,但在 $\left(-\frac{\pi}{2},+\frac{\pi}{2}\right)$ 内无界.

2. 单调性

设 x_1, x_2 是函数 $f(x)$ 的某定义区间 (a,b) 内的任意两点,且 $x_1<x_2$. 若 $f(x_1)<f(x_2)$,则称 $f(x)$ 在 (a,b) 内是**单调递增的**;若 $f(x_1)>f(x_2)$,则称 $f(x)$ 在 (a,b) 内是**单调递减的**.

例如,2^x 在 $(-\infty,+\infty)$ 内是单调递增的;x^2 在 $(-\infty,0)$ 内是单调递减的,在 $(0,+\infty)$ 内是单调递增的.

3. 奇偶性

设函数 $f(x)$ 的定义域关于原点对称. 对于定义域内的任意 x,如果 $f(-x)=f(x)$ 恒成立,则称 $f(x)$ 为**偶函数**;如果 $f(-x)=-f(x)$ 恒成立,则称 $f(x)$ 为**奇函数**.

奇函数的图像关于原点对称,偶函数的图像关于 y 轴对称.

例如,x^2-x^4, 2^x+2^{-x}, $\cos x$ 都是偶函数;x^3-x^5, 2^x-2^{-x}, $\sin x$ 都是奇函数;但 x^3-x^4, 2^x+x^2, $\arccos x$ 都是非奇非偶函数.

4. 周期性

设 x 是函数 $f(x)$ 定义域内的任意一点，如果存在一个正数 l，使得 $f(x+l)$ 也有定义，且等式 $f(x+l)=f(x)$ 恒成立，则称 $f(x)$ 为**周期函数**，满足这个等式的最小正数 l 称为函数的**最小正周期**.

例如，$\sin x$，$\cos 2x$ 都是周期函数，它们的最小正周期为 2π，π.

注意：有界性与单调性是函数的局部特性，而奇偶性与周期性是其整体特性.

思考与讨论

1. 下面各组函数是否为相同的函数，为什么？

(1) $f(x)=\lg x^2$，$g(x)=2\lg x$；

(2) $f(x)=1$，$g(x)=\sec^2 x-\tan^2 x$；

(3) $f(x)=e^{\ln x}$，$g(x)=x$；

(4) $f(x)=\arcsin x$，$g(x)=\dfrac{\pi}{2}-\arccos x$.

2. 下列函数哪些是奇函数？哪些是偶函数？哪些是非奇非偶函数？

(1) $f(x)=\arctan(\sin x)$；　(2) $f(x)=\lg^2 x$；

(3) $f(x)=\ln\cos x$.

3. 下列函数哪些是周期函数，对于周期函数，指出其周期.

(1) $y=\arctan(\tan x)$；　(2) $y=x\cos x$；

(3) $y=\sin\dfrac{1}{x}$；　(4) $y=\sin^2 x$.

第二节　极　　限

一、极限的概念

实际问题会出现这种情况：函数在某点不一定有定义，但自变量无限靠近该点时，函数的变化趋势却存在一定规律性，这种函数变化趋势的问题，就是极限概念所要描述和解答的问题.

对于函数 $y=f(x)$，自变量 x 的变化趋势包括其绝对值无限增大（记为 $x\to\infty$）和其值无限靠近某个常数（记为 $x\to x_0$）两种情形，下面分别讨论这两种情

况下函数 $y=f(x)$ 的变化趋势. 并且讨论数列 $\{a_n\}$ 当 n 趋向正无穷大($n\to\infty$)时, a_n 的变化趋势.

1. $x\to\infty$ 时函数的极限

考察函数 $f(x)=\dfrac{1}{x}$ 当 $x\to\infty$ 时的变化趋势,如下表.

x	±1	±10	±100	$\pm1\,000$	$\pm10\,000$	$\pm100\,000$	…	$\to\infty$
$f(x)$	±1	±0.1	±0.01	±0.001	$\pm0.000\,1$	$\pm0.000\,01$	…	$\to0$

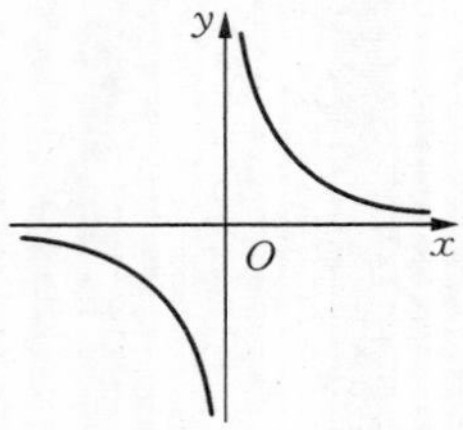

图 1-1

可以看出,当 $|x|$ 无限增大(即 $x\to\pm\infty$)时,函数 $f(x)=\dfrac{1}{x}$ 无限趋向 0. 如图 1-1, 观察 $|x|$ 无限增大时曲线的走向,也说明了这点.

定义 1 设函数 $f(x)$ 当 $|x|$ 大于某一正数时有定义,如果 $|x|$ 无限增大时,函数 $f(x)$ 无限趋向某一常数 A,就称当 x 趋向无穷大时,函数 $f(x)$ 以 A 为**极限**(或收敛于 A),记为

$$\lim_{x\to\infty}f(x)=A \quad 或 \quad f(x)\to A(x\to\infty).$$

上述变化趋势用极限表示就是 $\lim\limits_{x\to\infty}\dfrac{1}{x}=0$. 如果 $|x|$ 无限增大时,函数 $f(x)$ 不趋向某个常数,就称 $x\to\infty$ 时, $f(x)$ 的极限不存在(或称发散). 极限不存在通常有两种情形:一是函数值在某个范围内波动,如函数 $y=\sin x$,当 $x\to\infty$ 时,函数值在 -1 与 $+1$ 之间波动;一是函数值趋向无穷大,如函数 $y=x^2$,当 $x\to\infty$ 时, y 无限增大. 这种情况我们通常记为

$$\lim_{x\to\infty}x^2=\infty \quad 或 \quad x^2\to\infty(x\to\infty).$$

$|x|$ 无限增大即 $x\to\infty$,包含 $x\to\pm\infty$ 两种情形,某些函数不可以笼统地讨论. 例如,观察函数 $\arctan x$ 的变化情况,我们发现

$$\lim_{x\to+\infty}\arctan x=\frac{\pi}{2}, \quad \lim_{x\to-\infty}\arctan x=-\frac{\pi}{2}.$$

仅当自变量 x 沿 x 轴正方向无限增大(或沿 x 轴负方向绝对值无限增大)时,函数 $f(x)$ 无限趋向某常数 A,则称 A 为函数 $f(x)$ 的**单侧极限**,即

$$\lim_{x\to+\infty} f(x) = A \quad 或 \quad \lim_{x\to-\infty} f(x) = A.$$

2. $x \to x_0$ 时函数的极限

还是以函数 $f(x) = \dfrac{1}{x}$ 为例，观察自变量 x 在 x 轴上从 $x = 1$ 的左右两个方向趋向 1(记为 $x\to 1$) 时，函数的变化趋势，如下表.

x	0.9	0.99	0.999	…	→	1	←	…	1.001	1.01	1.1
$f(x)$	1.11	1.010	1.001	…	→	1	←	…	0.999	0.990	0.909

自变量 x 无论是从左边还是从右边趋向 1，其函数值都趋向常数 1.

定义 2 设函数 $f(x)$在点 x_0 附近有定义(该点本身可以没有定义)，当自变量 x 以任何方式无限趋向定点 x_0 时，如果函数无限趋向某常数 A，就称当 x 趋向 x_0 时，函数以 A 为极限，记为

$$\lim_{x\to x_0} f(x) = A \quad 或 \quad f(x)\to A(x\to x_0).$$

上述变化趋势记为 $\lim\limits_{x\to 1}\dfrac{1}{x} = 1$. 如果当 $x\to x_0$ 时，$f(x)$ 不趋向一个常数，则称当 $x\to x_0$ 时，$f(x)$ 的极限不存在. 例如，通过观察，我们发现

$$\lim_{x\to\frac{\pi}{2}} \tan x = \infty \quad 或 \quad \tan x\to\infty\left(x\to\frac{\pi}{2}\right).$$

自变量 x 仅从 x_0 的左侧 $(x < x_0)$ 趋向 x_0，若函数 $f(x)$ 趋向某一常数 A，则称 A 为函数 $f(x)$ 当 $x\to x_0$ 时的**左极限**；自变量 x 仅从 x_0 的右侧$(x > x_0)$ 趋向 x_0，若函数 $f(x)$ 趋向某一常数 A，则称 A 为函数 $f(x)$ 当 $x\to x_0$ 时的**右极限**. 左、右极限分别记为

$$\lim_{x\to x_0^-} f(x) = A, \quad \lim_{x\to x_0^+} f(x) = A,$$

或

$$f(x_0^-) = A, \quad f(x_0^+) = A.$$

显然，当 $x\to x_0$ 时，函数 $f(x)$极限存在的充分必要条件是左、右极限都存在并且相等.

例 1 讨论函数

$$f(x) = \begin{cases} x-1, & x\leqslant 0, \\ x+1, & x > 0 \end{cases}$$

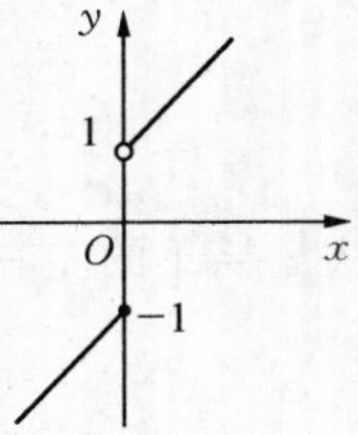

图 1 - 2

当 $x \to 0$ 时的极限.

解 如图 1 - 2,这是分段函数,$f(x)$在点 $x=0$ 的左、右极限分别为

$$\lim_{x \to 0^-} f(x) = \lim_{x \to 0^-}(x-1) = -1;$$

$$\lim_{x \to 0^+} f(x) = \lim_{x \to 0^+}(x+1) = 1.$$

左、右极限都存在,但不相等,所以当 $x \to x_0$ 时,函数 $f(x)$的极限不存在.

例 2 讨论函数

$$f(x)=\begin{cases}1+x, & x<0,\\ 1-x, & x>0\end{cases}$$

当 $x \to 0$ 时的极限.

解 如图 1 - 3,函数 $f(x)$在点 $x=0$ 时没有定义,但这不影响该点的极限.由于

$$f(0^-) = \lim_{x \to 0^-} f(x) = \lim_{x \to 0^-}(1+x) = 1,$$

$$f(0^+) = \lim_{x \to 0^+} f(x) = \lim_{x \to 0^+}(1-x) = 1.$$

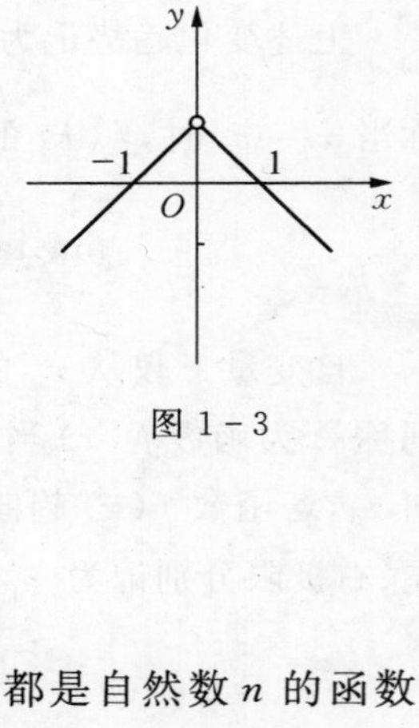

图 1 - 3

左、右极限都存在且相等,因此当 $x \to 0$ 时,$f(x)$ 的极限存在,即 $\lim\limits_{x \to 0} f(x) = 1$.

3. 数列的极限

数列是按自然数顺序排列的一列数:

$$a_1, a_2, a_3, \cdots, a_n, \cdots$$

数列中的每一个数称为数列的项,其中的第 n 项 a_n 一般都是自然数 n 的函数,称为数列的**通项**,数列简记为$\{a_n\}$. 以下是几个数列的例子.

(1) $\left\{\dfrac{2^n-1}{3^n}\right\}$: $\dfrac{1}{3}$, $\dfrac{1}{3}$, $\dfrac{7}{27}$, $\cdots$, $\dfrac{2^n-1}{3^n}$, $\cdots$;

(2) $\left\{2+\dfrac{1}{n^2}\right\}$: 3, $\dfrac{9}{4}$, $\dfrac{19}{9}$, $\cdots$, $2+\dfrac{1}{n^2}$, $\cdots$;

(3) $\{2n\}$: 2, 4, 6, $\cdots$, $2n$, $\cdots$;

(4) $\left\{(-1)^n\dfrac{n+1}{n}\right\}$: -2, $\dfrac{3}{2}$, $-\dfrac{4}{3}$, $\cdots$, $(-1)^n\dfrac{n+1}{n}$, $\cdots$.

数列是自然数 n 的函数，其极限完全类似于函数 $f(x)$ 当 $x\to+\infty$ 时的情况.

假定数列 $\{a_n\}$ 在 n 大于某自然数时有定义，当 n 趋向无穷大时，如果 a_n 无限趋向于某常数 A，则称 A 为**数列 $\{a_n\}$ 的极限**，记为

$$\lim_{n\to\infty} a_n = A \quad 或 \quad a_n \to A(n\to\infty).$$

例如，通过观察上述 4 个数列，(1)、(2)的极限存在：

$$\lim_{n\to\infty}\frac{2^n-1}{3^n}=0; \quad \lim_{n\to\infty}\left(2+\frac{1}{n^2}\right)=2.$$

(3)、(4)的极限不存在，其中(3)可以记为

$$\lim_{n\to\infty} 2n = +\infty.$$

二、无穷小量及其性质

1. 无穷小量与无穷大量的概念

定义 3　如果函数 $f(x)$ 当 $x\to x_0$（或 $x\to\infty$）时的极限为零，那么称 $f(x)$ 为当 $x\to x_0$（或 $x\to\infty$）时的**无穷小**.

例如，$\lim\limits_{x\to 1}(x-1)=0$，所以函数 $x-1$ 为当 $x\to 1$ 时的无穷小.

定义 4　当 $x\to x_0$（或 $x\to\infty$）时，如果 $|f(x)|$ 越来越大，就称函数 $f(x)$ 为当 $x\to x_0$（或 $x\to\infty$）时的**无穷大**. 记为

$$\lim_{x\to x_0} f(x)=\infty \quad (\lim_{x\to\infty} f(x)=\infty).$$

对于数列，可以类似地定义当 $n\to\infty$ 时的无穷小或无穷大.

注意以下问题：

(1) 无穷小(大)量是变量，不要把它们与很小(大)的常数混为一谈，但常数 0 是无穷小量.

(2) 无穷小(大)量是针对自变量的变化过程而言的. 例如，观察发现，函数 $\tan x$ 是 $x\to 0$ 时的无穷小量，但它又是 $x\to\frac{\pi}{2}$ 时的无穷大量.

(3) 在自变量的同一变化过程中，非零无穷小量与无穷大量互为倒数.

2. 无穷小定理与性质

定理 1　$\lim f(x)=A$ 成立的充分必要条件是 $\lim[f(x)-A]=0$.

这里的“$\lim f(x)$”是指某一变化过程. 定理描述了极限与无穷小的关系.

即若 $f(x)$ 的极限为 A，则 $f(x)-A$ 是无穷小；反之，若 $f(x)-A$ 是无穷小，则 $f(x)$ 以 A 为极限. 总之，$\lim f(x)=A$ 也可表示为

$$f(x)=A+\alpha \quad (\lim \alpha=0).$$

性质 1 有限个无穷小的代数和或乘积仍是无穷小.

即若 $\lim \alpha_i=0\ (i=1,2,\cdots,n)$，则 $\lim\sum_{i=1}^{n}\alpha_i=0$，$\lim\prod_{i=1}^{n}\alpha_i=0$.

性质 2 有界变量或常数与无穷小的乘积仍是无穷小.

即若 $|f(x)|\leqslant M$，$\lim\alpha=0$，则 $\lim\alpha f(x)=0$.

例 3 求下列极限

(1) $\lim\limits_{x\to 0}\dfrac{1}{x}$；　　(2) $\lim\limits_{x\to\infty}\dfrac{\sin x}{x}$.

解 (1) $x\to 0$，即 x 是无穷小，则 $\dfrac{1}{x}$ 是无穷大，所以 $\lim\limits_{x\to 0}\dfrac{1}{x}=\infty$（极限不存在）；

(2) 对任何 x，$|\sin x|\leqslant 1$ 有界，而 $\lim\limits_{x\to\infty}\dfrac{1}{x}=0$，由性质 2，$\lim\limits_{x\to\infty}\dfrac{\sin x}{x}=0$.

三、极限的四则运算

定理 2 若 $\lim f(x)=A$，$\lim g(x)=B$，则有

(1) $\lim[f(x)\pm g(x)]=\lim f(x)\pm\lim g(x)=A\pm B$；

(2) $\lim[f(x)g(x)]=\lim f(x)\lim g(x)=AB$；

(3) $\lim\dfrac{f(x)}{g(x)}=\dfrac{\lim f(x)}{\lim g(x)}=\dfrac{A}{B}\ (B\neq 0)$.

证 这里以(2)为例加以证明，(1)、(3)证法类似.

因为 $\lim f(x)=A$，$\lim g(x)=B$，由本节定理 1，知

$$f(x)=A+\alpha,\quad g(x)=B+\beta,$$

其中 α，β 均为同一极限过程中的无穷小量. 所以

$$f(x)\cdot g(x)=(A+\alpha)\cdot(B+\beta)=AB+A\beta+B\alpha+\alpha\beta.$$

由本节性质 1、性质 2 知，$A\alpha+B\beta+\alpha\beta$ 为无穷小量，再由定理 1，有

$$\lim[f(x)\cdot g(x)]=A\cdot B=\lim f(x)\cdot\lim g(x).$$

对于数列，也有类似的极限四则运算法则，这里不再赘述.

由定理 2 中的(2)可得如下推论.

推论 1　$\lim Cf(x) = C\lim f(x)$ (C 为常数).

就是说,求极限时,常数因子可以提到极限符号外面. 这是因为$\lim C=C$.

推论 2　$\lim[f(x)]^n = [\lim f(x)]^n$.

例 4　求$\lim\limits_{x\to 2}\dfrac{x-1}{x^2-1}$.

解　$\lim\limits_{x\to 2}\dfrac{x-1}{x^2-1} = \dfrac{\lim\limits_{x\to 2}(x-1)}{\lim\limits_{x\to 2}(x^2-1)} = \dfrac{\lim\limits_{x\to 2}x - \lim\limits_{x\to 2}1}{(\lim\limits_{x\to 2}x)^2 - \lim\limits_{x\to 2}1} = \dfrac{1}{3}$.

例 5　求$\lim\limits_{x\to 3}\dfrac{\sqrt{1+x}-2}{x-3}$.

解　求极限时不考虑 $x=3$,有理化约去“非零”公因子 $x-3$.

$$\begin{aligned}\lim_{x\to 3}\frac{\sqrt{1+x}-2}{x-3} &= \lim_{x\to 3}\frac{(\sqrt{1+x}-2)(\sqrt{1+x}+2)}{(x-3)(\sqrt{1+x}+2)}\\ &= \lim_{x\to 3}\frac{x-3}{(x-3)(\sqrt{1+x}+2)}\\ &= \lim_{x\to 3}\frac{1}{\sqrt{1+x}+2} = \frac{1}{4}.\end{aligned}$$

例 6　求$\lim\limits_{x\to 1}\dfrac{2x-3}{x^2-5x+4}$.

解　分母的极限为零,利用无穷小与无穷大的关系求极限. 因为

$$\lim_{x\to 1}\frac{x^2-5x+4}{2x-3} = \lim_{x\to 1}\frac{x^2-5x+4}{2x-3} = \frac{1^2-5\times 1+4}{2\times 1-3} = 0,$$

所以

$$\lim_{x\to 1}\frac{2x-3}{x^2-5x+4} = \infty.$$

例 7　求$\lim\limits_{x\to\infty}\dfrac{2x^3+3}{4x^3+5x^2+1}$.

解　不能直接使用商的法则,用 x^3 同除分子、分母,然后取极限:

$$\lim_{x\to\infty}\frac{2x^3+3}{4x^3+5x^2+1} = \lim_{x\to\infty}\frac{2+\dfrac{3}{x^3}}{4+\dfrac{5}{x}+\dfrac{1}{x^3}} = \frac{1}{2}.$$

例 8 求 $\lim\limits_{x\to+\infty} x(\sqrt{x^2+2}-x)$.

解 该极限是所谓的"$0\cdot\infty$"型不定式，经变形可化为"$\frac{0}{0}$"或"$\frac{\infty}{\infty}$"型.

$$\lim_{x\to+\infty} x(\sqrt{x^2+2}-x)=\lim_{x\to+\infty}\frac{(\sqrt{x^2+2}+x)(\sqrt{x^2+2}-x)}{\sqrt{x^2+2}+x}x$$

$$=\lim_{x\to+\infty}\frac{2x}{\sqrt{x^2+2}+x}$$

$$=\lim_{x\to+\infty}\frac{2}{\sqrt{1+\frac{2}{x^2}}+1}=1.$$

四、极限存在的法则　两个重要极限

1. 极限存在法则

准则 I(夹逼法则) 如果函数 $f_1(x)$、$f(x)$、$f_2(x)$存在下列关系：

(1) 在点 x_0 附近，$f_1(x)\leqslant f(x)\leqslant f_2(x)$；

(2) $\lim\limits_{x\to x_0} f_1(x)=A$，$\lim\limits_{x\to x_0} f_2(x)=A$.

那么函数 $f(x)$ 的极限存在，且 $\lim\limits_{x\to x_0} f(x)=A$.

对于数列$\{a_n\}$ 或者函数 $f(x)$，在自变量趋向无穷大时有类似的夹逼法则.

准则 II(单调有界法则) 单调有界数列一定有极限.

即对于数列$\{a_n\}$，如果 $a_1\leqslant a_2\leqslant\cdots\leqslant a_n\leqslant\cdots$(递增)或 $a_1\geqslant a_2\geqslant\cdots\geqslant a_n\geqslant\cdots$(递减)，且对一切 n 都有$|a_n|\leqslant M$(有界)，则$\{a_n\}$极限存在.

对于函数的极限也有类似的准则.

例 9 证明：(1) $\lim\limits_{x\to 0}\sin x=0$；(2) $\lim\limits_{x\to 0}\cos x=1$.

证 (1) $x>0$ 时，$x>\sin x>0$；$x<0$ 时，$x<\sin x<0$，由夹逼法则知，

$$\lim_{x\to 0^+}\sin x=0,\quad \lim_{x\to 0^-}\sin x=0,$$

则 $\lim\limits_{x\to 0}\sin x=0$.

(2) $0\leqslant|\cos x-1|=1-\cos x=2\sin^2\frac{x}{2}\leqslant 2\left(\frac{x}{2}\right)^2=\frac{x^2}{2}$,

$$0\leqslant 1-\cos x\leqslant\frac{x^2}{2},$$

$x \to 0$ 时，$\frac{1}{2}x^2 \to 0$，由夹逼法则有 $\lim\limits_{x\to 0}(\cos x - 1) = 0$，所以，$\lim\limits_{x\to 0}\cos x = 1$.

2. 两个重要极限

(1) $\lim\limits_{x\to 0}\frac{\sin x}{x}$.

证　首先，函数 $\frac{\sin x}{x}$ 对于一切 $x \neq 0$ 都有定义.

在如图 1-4 所示的四分之一单位圆中，设圆心角 $\angle POA = x\left(0 < x < \frac{\pi}{2}\right)$，点 A 处的切线与 ON 的延长线交于 P，$NM \perp OA$，连 NA. 则

$NM = \sin x$，　$\overset{\frown}{NA} = x$，　$PA = \tan x$.

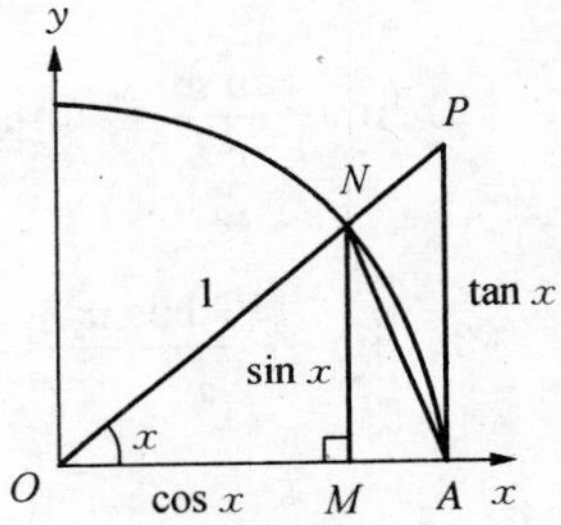

图 1-4

$\triangle OAN$ 面积 < 扇形 OAN 面积 < $\triangle OAP$ 面积，所以

$$\frac{1}{2}\sin x < \frac{1}{2}x < \frac{1}{2}\tan x,$$

即 $\sin x < x < \tan x$. 不等式各项除以 $\sin x$ 得

$$1 < \frac{x}{\sin x} < \frac{1}{\cos x},$$

即

$$\cos x < \frac{\sin x}{x} < 1.$$

若以 $-x$ 代替 x 代入上式，$\cos x$，$\frac{\sin x}{x}$ 不变，上述不等式对于 $x \in \left(-\frac{\pi}{2}, 0\right)$ 也成立.

而 $\lim\limits_{x\to 0} 1 = \lim\limits_{x\to 0}\cos x = 1$，由夹逼准则得

$$\lim_{x\to 0}\frac{\sin x}{x} = 1.$$

例 10　求 $\lim\limits_{x\to\infty} x\sin\frac{1}{x}$.

解　令 $x = \frac{1}{t}$，则 $\frac{1}{x} = t$，且 $x \to \infty$ 时，$t = \frac{1}{x} \to 0$，所以

$$\lim_{x\to\infty} x\sin\frac{1}{x} = \lim_{t\to 0}\frac{1}{t}\sin t = \lim_{t\to 0}\frac{\sin t}{t} = 1.$$

例 11 求(1) $\lim\limits_{x\to 0}\dfrac{\arcsin x}{x}$；(2) $\lim\limits_{x\to 0}\dfrac{\tan x}{x}$；(3) $\lim\limits_{x\to 0}\dfrac{1-\cos x}{x^2}$.

解 (1) 令 $\arcsin x = t$，则 $x=\sin t$，且 $x\to 0$ 时，$t\to 0$，所以

$$\lim_{x\to 0}\frac{\arcsin x}{x} = \lim_{t\to 0}\frac{t}{\sin t} = 1.$$

(2) $\lim\limits_{x\to 0}\dfrac{\tan x}{x} = \lim\limits_{x\to 0}\left(\dfrac{\sin x}{\cos x}\cdot\dfrac{1}{x}\right) = \lim\limits_{x\to 0}\dfrac{\sin x}{x}\cdot\lim\limits_{x\to 0}\dfrac{1}{\cos x} = 1.$

(3) $$\lim_{x\to 0}\frac{1-\cos x}{x^2} = \lim_{x\to 0}\frac{2\sin^2\frac{x}{2}}{x^2} = \frac{1}{2}\lim_{x\to 0}\frac{\sin^2\frac{x}{2}}{\left(\frac{x}{2}\right)^2} = \frac{1}{2}\lim_{x\to 0}\left[\frac{\sin\frac{x}{2}}{\frac{x}{2}}\right]^2 = \frac{1}{2}.$$

(2) $\lim\limits_{x\to\infty}\left(1+\dfrac{1}{x}\right)^x = \mathrm{e}.$

这一极限可以用单调有界法则予以证明(证明略)，e 是一个无理数，取小数点后 5 位数的近似值是 e≈2.718 28.

值得说明的是，这个极限也可写为 $\lim\limits_{x\to 0}(1+x)^{\frac{1}{x}} = \mathrm{e}$.

例 12 求 $\lim\limits_{x\to\infty}\left(1-\dfrac{1}{x}\right)^{2x}$.

解 令 $-\dfrac{1}{x} = t$，则 $x\to\infty$ 时，$t\to 0$，所以

$$\lim_{x\to\infty}\left(1-\frac{1}{x}\right)^{2x} = \lim_{t\to 0}(1+t)^{\frac{1}{t}\cdot(-2)} = \lim_{t\to 0}\left[(1+t)^{\frac{1}{t}}\right]^{-2} = \mathrm{e}^{-2}.$$

例 13 求 $\lim\limits_{x\to\infty}\left(\dfrac{x}{1+x}\right)^{2-x}$.

解 $x\to\infty$ 时，$\dfrac{x}{1+x}\to 1$，$2-x\to\infty$，它属于 $(1+0)^{\frac{1}{0}}$ 形式的极限.

$$\lim_{x\to\infty}\left(\frac{x}{1+x}\right)^{2-x} = \lim_{x\to\infty}\left(\frac{x+1}{x}\right)^{x-2} = \lim_{x\to\infty}\left(1+\frac{1}{x}\right)^{x}\left(1+\frac{1}{x}\right)^{-2} = \mathrm{e}.$$

五、无穷小的比较

前述无穷小的性质指出，两个无穷小的和、差及积仍旧是无穷小，但它们的商就不一样了，例如 $x\to 0$ 时，$2x$，x^2，$\sin x$ 都是无穷小，但

$$\lim_{x\to 0}\frac{x^2}{2x}=0,\quad \lim_{x\to 0}\frac{\sin x}{x}=1,\quad \lim_{x\to 0}\frac{2x}{x^2}=\infty.$$

这说明无穷小趋向零的“快慢”程度是不一样的，比如 $x\to 0$ 时，x^2 比 $2x$ 趋向零的速度更快些，我们将比较快地趋向零的无穷小称为较“高阶”的无穷小，反之就是比较“低阶”的无穷小.

定义 5　假设 α 及 β 是同一极限过程中的两个无穷小，且 $\alpha\neq 0$，

(1) 如果 $\lim\frac{\beta}{\alpha}=0$，则称 β 是较 α 高阶的无穷小，记为 $\beta=o(\alpha)$；

(2) 如果 $\lim\frac{\beta}{\alpha}=c$，则称 β 是与 α 同阶的无穷小；特别地，如果 $c=1$，称 β 与 α 为**等价无穷小**，记为 $\beta\sim\alpha$.

说明：也可通过比值的极限为 ∞ 定义无穷小的阶；若 β 与 α^k 为同阶无穷小，就说 β 是 α 的 k 阶无穷小.

例 14　证明当 $x\to 0$ 时，$\arctan x\sim x$.

证　令 $\arctan x=t$，则 $x=\tan t$，且 $x\to 0$ 时，$t=\arctan x\to 0$，则

$$\lim_{x\to 0}\frac{\arctan x}{x}=\lim_{t\to 0}\frac{t}{\tan t}=\lim_{t\to 0}\frac{t}{\sin t}\cdot\lim_{t\to 0}\cos t=1\times 1=1.$$

由定义知 $\arctan x\sim x$.

我们还可以证明，当 $x\to 0$ 时，$\sqrt[n]{1+x}\sim 1+\frac{1}{n}x$.

到现在为止，我们对等价无穷小作以下归纳. 当 $x\to 0$ 时，

$$x\sim\sin x\sim\tan x\sim\arcsin x\sim\arctan x,$$

$$1-\cos x\sim\frac{1}{2}x^2,$$

$$\sqrt[n]{1+x}\sim\frac{1}{n}x+1.$$

学习函数的连续性以后，我们还会发现：当 $x\to 0$ 时，

$$e^x - 1 \sim x, \quad \ln(1+x) \sim x.$$

定理 3 设 $\alpha \sim \alpha'$，$\beta \sim \beta'$，且 $\lim \dfrac{\beta'}{\alpha'}$ 存在，则

$$\lim \frac{\beta}{\alpha} = \lim \frac{\beta'}{\alpha'}.$$

证 $\alpha \sim \alpha'$，$\beta \sim \beta'$，则 $\lim \dfrac{\alpha}{\alpha'} = \lim \dfrac{\beta}{\beta'} = 1$，所以

$$\lim \frac{\beta}{\alpha} = \lim\left(\frac{\beta}{\beta'} \cdot \frac{\beta'}{\alpha'} \cdot \frac{\alpha'}{\alpha}\right) = \lim \frac{\beta}{\beta'} \cdot \lim \frac{\beta'}{\alpha'} \cdot \lim \frac{\alpha'}{\alpha} = \lim \frac{\beta'}{\alpha'}.$$

这就是说，在求极限的过程中，等价无穷小可以相互替换. 但注意，被替换的无穷小在表达式中的身份必须是"因子". 等价无穷小的相互替换，可以简化极限的运算.

例 15 $\lim\limits_{x \to 0} \dfrac{\tan x - \sin x}{\sin^3 x}$.

解 当 $x \to 0$ 时，

$$\tan x - \sin x = \tan x(1 - \cos x) \sim x \cdot \frac{1}{2}x^2, \quad \sin^3 x \sim x^3,$$

所以

$$\lim_{x \to 0} \frac{\tan x - \sin x}{\sin^3 x} = \lim_{x \to 0} \frac{\tan x(1 - \cos x)}{\sin^3 x} = \lim_{x \to 0}\left(\frac{1}{2} \cdot \frac{x \cdot x^2}{x^3}\right) = \frac{1}{2}.$$

例 16 (1) $\lim\limits_{x \to 0} \dfrac{\sin^2 x}{x^3 + 2x^2}$；(2) $\lim\limits_{x \to 0} \dfrac{(1+x^2)^{\frac{1}{3}} - 1}{\cos x - 1}$.

解 (1) $\lim\limits_{x \to 0} \dfrac{\sin^2 x}{x^3 + 2x^2} = \lim\limits_{x \to 0} \dfrac{x^2}{x^3 + 2x^2} = \lim\limits_{x \to 0} \dfrac{1}{x+2} = \dfrac{1}{2}$.

(2) $\lim\limits_{x \to 0} \dfrac{(1+x^2)^{\frac{1}{3}} - 1}{\cos x - 1} = \lim\limits_{x \to 0} \dfrac{\frac{1}{3}x^2}{-\frac{1}{2}x^2} = -\dfrac{2}{3}$.

思考与讨论

1. 关于无穷小与无穷大的概念，判断下列说法的正误.

(1) 同一极限过程中,无穷大量与非零无穷小量互为倒数,它们乘积的极限为 1.

(2) 零乘任何数为零,无穷小的极限为零,则无穷大与无穷小量乘积的极限为 0.

2. 函数 $f(x)=\frac{1}{x}\sin\frac{1}{x}$ 在区间(0, 1]上是否有界?它是不是 $x\to 0^+$ 时的无穷大量?并由此说明 $\lim\limits_{x\to x_0}f(x)=\infty$ 与 $f(x)$ 与在 x_0 附近是否有界之间的关系.

3. $x\to 0$ 时,$x\sim\sin x\sim\tan x$. 下面的运算过程对吗?为什么?

$$\lim_{x\to 0}\frac{\sin^2 x-\tan x}{x}=\lim_{x\to 0}\frac{x^2-x}{x}=\lim_{x\to 0}(x-1)=-1.$$

第三节　函数的连续性

一、函数的连续性与间断点

1. 函数的增量

函数 $y=f(x)$ 在点 x_0 的某邻域内有定义,当自变量由点 x_0 变到 x 时,终值与初值之差就叫做**自变量的增量**,记为

$$\Delta x=x-x_0.$$

相应地,函数值的终值与初值之差称为**函数的增量**,记为

$$\Delta y=f(x_0+\Delta x)-f(x_0)$$

或

$$\Delta y=f(x)-f(x_0).$$

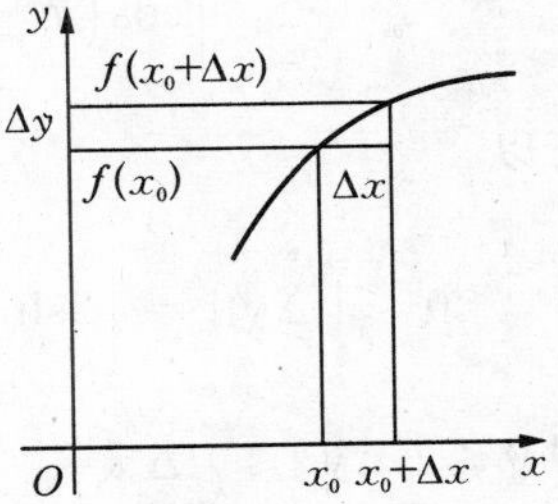

图 1-5

增量是可正可负的,其几何解释如图 1-5 所示. 需说明的是,Δx 或 Δy 是一个整体的记号.

2. 函数连续性的定义

定义 1　设函数 $y=f(x)$ 在点 x_0 及其附近有定义,如果

$$\lim_{\Delta x\to 0}\Delta y=\lim_{\Delta x\to 0}[f(x_0+\Delta x)-f(x_0)]=0,$$

那么就称函数 $y=f(x)$ 在点 x_0 **连续**,称 x_0 是函数的**连续点**.

由 Δx、Δy 的定义不难看出,$\Delta x \to 0$ 即 $x \to x_0$;$\Delta y \to 0$ 即 $f(x) \to f(x_0)$,因此,

$$\lim_{\Delta x \to 0} \Delta y = 0 \Leftrightarrow \lim_{x \to x_0} f(x) = f(x_0).$$

这是个很重要的结论.就是说,在函数连续的点上,极限等于函数值.

如果函数 $f(x)$ 在 x_0 处的左极限 $f(x_0^-)=f(x_0)$,称 $f(x)$ 在点 x_0 处**左连续**;同样,如果 $f(x_0^+)=f(x_0)$,则称 $f(x)$ 在点 x_0 处**右连续**.显然,函数 $f(x)$ 在点 x_0 连续的充要条件是 $f(x)$ 在 x_0 处左、右都连续,即

$$f(x_0^-)=f(x_0^+)=f(x_0).$$

在区间上每一点都连续的函数,叫做**在该区间上的连续函数**或**函数在该区间上连续**,如果区间包含端点,则函数在左、右端点的连续分别指右连续、左连续.

连续函数的图像是一条连续的曲线.

例 1 证明函数 $y=\sin x$ 在其定义域内的每一点连续.

证 设 x 是 $y=\sin x$ 定义域内的任意一点,当 x 有增量 Δx 时,对应的函数增量为

$$\Delta y = \sin(x+\Delta x) - \sin x = 2\sin\frac{\Delta x}{2}\cos\left(x+\frac{\Delta x}{2}\right).$$

因为

$$\left|\cos\left(x+\frac{\Delta x}{2}\right)\right| \leqslant 1, \quad \left|\sin\frac{\Delta x}{2}\right| \leqslant \left|\frac{\Delta x}{2}\right|,$$

所以

$$0 \leqslant |\Delta y| = \left|2\sin\frac{\Delta x}{2}\cdot\cos\left(x+\frac{\Delta x}{2}\right)\right| \leqslant 2\cdot\left|\frac{\Delta x}{2}\right| = |\Delta x|.$$

即 $0 \leqslant |\Delta y| \leqslant |\Delta x|$.

当 $\Delta x \to 0$ 时,$\Delta y \to 0$,函数在点 x 是连续的,由 x 的任意性,函数 $y=\sin x$ 其定义域内的每一点都是连续的.

类似地可以证明,函数 $y=\cos x$ 在其定义域内是连续的.

事实上,一切基本初等函数在其定义域内都是连续的.

例 2 设函数

$$f(x)=\begin{cases}x\sin\dfrac{1}{x}, & x>0,\\ a+x^2, & x\leqslant 0\end{cases}$$

在 $x=0$ 处连续，求 a.

解　在分段点 $x=0$ 处，有

$$f(0)=a;$$

$$\lim_{x\to 0^-}f(x)=\lim_{x\to 0^-}(a+x^2)=a;$$

$$\lim_{x\to 0^+}f(x)=\lim_{x\to 0^+}x\sin\frac{1}{x}=0.$$

已知函数在 $x=0$ 处连续. 因此必然在 $x=0$ 处左、右都连续，即

$$\lim_{x\to 0^-}f(x)=\lim_{x\to 0^+}f(x)=f(0)=a.$$

求得 $a=0$.

3. 函数的间断点

假定函数 $f(x)$ 在 x_0 附近有定义，下列三种情况有一个出现，就称函数 $f(x)$ 在点 x_0 不连续，而点 x_0 就称为函数 $f(x)$ 的**不连续点或间断点**.

(1) 在点 x_0 处没有定义；

(2) 在点 x_0 处有定义，但 $\lim\limits_{x\to x_0}f(x)$ 不存在；

(3) 在点 x_0 处有定义，且 $\lim\limits_{x\to x_0}f(x)$ 存在，但 $\lim\limits_{x\to x_0}f(x)\neq f(x_0)$.

例 3　分析以下函数

(1) $f(x)=\dfrac{1}{x^2}$，　(2) $f(x)=\sin\dfrac{1}{x}$

在点 $x=0$ 处的连续性.

解　(1) $f(0)$ 无定义，且因 $\lim\limits_{x\to 0}\dfrac{1}{x^2}=+\infty$，称 $x=0$ 是 $f(x)=\dfrac{1}{x^2}$ 的**无穷间断点**.

(2) $f(0)$ 无定义，且 $\lim\limits_{x\to 0}\sin\dfrac{1}{x}$ 不存在，其函数值总是在 -1 与 $+1$ 之间振荡，称点 $x=0$ 是函数 $f(x)=\sin\dfrac{1}{x}$ 的**振荡间断点**.

例 4　分析以下两个函数在指定点的连续性.

(1) $f(x)=\dfrac{x^3-1}{x-1}$ 在 $x=1$ 处；

(2) $f(x)=\begin{cases}x+1, & x<0,\\ x-1, & x\geqslant 0\end{cases}$ 在 $x=0$ 处.

解 (1) $f(0)$没定义，但

$$\lim_{x\to 1}\frac{x^3-1}{x-1}=\lim_{x\to 1}(x^2+x+1)=3,$$

若补充 $f(1)=3$，则函数在 $x=1$ 时变为连续，所以 $x=1$ 称为该函数的**可去间断点**.

(2) $f(0)=-1$，但

$$f(0^-)=\lim_{x\to 0^-}(x+1)=1,\quad f(0^+)=\lim_{x\to 0^+}(x-1)=-1,$$

左、右极限都存在，但不相等，称为**跳跃间断**.

通常根据函数的左右极限对间断点分类. 假定 x_0 是函数 $f(x)$的间断点，若左、右极限 $f(x_0^-)$、$f(x_0^+)$都存在，称 x_0 为函数的**第一类间断点**. 不是第一类间断点的任何间断点称为**第二类间断点**. 第一类间断点中，左、右极限相等者称为可去间断点，不相等者称为跳跃间断点. 无穷间断点和振荡间断点属于第二类间断点.

二、初等函数的连续性

1. 初等函数的连续性

这里不加证明地叙述以下两个结论：

(1) 如果函数 $f(x)$ 和 $g(x)$ 在 x_0 连续，则其和(差) $f\pm g$、积 $f\cdot g$、商$\dfrac{f}{g}$(当 $g(x_0)\neq 0$ 时)都在点 x_0 连续.

(2) 设函数 $y=f(u)$ 在 $u=u_0$ 连续，函数 $u=g(x)$ 在 $x=x_0$ 连续，则复合函数 $y=f[g(x)]$ 在 $x=x_0$ 连续.

因而，初等函数在其定义区间内都是连续的.

2. 函数的连续性与极限

对于在点 x_0 连续的函数 $y=f(x)$，有

$$\lim_{x\to x_0}f(x)=f(x_0).$$

这结论在复合函数的极限中作如下解释.

(1) 若 $\lim\limits_{x\to x_0} g(x)$ 存在，$f(u)$ 在 $\lim\limits_{x\to x_0} g(x)$ 处连续，则极限与函数符号相交换

$$\lim_{x\to x_0} f[g(x)] = f[\lim_{x\to x_0} g(x)];$$

(2) 若 $g(x)$ 在 x_0 连续，$f(u)$ 在 $\lim\limits_{x\to x_0} g(x) = g(x_0)$ 处连续，则极限等于函数值

$$\lim_{x\to x_0} f[g(x)] = f[\lim_{x\to x_0} g(x)] = f[g(\lim_{x\to x_0} x)] = f[g(x_0)].$$

例 5　求 $\lim\limits_{x\to\frac{\pi}{2}} \ln\sin x$.

解　$\ln x$，$\sin x$ 在其定义域内都是连续的，所以

$$\lim_{x\to\frac{\pi}{2}} \ln\sin x = \ln\sin\frac{\pi}{2} = 0.$$

例 6　求 $\lim\limits_{x\to 0}\dfrac{\ln(1+x)}{x}$.

解　因为 $\lim\limits_{x\to 0}(1+x)^{\frac{1}{x}} = \mathrm{e}$，而函数 $y = \ln u$ 在点 $u = \mathrm{e}$ 上有定义，连续，所以

$$\lim_{x\to 0}\frac{\ln(1+x)}{x} = \lim_{x\to 0}\ln(1+x)^{\frac{1}{x}} = \ln\lim_{x\to 0}(1+x)^{\frac{1}{x}} = \ln\mathrm{e} = 1.$$

例 7　求 $\lim\limits_{x\to 0}\dfrac{a^x-1}{x}$.

解　设 $a^x - 1 = t$，则 $x = \log_a(1+t)$，$x\to 0$ 时，$t\to 0$，于是

$$\lim_{x\to 0}\frac{a^x-1}{x} = \lim_{t\to 0}\frac{t}{\log_a(1+t)} = \lim_{t\to 0}\frac{1}{\log_a(1+t)^{\frac{1}{t}}}$$

$$= \frac{1}{\log_a \lim\limits_{t\to 0}(1+t)^{\frac{1}{t}}} = \ln a.$$

显然，当 $a = 1$ 时，$\lim\limits_{x\to 0}\dfrac{\mathrm{e}^x-1}{x} = 1$.

以上两例显示：$x\to 0$ 时，$\ln(1+x)\sim x$，$\mathrm{e}^x - 1\sim x$.

例 8　求 $\lim\limits_{x\to 2} x^x$.

解　$\lim\limits_{x\to 2} x^x = \lim\limits_{x\to 2}\mathrm{e}^{x\ln x} = \mathrm{e}^{\lim\limits_{x\to 2}(x\ln x)} = \mathrm{e}^{2\ln 2} = 4.$

一般地，形如 $u(x)^{v(x)}$ $(u(x)>0,\ u(x)\neq 1)$ 的函数称为幂指函数，如果

$$\lim u(x)=a>0,\quad \lim v(x)=b,$$

那么 $\lim u(x)^{v(x)}=a^b$（lim 表示自变量的同一极限过程）.

三、闭区间上连续函数的性质

定理 1（最值定理） 若函数 $f(x)$ 在闭区间 $[a,b]$ 上连续，则 $f(x)$ 在该区间内必有最大值和最小值.

定理 2（介值定理） 若函数 $f(x)$ 在闭区间 $[a,b]$ 上连续，则对介于 $f(a)$ 和 $f(b)$ 之间的任何值 c，在开区间 (a,b) 内至少存在一点 ξ，使

$$f(\xi)=c(a<\xi<b).$$

介值定理的几何意义：连续曲线 $y=f(x)$ 与水平直线 $y=c$ 至少相交于一点，如图 1-6 所示.

特别地，当 $f(a)$ 和 $f(b)$ 异号时，连续曲线与 x 轴至少有一个交点，即方程 $f(x)=0$ 在 (a,b) 内至少有一个实根，这一推论又叫做**零点定理**，如图 1-7 所示.

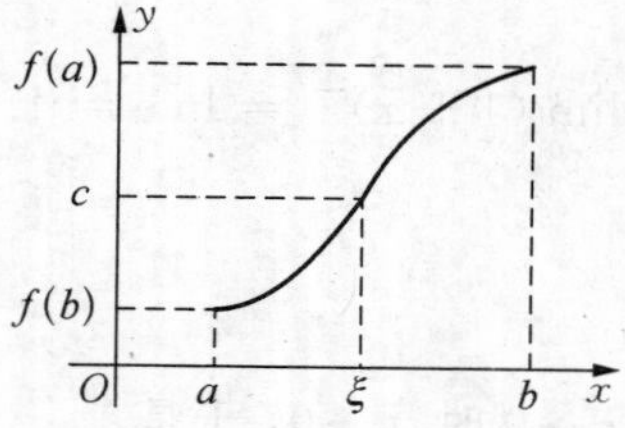

图 1-6

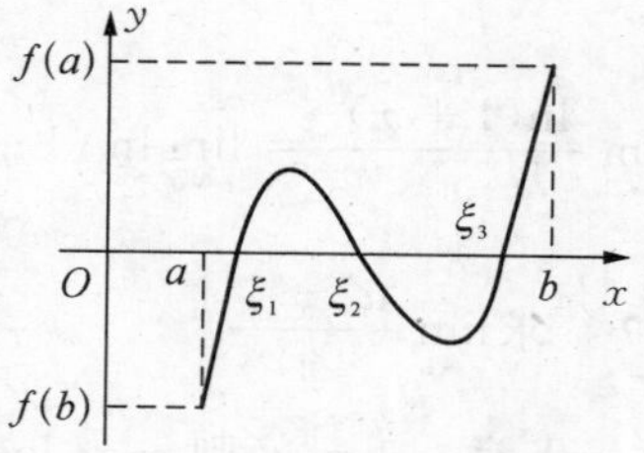

图 1-7

思考与讨论

1. 若 $f(x)$ 在点 x_0 连续，$g(x)$ 在 x_0 间断，能否断定 $f(x)+g(x)$ 在 x_0 点必定间断？又若 $f(x)$，$g(x)$ 在 x_0 间断，能否断定 $f(x)+g(x)$ 在 x_0 点必定间断？

2. 举例说明，开区间上连续的函数不一定取得最大、最小值.

3. 举例说明，函数 $f(x)$ 在 (a,b) 连续，在 a、b 有定义，且 $f(a)f(b)<0$，不一定保证方程 $f(x)=0$ 在 (a,b) 内有实根.

4. 证明方程 $x^5-3x=1$ 至少有一根介于 1 和 2 之间.

习 题 一

1. 求下列函数的定义域.

(1) $y=\sqrt{(x+2)(x-3)}$；(2) $y=\sqrt{3-x}+\arctan\dfrac{1}{x}$；

(3) $y=\lg\dfrac{x+1}{x-2}$；(4) $y=\dfrac{\sqrt{\ln(x-1)}}{x(x-2)}$.

2. 设 $f(x)$ 的定义域为 $[0,1]$，求下列复合函数的定义域.

(1) $f(e^x)$；(2) $f(\ln x+1)$；

(3) $f(\arcsin x)$；(4) $f(\cos x)$.

3. 写出下列函数是由哪些基本初等函数或简单函数复合而成.

(1) $y=\sqrt[3]{\sin^2(x+1)}$；(2) $y=\ln^2\sqrt{x^2+5}$.

4. 求下列函数关于 x 的表达式 $f(x)$.

(1) $f(x+1)=x^2+3x+2$；(2) $f\left(x+\dfrac{1}{x}\right)=x^2+\dfrac{1}{x^2}+5$.

5. 温度计上 0℃对应 32℉，100℃对应 212℉，试求摄氏温度表示为华氏温度的函数关系.

6. 求下列数列的极限.

(1) $\lim\limits_{n\to\infty}(\sqrt{n+1}-\sqrt{n})$；(2) $\lim\limits_{n\to\infty}\dfrac{\sqrt{n}\sin n}{n+1}$；

(3) $\lim\limits_{n\to\infty}\left(\dfrac{1}{n^2}+\dfrac{2}{n^2}+\cdots+\dfrac{n-1}{n^2}\right)$；(4) $\lim\limits_{n\to\infty}\left(1+\dfrac{1}{2}+\dfrac{1}{4}+\cdots+\dfrac{1}{2^n}\right)$.

7. 求下列函数的极限.

(1) $\lim\limits_{x\to1}\dfrac{x^2+5}{x-3}$；(2) $\lim\limits_{x\to1}\dfrac{x^2-2x+1}{x^2-1}$；

(3) $\lim\limits_{x\to\infty}\dfrac{x^2+x}{x^4-3x^2+1}$；(4) $\lim\limits_{x\to1}\left(\dfrac{1}{1-x}-\dfrac{2}{1-x^2}\right)$；

(5) $\lim\limits_{x\to+\infty}x(\sqrt{x^2+1}-x)$；(6) $\lim\limits_{x\to1}\dfrac{2x-1}{x^2-5x+4}$；

(7) $\lim\limits_{x\to\infty}(2x^3-x+1)$；(8) $\lim\limits_{x\to+\infty}\dfrac{\sqrt{x^2+1}-1}{x}$；

(9) $\lim\limits_{x\to\infty} x\sin\dfrac{1}{x}$；　　(10) $\lim\limits_{x\to 0}\dfrac{1-\cos 2x}{x\sin x}$；

(11) $\lim\limits_{x\to a}\dfrac{\sin x-\sin a}{x-a}$；　　(12) $\lim\limits_{x\to 1}(1-x)\tan\dfrac{\pi}{2}x$；

(13) $\lim\limits_{x\to -1}\dfrac{\ln(2+x)}{\sqrt[3]{1+2x}+1}$；

(14) $\lim\limits_{x\to 0}\dfrac{\sin x-\tan x}{(\sqrt[3]{1+x^2}-1)(\sqrt{1+\sin x}-1)}$；

(15) $\lim\limits_{x\to\frac{\pi}{2}}(\sin x)^{\tan x}$；　　(16) $\lim\limits_{x\to 1} x^{\frac{2}{1-x}}$；

(17) $\lim\limits_{x\to\infty}\left(\dfrac{x-1}{x+1}\right)^{x-1}$；　　(18) $\lim\limits_{x\to 0}\dfrac{x+\ln(1+x)}{3x-\ln(1+x)}$.

8. 假定下列极限存在，试求常数 k 的值.

(1) $\lim\limits_{x\to 2}\dfrac{x^2+kx+12}{2-x}$；　　(2) $\lim\limits_{x\to+\infty}(kx-\sqrt{9x^2+x+1})$.

9. $x\to 0$ 时，下列函数都是无穷小，求它们与无穷小 x 比较的阶.

(1) $\csc x-\cot x$；　　(2) $\cos\dfrac{\pi}{2}(1-x)$；

(3) $\sqrt{1+\tan x}-\sqrt{1-\sin x}$；　　(4) 2^x+3^x-2.

10. 试证，函数

$$f(x)=\frac{e^{\frac{1}{x}}-1}{e^{\frac{1}{x}}+1}$$

在点 $x=0$ 处是跳跃间断.

11. 求函数

$$f(x)=\begin{cases} e^{\frac{1}{x-1}}, & x>0, \\ \ln(1+x), & -1<x\leqslant 0 \end{cases}$$

的间断点，并说明间断点的类型.

12. 讨论函数 $f(x)=\lim\limits_{n\to\infty}\dfrac{1-x^{2n}}{1+x^{2n}}x$ 的连续性，若有间断点，判别其类型.

13. 函数

$$f(x)=\begin{cases} \dfrac{\ln(1+ax)}{2x}, & x\neq 0, \\ 2, & x=0 \end{cases}$$

在点 $x=0$ 处连续，求 a 的值.

14. 讨论函数

$$f(x)=\begin{cases}1-x^2, & x\geqslant 0,\\ \dfrac{\sin|x|}{x}, & x<0\end{cases}$$

在 $x=0$ 处的连续性.

15. 证明方程 $x=a\sin x+b$ 至少有一正根($a>0$, $b>0$)，并且不超过 $a+b$.

第二章 导数与微分

导数与微分是微分学的两个基本概念. 导数刻画了当自变量变化时函数的相对变化速度,即函数关于自变量的变化率. 微分描述了当自变量微小变化时函数增量的线性主要部分. 本章主要介绍导数与微分的概念和计算方法.

第一节 导数的概念

一、引例

1. 直线运动的速度

由物理学知道,作直线运动的物体,设其路程—时间函数 $s=s(t)$. 则它从时刻 t_0 到 $t_0+\Delta t$ 的这段时间内的平均速度为

$$\bar{v}=\frac{\Delta s}{\Delta t}=\frac{s(t_0+\Delta t)-s(t_0)}{\Delta t},$$

匀速运动中,这个比值是常量. 但在变速运动中,它不仅与 t_0 有关,而且与 Δt 也有关. 当 Δt 很小时,显然 $\frac{\Delta s}{\Delta t}$ 与在 t_0 时刻的速度相近似. 当 Δt 趋于 0 时,平均速度 $\bar{v}$ 的极限就叫做物体在时刻 t_0 时的瞬时速度,简称速度,记为 $v(t_0)$,即

$$v(t_0)=\lim_{\Delta t\to 0}\frac{\Delta s}{\Delta t}=\lim_{\Delta t\to 0}\frac{s(t_0+\Delta t)-s(t_0)}{\Delta t}.$$

2. 细胞的增殖速度

设增殖细胞在某一时刻 t 的总数为 N,显然 N 是时间 t 的函数,即 $N=N(t)$. 在 t_0 到 $t_0+\Delta t$ 这段时间内,细胞的平均增长率为

$$\frac{\Delta N}{\Delta t}=\frac{N(t_0+\Delta t)-N(t_0)}{\Delta t},$$

它在 Δt 趋于 0 时的极限(如果存在的话)就是细胞在 t_0 时刻的增殖速度,即

$$v(t_0)=\lim_{\Delta t\to 0}\frac{\Delta N}{\Delta t}=\lim_{\Delta t\to 0}\frac{N(t_0+\Delta t)-N(t_0)}{\Delta t}.$$

二、导数的定义

1. 函数在一点的导数与导函数

上述两例实际意义虽然不同，但本质上都是研究函数的增量与自变量增量比的极限问题，这里，将它们抽象成导数的定义.

定义　设函数 $y=f(x)$ 在点 x_0 及其附近有定义，当自变量 x 在 x_0 处取得增量 Δx(点 $x_0+\Delta x$ 在 x_0 附近) 时，相应的 y 取得增量 $\Delta y=f(x_0+\Delta x)-f(x_0)$，如果 Δy 与 Δx 的之比在 $\Delta x\to 0$ 时极限存在，则称函数在点 x_0 处**可导**，并称该极限为函数在点 x_0 处的**导数**，记作 $f'(x_0)$，即

$$f'(x_0)=\lim_{\Delta x\to 0}\frac{\Delta y}{\Delta x}=\lim_{\Delta x\to 0}\frac{f(x_0+\Delta x)-f(x_0)}{\Delta x}.$$

也可记作 $y'\big|_{x=x_0}$，$\left.\dfrac{\mathrm{d}y}{\mathrm{d}x}\right|_{x=x_0}$ 或 $\left.\dfrac{\mathrm{d}f(x)}{\mathrm{d}x}\right|_{x=x_0}$.

若上述极限不存在，则称函数在 x_0 点不可导，但若极限为无穷大，为表述方便，也说成函数在该点的导数为无穷大.

令 $x=x_0+\Delta x$，导数的定义式就成如下形式，用它求 x_0 点的导数更为方便，

$$f'(x_0)=\lim_{x\to x_0}\frac{f(x)-f(x_0)}{x-x_0}.$$

如果函数 $y=f(x)$ 在区间 (a,b) 内的每一点都可导，就称函数在区间 (a,b) 内可导，这时，区间 (a,b) 内的每一个 x，都对应着函数 $f(x)$ 的一个确定的导数值，这就构成了一个新的函数，称它为原来函数的**导函数**，记作 y'，$f'(x)$，$\dfrac{\mathrm{d}y}{\mathrm{d}x}$ 或 $\dfrac{\mathrm{d}f(x)}{\mathrm{d}x}$，即

$$f'(x)=\lim_{\Delta x\to 0}\frac{f(x+\Delta x)-f(x)}{\Delta x}.$$

注意：上式中，虽然 x 可以取区间 (a,b) 内的任意值，但极限过程中，它是常量.

显然，函数 $y=f(x)$ 在点 x_0 处的导数 $f'(x_0)$ 就是导函数 $f'(x)$ 在点 x_0 处的函数值，即

$$f'(x_0)=f'(x)\big|_{x=x_0}.$$

在不至于发生混淆的情况下,导函数 $f'(x)$ 也简称为导数.

2. 单侧导数

函数 $f(x)$ 在 x_0 点的导数是通过 Δy 与 Δx 比值的极限定义的,由 x_0 点左、右极限的概念,相应地引出这点左、右导数的概念,并分别记为 $f'_-(x_0)$ 或 $f'_+(x_0)$,即

$$f'_-(x_0)=\lim_{x\to x_0^-}\frac{f(x)-f(x_0)}{x-x_0}=\lim_{\Delta x\to 0^-}\frac{f(x_0+\Delta x)-f(x_0)}{\Delta x},$$

$$f'_+(x_0)=\lim_{x\to x_0^+}\frac{f(x)-f(x_0)}{x-x_0}=\lim_{\Delta x\to 0^+}\frac{f(x_0+\Delta x)-f(x_0)}{\Delta x}.$$

显然,$f(x)$ 在点 x_0 处可导的充要条件是 $f'_-(x_0)$ 及 $f'_+(x_0)$ 存在且相等.

函数 $y=f(x)$ 在闭区间 $[a, b]$ 上可导是指函数在开区间 (a, b) 内可导,且 $f'_+(a)$ 和 $f'_-(b)$ 均存在.

例 1 讨论 $f(x)=|x|$ 在 $x=0$ 处的可导性.

解
$$f(x)=|x|=\begin{cases}x, & x\geqslant 0,\\ -x, & x<0,\end{cases}$$

这里,由于 $x=0$ 这点左右解析式不同,只能通过左右导数来讨论它的可导性. 由于

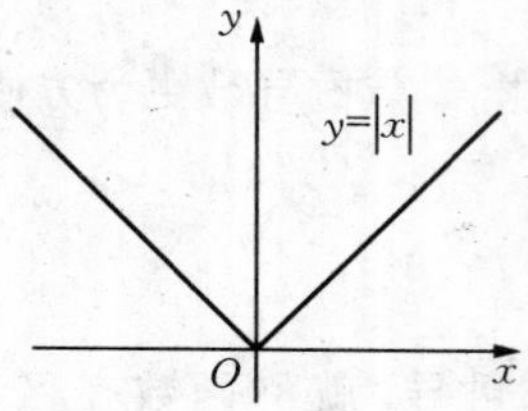

图 2-1

$$f'_-(0)=\lim_{x\to 0^-}\frac{f(x)-f(0)}{x-0}=\lim_{x\to 0^-}\frac{-x}{x}=-1,$$

$$f'_+(0)=\lim_{x\to 0^+}\frac{f(x)-f(0)}{x-0}=\lim_{x\to 0^+}\frac{x}{x}=1,$$

因而 $f'_-(0)\neq f'_+(0)$,故函数 $f(x)=|x|$ 在 $x=0$ 处不可导. 如图 2-1 所示.

三、导数的几何意义

如图 2-2 所示,设曲线 Γ 为函数 $y=f(x)$ 的图像,取 $x=x_0$,并给予增量 Δx,则在 Γ 上有两个对应的点:$M_0(x_0, y_0)$、$M(x_0+\Delta x, f(x_0+\Delta x))$,直线 M_0M 称为曲线的割线,其倾角为 φ,其斜率为

$$K_{割}=K_{M_0M}=\tan\varphi=\frac{\Delta y}{\Delta x}$$
$$=\frac{f(x_0+\Delta x)-f(x_0)}{\Delta x}.$$

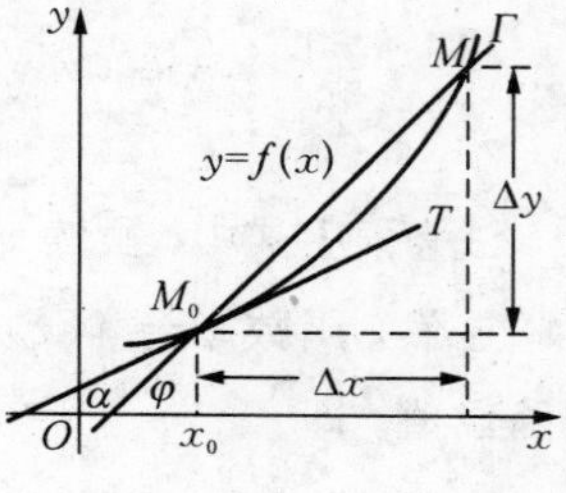

图 2-2

当 $\Delta x\to 0$ 时，点 M 沿曲线 Γ 无限趋于点 M_0，而割线 M_0M 就无限趋近于它的极限位置 M_0T，直线 M_0T 就定义为曲线 Γ 在点 M_0 处的切线，同时 φ 趋近于 α.

这一过程在代数上就是一种极限运算，

$$k_{切}=\tan\alpha=\lim_{\varphi\to\alpha}\tan\varphi=\lim_{\Delta x\to 0}\frac{\Delta y}{\Delta x}$$

$$=\lim_{\Delta x\to 0}\frac{f(x_0+\Delta x)-f(x_0)}{\Delta x}=f'(x_0).$$

这就是说，$f'(x_0)$就是曲线 $y=f(x)$在点 x_0 处切线的斜率.

由平面解析几何知识，若 $f'(x_0)$存在，则曲线 $y=f(x)$在点 $M(x_0,\ y_0)$处的切线、法线方程分别为

$$y-y_0=f'(x_0)(x-x_0),$$

$$y-y_0=-\frac{1}{f'(x_0)}(x-x_0)\quad (f'(x_0)\neq 0).$$

当 $f'(x_0)=\infty$时，切线垂直于 x 轴，法线平行于 x 轴.

例 2　求曲线 $y=x^2$ 在点(2, 4)处的切线和法线方程.

解　由定义可知$(x^2)'_{x=2}=4$，即点(2, 4)处的切线斜率为 4，切法、法线方程分别为

$$y-4=4(x-2)，即\ y=4x-4,$$

$$y-4=-\frac{1}{4}(x-2)，即\ y=-\frac{1}{4}x+\frac{9}{2}.$$

四、函数的可导性与连续性的关系

设函数 $y=f(x)$ 在点 x 处可导，即

$$\lim_{\Delta x\to 0}\frac{\Delta y}{\Delta x}=f'(x)$$

存在，由具有极限的函数与无穷小的关系可知

$$\frac{\Delta y}{\Delta x}=f'(x)+\alpha,$$

即 $\Delta y=f'(x)\Delta x+\alpha\Delta x$，其中 $\lim\limits_{\Delta x\to 0}\alpha=0$，所以

$$\lim_{\Delta x\to 0}\Delta y=\lim_{\Delta x\to 0}[f'(x)\Delta x+\alpha\Delta x]=0,$$

即函数 $y=f(x)$ 在点 x 处连续.

例 3 讨论函数 $f(x)=\sqrt[3]{x}$ 在点 $x=0$ 处的连续性和可导性.

解 函数 $f(x)=\sqrt[3]{x}$ 是初等函数，在点 $x=0$ 处有定义，必然连续.

$$f'(0)=\lim_{\Delta x\to 0}\frac{f(0+\Delta x)-f(0)}{\Delta x}=\lim_{\Delta x\to 0}\frac{\sqrt[3]{0+\Delta x}-\sqrt[3]{0}}{\Delta x}$$

$$=\lim_{\Delta x\to 0}\frac{\sqrt[3]{\Delta x}}{\Delta x}=\lim_{\Delta x\to 0}\frac{1}{\sqrt[3]{(\Delta x)^2}}=\infty.$$

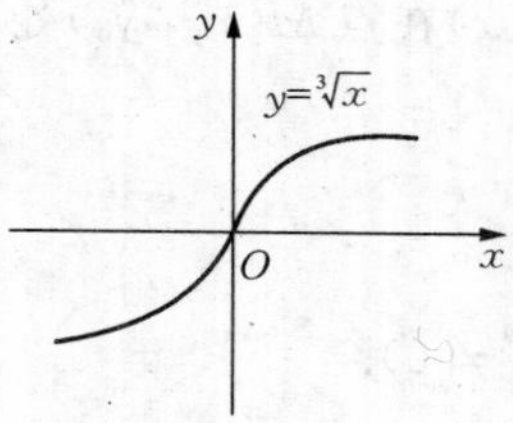

图 2-3

即函数在 $x=0$ 不可导.

$f'(0)=\infty$，表明函数的图形在原点 $O(0,0)$ 处的切线垂直于 x 轴，如图 2-3 所示.

本节例 1，例 3 中的函数在 $x=0$ 处都连续，但导数不存在.

综上所述，函数在一点可导必定连续，但连续不一定可导.

五、应用定义求导

最后，通过对以下几例基本初等函数求导，熟悉导数的定义，其结果以后作为公式使用. 为书写方便，这里将定义中的 Δx 换成 h，即

$$f'(x)=\lim_{h\to 0}\frac{f(x+h)-f(x)}{h},$$

且注意，在极限过程中，x 是常数.

1. 常数 C 的导数

$$(C)'=\lim_{h\to 0}\frac{f(x+h)-f(x)}{h}=\lim_{h\to 0}\frac{C-C}{h}=\lim_{h\to 0}0=0.$$

2. 幂函数 x^n（n 为正整数）的导数

$$(x^n)'=\lim_{h\to 0}\frac{(x+h)^n-x^n}{h}=\lim_{h\to 0}\frac{C_n^0x^n+C_n^1x^{n-1}h+\cdots+C_n^nh^n-x^n}{h}$$

$$=\lim_{h\to 0}(nx^{n-1}+C_n^2x^{n-2}h+C_n^3x^{n-3}h^2+\cdots+C_n^nh^{n-1})=nx^{n-1}.$$

对于任意非零的实数 μ，也有 $(x^{\mu})'=\mu x^{\mu-1}$，如 $(x^{-1})'=-x^{-2}$，$(\sqrt{x})'=$

$\frac{1}{2}x^{-\frac{1}{2}}$等，本章后面会给出证明.

3. 三角函数 $\sin x$、$\cos x$ 的导数

$$(\sin x)' = \lim_{h\to 0}\frac{\sin(x+h)-\sin x}{h} = \lim_{h\to 0}\frac{2\cos\left(x+\frac{h}{2}\right)\sin\frac{h}{2}}{h}$$

$$= \lim_{h\to 0}\cos\left(x+\frac{h}{2}\right) = \cos x,$$

即 $(\sin x)' = \cos x$；同理可得，$(\cos x)' = -\sin x$.

4. 对数函数$\log_a x(a>0,\ a\neq 1)$的导数

$$(\log_a x)' = \lim_{h\to 0}\frac{\log_a(x+h)-\log_a x}{h} = \lim_{h\to 0}\frac{1}{h}\log_a\left(1+\frac{h}{x}\right)$$

$$= \frac{1}{x}\lim_{\frac{h}{x}\to 0}\left[\log_a\left(1+\frac{h}{x}\right)\right]^{\frac{x}{h}} = \frac{1}{x\ln a},$$

即 $(\log_a x) = \frac{1}{x\ln a}$；特别地，$(\ln x)' = \frac{1}{x}$.

思考与讨论

1. 在求 $\lim\limits_{\Delta x\to 0}\frac{f(x+\Delta x)-f(x)}{\Delta x}$ 的过程中，x 是看做常量还是变量？
2. 说明 $f'(x_0)$ 与$[f(x_0)]'$分别表示什么.
3. 曲线 $y=f(x)$ 在$(x_0, f(x_0))$ 处有切线，$f'(x_0)$ 一定存在吗？

第二节　函数的求导法则

上节，通过定义求得一些基本初等函数的导数，但对一般初等函数使用定义求导是非常复杂的，本节建立初等函数的求导法则，此后，我们就用公式和法则来对函数求导.

一、函数和、差、积、商的求导法则

定理 1　若函数 $u=u(x)$ 及 $v=v(x)$ 在 x 处可导，那么它们的和、差、积、

商(除分母为零的点外)也都在 x 处可导,且

(1) $(u \pm v)' = u' \pm v'$;

(2) $(uv)' = u'v + v'u$;

(3) $\left(\frac{u}{v}\right)' = \frac{u'v - v'u}{v^2} \ (v(x) \neq 0)$.

证 设 $f(x) = u(x) + v(x)$,由导数的定义,得

$$
\begin{aligned}
f'(x) &= \lim_{h \to 0} \frac{f(x+h) - f(x)}{h} \\
&= \lim_{h \to 0} \frac{[u(x+h) + v(x+h)] - [u(x) + v(x)]}{h} \\
&= \lim_{h \to 0} \left[\frac{u(x+h) + u(x)}{h} + \frac{v(x+h) - v(x)}{h} \right] \\
&= \lim_{h \to 0} \frac{u(x+h) + u(x)}{h} + \lim_{h \to 0} \frac{v(x+h) - v(x)}{h} \text{(注意 } u, v \text{ 都在 } x \text{ 可导)} \\
&= u'(x) + v'(x),
\end{aligned}
$$

即 $(u+v)' = u' + v'$, 同理可证其他三式.

推论 1 设函数 $u_1, u_2, \cdots, u_n$ 在点 x 处可导,则

$$(u_1 \pm u_2 \pm \cdots \pm u_n)' = u'_1 \pm u'_2 \pm \cdots \pm u'_n.$$

推论 2 设函数 $u_1, u_2, \cdots, u_n$ 在点 x 处可导,则

$$(u_1 u_2 \cdots u_n)' = u'_1 u_2 \cdots u_n + u_1 u'_2 \cdots u_n + \cdots + u_1 u_2 \cdots u'_n.$$

推论 3 设函数 $u = u(x)$ 在点 x 处可导,C 为常数,则

$$(Cu)' = Cu'.$$

例 1 已知 $y = \sqrt[3]{x} - \frac{1}{x} + \sin x - \ln 7$, 求 y'.

解

$$
\begin{aligned}
y' &= \left(\sqrt[3]{x} - \frac{1}{x} + \sin x - \ln 7\right)' \\
&= (x^{\frac{1}{3}})' - (x^{-1})' + (\sin x)' - (\ln 7)' \\
&= \frac{1}{3} x^{\frac{2}{3}} + x^{-2} + \cos x - 0 \\
&= \frac{1}{3\sqrt[3]{x^2}} + \frac{1}{x^2} + \cos x.
\end{aligned}
$$

例 2 求 $y=\tan x$ 的导数.

解 $$(\tan x)'=\left(\frac{\sin x}{\cos x}\right)'=\frac{(\sin x)'\cos x-(\cos x)'\sin x}{\cos^2 x}$$
$$=\frac{\cos^2 x+\sin^2 x}{\cos^2 x}=\frac{1}{\cos^2 x}=\sec^2 x.$$

即 $(\tan x)'=\sec^2 x$；同理可得 $(\cot x)'=-\csc^2 x$.

例 3 求 $y=\sec x$ 的导数.

解 $$(\sec x)'=\left(\frac{1}{\cos x}\right)'=\frac{0\cdot\cos x-(\cos x)'\cdot 1}{\cos^2 x}$$
$$=\frac{\sin x}{\cos^2 x}=\tan x\sec x,$$

即 $(\sec x)'=\sec x\tan x$；同理可得 $(\csc x)'=-\csc x\cot x$.

二、反函数的求导法则

定理 2 设函数 $x=f(y)$ 在某个区间内单调、可导且 $f'(y)\neq 0$，则其反函数 $y=f^{-1}(x)$ 在对应区间内也可导，且

$$[f^{-1}(x)]'=\frac{1}{f'(y)}\quad 或\quad \frac{\mathrm{d}y}{\mathrm{d}x}=\frac{1}{\frac{\mathrm{d}x}{\mathrm{d}y}}\quad 或\quad y'_x=\frac{1}{x'_y}.$$

这就是说，反函数的导数等于直接函数导数(不等于零)的倒数.

例 4 已知 $y=a^x\ (a>0,\ a\neq 1)$，求 y'.

解 函数 $x=\log_a y$ 在 $(0,+\infty)$ 上单调、可导，且

$$(\log_a y)'=\frac{1}{y\ln a}\neq 0.$$

由定理 2 知，它的反函数 $y=a^x$ 在对应区间内可导，且

$$(a^x)'=\frac{1}{(\log_a y)'}=y\ln a=a^x\ln a.$$

即 $(a^x)'=a^x\ln a$. 特别地有 $(\mathrm{e}^x)'=\mathrm{e}^x$.

例 5 已知 $y=\arcsin x,x\in(-1,1)$，$y\in\left(-\frac{\pi}{2},+\frac{\pi}{2}\right)$，求 y'.

解 函数 $x=\sin y$ 在区间 $\left(-\frac{\pi}{2},\frac{\pi}{2}\right)$ 上单调、可导，且 $(\sin y)'=\cos y>$

0,由定理 2 知,其反函数 $y=\arcsin x$ 在对应的区间$(-1,1)$内可导,且

$$(\arcsin x)'=\frac{1}{(\sin y)'}=\frac{1}{\cos y}=\frac{1}{\sqrt{1-\sin^2 y}}=\frac{1}{\sqrt{1-x^2}},$$

即

$$(\arcsin x)'=\frac{1}{\sqrt{1-x^2}}.$$

同理

$$(\arccos x)'=-\frac{1}{\sqrt{1-x^2}},\quad (\arctan x)'=\frac{1}{1+x^2},$$

$$(\operatorname{arccot} x)'=-\frac{1}{1+x^2}.$$

三、复合函数的求导法则

定理 3 设函数 $u=g(x)$ 在点 x 处可导,而函数 $y=f(u)$ 在对应的点 $u(u=g(x))$ 处可导,则复合函数 $y=f[g(x)]$ 在点 x 处可导,且

$$y'=f'(u)\cdot g'(x)\quad 或\quad \frac{\mathrm{d}y}{\mathrm{d}x}=\frac{\mathrm{d}y}{\mathrm{d}u}\cdot\frac{\mathrm{d}u}{\mathrm{d}x}\quad 或\quad y'_x=y'_u u'_x.$$

证 由 $y=f(u)$ 在 u 可导,知 $\lim\limits_{\Delta u\to 0}\dfrac{\Delta y}{\Delta u}=f'(u)$ 存在,由极限与无穷小的关系知

$$\frac{\Delta y}{\Delta u}=f'(u)+\alpha,$$

其中 α 为当 $\Delta x\to 0$ 时的无穷小,上式 $\Delta u\neq 0$,两边同时乘以 Δu,得

$$\Delta y=f'(u)\Delta u+\alpha\Delta u(\lim_{\Delta u\to 0}\alpha=0),\tag{1}$$

当 $\Delta u=0$ 时,因 $\alpha=\dfrac{\Delta y}{\Delta u}-f'(u)$ 无定义,(1) 式不成立,此时,给 α 补充定义,比如令 $\alpha=0$,则(1) 式在 $\Delta u=0$ 时也成立,用 $\Delta x\neq 0$ 除(1)式两边,得

$$\frac{\Delta y}{\Delta x}=f'(u)\frac{\Delta u}{\Delta x}+\alpha\frac{\Delta u}{\Delta x},$$

从而

$$\lim_{\Delta x\to 0}\frac{\Delta y}{\Delta x}=\lim_{\Delta x\to 0}\left[f'(u)\frac{\Delta u}{\Delta x}+\alpha\frac{\Delta u}{\Delta x}\right].$$

又 $u=g(x)$ 在 x 点可导,即 $\lim\limits_{\Delta x\to 0}\frac{\Delta u}{\Delta x}=g'(x)$,可导必连续,则 $\lim\limits_{\Delta x\to 0}\Delta u=0$,从而 $\lim\limits_{\Delta x\to 0}\alpha=\lim\limits_{\Delta u\to 0}\alpha=0$,所以

$$\lim_{\Delta x\to 0}\frac{\Delta y}{\Delta x}=\lim_{\Delta x\to 0}\left[f'(u)\frac{\Delta u}{\Delta x}+\alpha\frac{\Delta u}{\Delta x}\right]=f'(u)g'(x),$$

即

$$\frac{\mathrm{d}y}{\mathrm{d}x}=f'(u)g'(x)\quad 或\quad y'_x=y'_u u'_x.$$

公式也可以推广到多个中间变量的情形,如 $y=f(u),u=g(v),v=\varphi(x)$,且假定各函数在相应处可导,则

$$\frac{\mathrm{d}y}{\mathrm{d}x}=\frac{\mathrm{d}y}{\mathrm{d}u}\cdot\frac{\mathrm{d}u}{\mathrm{d}v}\cdot\frac{\mathrm{d}v}{\mathrm{d}x}\quad 或\quad y'_x=y'_u\cdot u'_v\cdot v'_x.$$

注意:复合函数 $f[g(x)]$,在没有指明求导对象时,通常 $f'[g(x)]$ 表示对 $g(x)$ 求导,$[f(g(x))]'$ 表示对 x 求导.

例 6 设 $y=\sin^5 x$,求 y'.

解 函数可看成是由 $y=u^5,u=\sin x$ 复合而成的. 于是

$$\frac{\mathrm{d}y}{\mathrm{d}x}=\frac{\mathrm{d}y}{\mathrm{d}u}\cdot\frac{\mathrm{d}u}{\mathrm{d}x}=5u^4\cdot\cos x=5\sin^4 x\cos x.$$

例 7 $y=\ln\sin(\mathrm{e}^x)$,求 y'.

解 函数可以看成是由 $y=\ln u,u=\sin v,v=\mathrm{e}^x$ 复合而成的,所以

$$\frac{\mathrm{d}y}{\mathrm{d}x}=\frac{\mathrm{d}y}{\mathrm{d}u}\cdot\frac{\mathrm{d}u}{\mathrm{d}v}\cdot\frac{\mathrm{d}v}{\mathrm{d}x}=\frac{1}{u}\cdot\cos v\cdot\mathrm{e}^x$$

$$=\frac{1}{\sin(\mathrm{e}^x)}\cot(\mathrm{e}^x)\cdot\mathrm{e}^x=\mathrm{e}^x\cot(\mathrm{e}^x).$$

可见,复合函数求导,关键是分析函数的复合过程. 熟悉后就不必再写出中间变量了.

例 8 已知 $y=\mathrm{e}^{-\frac{x}{2}}\cos 3x$,求 y'.

解 $y'=(\mathrm{e}^{-\frac{x}{2}}\cos 3x)'=(\mathrm{e}^{-\frac{x}{2}})'\cos 3x+\mathrm{e}^{-\frac{x}{2}}(\cos 3x)'$

$$= e^{-\frac{x}{2}}\left(-\frac{1}{2}\right)\cos 3x + e^{-\frac{x}{2}}(-\sin 3x)\cdot 3$$

$$= -e^{-\frac{x}{2}}\left(3\sin 3x + \frac{1}{2}\cos 3x\right).$$

例 9 设 $x>0$，证明幂函数的导数公式对于任意实数 μ 成立，即 $(x^{\mu})' = \mu x^{\mu-1}$.

证 因为 $x^{\mu} = (e^{\ln x})^{\mu} = e^{\mu \ln x}$，所以

$$(x^{\mu})' = (e^{\mu\ln x})' = e^{\mu\ln x}(\mu\ln x)' = e^{\mu\ln x}\cdot\mu\cdot\frac{1}{x} = \mu x^{\mu-1}.$$

例 10 荷兰生物数学家 Verhulst 研究了生物群体的生长规律，表示为方程

$$W = W_0\frac{1+a}{1+ae^{-bt}} \quad (a>0),$$

其中 $W=W(t)$ 为 t 时刻生物群体总数，W_0，a，b 为常数，求生长率 $W'(t)$.

解 $W'(t) = W_0(1+a)\left[(1+ae^{-bt})^{-1}\right]'$

$$= W_0(1+a)\cdot\frac{(-1)\cdot(1+ae^{-bt})'}{(1+ae^{-bt})^2}$$

$$= \frac{abW_0(1+a)e^{-bt}}{(1+ae^{-bt})^2}.$$

四、初等函数的导数

1. 基本求导公式

(1) $(C)' = 0$ (C 为常数)； (2) $(x^{\mu})' = \mu x^{\mu-1}$ (μ 为常数)；

(3) $(\sin x)' = \cos x$； (4) $(\cos x)' = -\sin x$；

(5) $(\tan x)' = \sec^2 x$； (6) $(\cot x)' = -\csc^2 x$；

(7) $(\sec x)' = \sec x\tan x$； (8) $(\csc x)' = -\csc x\cot x$；

(9) $(a^x)' = a^x\ln a$ ($a>0$, $a\neq 1$)；

(10) $(e^x)' = e^x$；

(11) $(\log_a x)' = \dfrac{1}{x\ln a}$ ($a>0$, $a\neq 1$)；

(12) $(\ln x)' = \dfrac{1}{x}$；

(13) $(\arcsin x)' = \dfrac{1}{\sqrt{1-x^2}}$；　　(14) $(\arccos x)' = -\dfrac{1}{\sqrt{1-x^2}}$；

(15) $(\arctan x)' = \dfrac{1}{1+x^2}$；　　(16) $(\operatorname{arccot} x)' = -\dfrac{1}{1+x^2}$.

2. 函数的四则运算求导法则

设 $u = u(x)$ 及 $v = v(x)$ 均可导，则

(1) $(u \pm v)' = u' \pm v'$；　　(2) $(Cu)' = Cu'$（C 为常数）；

(3) $(uv)' = u'v + uv'$；　　(4) $\left(\dfrac{u}{v}\right)' = \dfrac{u'v - v'u}{v^2}$ $(v \neq 0)$.

3. 复合函数的求导法则

设 $y = f(u)$ 及 $u = g(x)$ 均可导，则复合函数 $y = f[g(x)]$ 的导数为

$$\frac{\mathrm{d}y}{\mathrm{d}x} = \frac{\mathrm{d}y}{\mathrm{d}u} \cdot \frac{\mathrm{d}u}{\mathrm{d}x} \quad 或 \quad y' = f'(u)g'(x) \quad 或 \quad y'_x = y'_u u'_x.$$

思考与讨论

1. 下列求导运算对吗？说明理由.

(1) $(2^x + \ln 3)' = (2^x)' + (\ln 3)' = 2^x + \dfrac{1}{3}$；

(2) $(x^{3x})' = 3x \cdot x^{3x-1}$；

(3) $(x\sqrt{a^2+x^2})' = (\sqrt{a^2+x^2} + x)\dfrac{2x}{2\sqrt{a^2+x^2}} = x + \dfrac{x^2}{\sqrt{a^2+x^2}}$.

2. 在 $x = x_0$ 处. (1) 若 $f(x)$ 可导，$g(x)$ 不可导，则 $f(x) + g(x)$ 不可导，对吗？(2) 若 $f(x)$，$g(x)$ 都不可导，则 $f(x) \cdot g(x)$ 一定不可导，对吗？

3. 本节定理 3 中为什么一定要求等式 $\Delta y = f'(u)\Delta u + \alpha\Delta u$ 在 $\Delta u = 0$ 时成立？

第三节　高 阶 导 数

变速直线运动的速度 $v(t)$ 是位置函数 $s(t)$ 对时间 t 的导数，即 $v = s'(t)$，而加速度 $a(t)$ 又是速度函数 $v(t)$ 对时间 t 的导数，$a(t) = [s'(t)]'$，这时称 $a(t)$ 是 s 对 t 的二阶导数.

一般地，函数 $y=f(x)$ 导数 $f'(x)$ 仍然是 x 的函数. 如果 $f'(x)$ 仍然可导，就称它的导数为函数 $y=f(x)$ 的**二阶导数**，记作 y''，$f''(x)$ 或 $\dfrac{d^2y}{dx^2}$，即

$$y''=(y')',f''(x)=[f'(x)]' \quad 或 \quad \frac{d^2y}{dx^2}=\frac{d}{dx}\left(\frac{dy}{dx}\right).$$

相应地，把 $y=f(x)$ 的导数 $f'(x)$ 叫做函数 $y=f(x)$ 的**一阶导数**.

类似地，二阶导数的导数叫做**三阶导数**，三阶导数的导数叫**四阶导数**……$(n-1)$ 阶导数的导数叫做 ***n* 阶导数**，分别记作

$$y'', y''', y^{(4)}, \cdots, y^{(n)} \quad 或 \quad \frac{d^2y}{dx^2}, \frac{d^3y}{dx^3}, \frac{d^4y}{dx^4}, \cdots, \frac{d^ny}{dx^n}.$$

函数 $f(x)$ 具有 n 阶导数，也称函数 $f(x)$ ***n* 阶可导**. 如果函数 $f(x)$ 在点 x 处具有 n 阶导数，那么它在点 x 的某邻域内必定具有一切低于 n 阶的导数. 二阶及二阶以上的导数统称为**高阶导数**.

例 1 设 $s(t)=\sin\omega t$，求 s''.

解 $s'=\omega\cos\omega t$， $s''=(\omega\cos\omega t)'=-\omega^2\sin\omega t$.

例 2 求指数函数 $y=e^x$ 的 n 阶导数.

解 $(e^x)'=e^x$， $(e^x)''=e^x$， $(e^x)^{(3)}=e^x$，…，$(e^x)^{(n)}=e^x$.

例 3 求 $y=\ln(1+x)$ 的 n 阶导数.

解 $y'=\dfrac{1}{1+x}$，$y''=-\dfrac{1}{(1+x)^2}$，$y'''=\dfrac{1\times 2}{(1+x)^3}$，$y^{(4)}=\dfrac{1\times 2\times 3}{(1+x)^4}$，

一般地，有

$$[\ln(1+x)]^{(n)}=(-1)^{n-1}\frac{(n-1)!}{(1+x)^n}.$$

例 4 求 $\sin x$，$\cos x$ 的 n 阶导数.

解 $y=\sin x$，

$$y'=\cos x=\sin\left(x+\frac{\pi}{2}\right),$$

$$y''=\cos\left(x+\frac{\pi}{2}\right)=\sin\left(x+\frac{\pi}{2}+\frac{\pi}{2}\right)=\sin\left(x+2\cdot\frac{\pi}{2}\right),$$

$$y'''=\cos\left(x+2\cdot\frac{\pi}{2}\right)=\sin\left(x+3\cdot\frac{\pi}{2}\right),$$

一般地可求得

$$(\sin x)^n = \sin\left(x + n \cdot \frac{\pi}{2}\right).$$

用类似的方法可得

$$(\cos x)^n = \cos\left(x + n \cdot \frac{\pi}{2}\right).$$

思考与讨论

1. 若 $y = e^{2x}$，则 $y^{(n)}(0) =$ ________；若 $y = \sin 2x$，$y^{(n)}(x) =$ ________.
2. 若 $u = u(x)$，$v = v(x)$ n 阶可导，那么 $(u \pm v)^n =$ ____；$(uv)^{(n)} =$ ____.

第四节　隐函数及由参数方程所确定的函数的导数

这两种函数的求导，并没有什么新的法则，它只是复合函数求导法则的具体应用.

一、隐函数的导数

当一个函数的函数关系 $y=y(x)$ 被隐含在方程 $F(x, y)=0$ 中时，称这函数为**隐函数**. 与之对应，y 对 x 的函数关系由 x 的解析式明确地表示为 $y=f(x)$ 的形式，就是**显函数**. 把一个隐函数化成显函数称为隐函数的显化，这有时是困难的，甚至是不可能的. 实际上，隐函数求导，不必将其显化即可直接求得. 方法是：求导过程中注意 y 是 x 的函数，应用复合函数的求导法则求导.

例 1　由方程 $x^3 + y^3 - 4xy = 0$ 所确定的隐函数 $y = f(x)$，求 $\frac{dy}{dx}$.

解　两边同时求对 x 求导，并注意 y 是 x 的函数，则

$$(x^3 + y^3 - 4xy)' = 3x^2 + 3y^2 \cdot y' - 4y - 4xy' = 0,$$

$$y' = \frac{4y - 3x^2}{3y^2 - 4x}.$$

例 2　由方程 $y = 1 + xe^y$ 确定了隐函数 $y = f(x)$，求 $y''(0)$.

解　方程两边同时对 x 求导，得

$$y' = (1 + xe^y)' = e^y + xe^y y',$$

因不需要 y'' 的解析式，故不必整理 y'，上式两边继续对 x 求导，得

$$y'' = e^y y' + e^y y' + xe^y y' y' + xe^y y'',$$

显然 $x = 0$ 时，$y = 1$，$y' = e$，代入上式得 $y''(0) = 2e^2$.

对数求导法 先对函数 $y = f(x)$ 两边取对数，再求 y 的导数. 在对多个因子的乘积求导时，它比直接使用积的求导法则简单得多，对幂指函数 $u(x)^{v(x)}$，也可用这种方法.

例 3 设 $y = \sqrt[3]{\dfrac{(x+1)^2}{(x-1)(x+2)}}$，求 y'.

解 两边取对数，得

$$\ln y = \frac{1}{3}[2\ln(x+1) - \ln(x-1) - \ln(x+2)],$$

两边求导

$$\frac{1}{y} \cdot y' = \frac{1}{3}\left(\frac{2}{x+1} - \frac{1}{x-1} - \frac{1}{x+2}\right),$$

整理并将 y 代入

$$y' = \frac{1}{3}\sqrt[3]{\frac{(x+1)^2}{(x-1)(x+2)}}\left(\frac{2}{x+1} - \frac{1}{x-1} - \frac{1}{x+2}\right).$$

例 4 设 $y = (\tan x)^x$，求 y'.

解 对函数两边取对数 $\ln y = x \ln \tan x$，两边求导

$$\frac{1}{y} \cdot y' = x(\ln \tan x)' + \ln \tan x = x \cot x \cdot \sec^2 x + \ln \tan x,$$

将 y 代入

$$y' = (\tan x)^x (x \cot x \cdot \sec^2 x + \ln \tan x).$$

使用对数求导法时，如果所给函数本身是显函数，那么，最后结果务必将 y 代入.

二、由参数方程所确定的函数的导数

一般地，参数方程

$$\begin{cases} x = \varphi(t), \\ y = \psi(t) \end{cases}$$

确定的函数 $y = f(x)$，称为**由参数方程所确定的函数**.

如果 $x=\varphi(t)$ 具有单调连续反函数 $t=\varphi^{-1}(x)$，则以 t 为中间变量，y 是 x 复合函数 $y=\psi[\varphi^{-1}(x)]$；如果 $x=\varphi(t)$ 与 $y=\psi(t)$ 都可导，且 $\varphi'(t)\neq 0$，则由复合函数与反函数的求导法则有

$$\frac{\mathrm{d}y}{\mathrm{d}x}=\frac{\mathrm{d}y}{\mathrm{d}t}\cdot\frac{\mathrm{d}t}{\mathrm{d}x}=\frac{\mathrm{d}y}{\mathrm{d}t}\cdot\frac{1}{\frac{\mathrm{d}x}{\mathrm{d}t}}=\frac{\psi'(t)}{\varphi'(t)},$$

即

$$\frac{\mathrm{d}y}{\mathrm{d}x}=\frac{\psi'(t)}{\varphi'(t)}\quad\text{或}\quad\frac{\mathrm{d}y}{\mathrm{d}x}=\frac{y'_t}{x'_t},$$

这就是由参数方程所确定的函数 y 对 x 的求导公式.

例 5　求由参数方程 $\begin{cases}x=a\cos t\\ y=b\sin t\end{cases}$ 所确定的函数 $y=f(x)$ 的二阶导数.

解　$y'=\dfrac{y'_t}{x'_t}=\dfrac{(b\sin t)'}{(a\cos t)'}=\dfrac{b\cos t}{-a\sin t}=-\dfrac{b}{a}\cot t,$

$$y''=\frac{(y')'_t}{x'_t}=\frac{\left(-\frac{b}{a}\cot t\right)'_t}{(a\cos t)'_t}=\frac{\left(-\frac{b}{a}\right)(-\csc^2 t)}{-a\sin t}=-\frac{b}{a^2\sin^3 t}.$$

求二阶导数时，只要将 y' 当成 y，用求一阶导数的办法求导就可以了.

思考与讨论

y 是由方程 $xy-\mathrm{e}^x+\mathrm{e}^y=0$ 所确定的 x 的函数，以下对 y' 的求法对吗？

解　方程两边对 x 求导，得 $y+xy'-\mathrm{e}^x+\mathrm{e}^y=0$，因而 $y'=\dfrac{\mathrm{e}^x-\mathrm{e}^y-y}{x}$.

第五节　微　　分

一、微分的概念

如图 2-4 所示，边长为 x_0 的正方形金属薄片受热后，边长增加 Δx，问其面积增加多少？

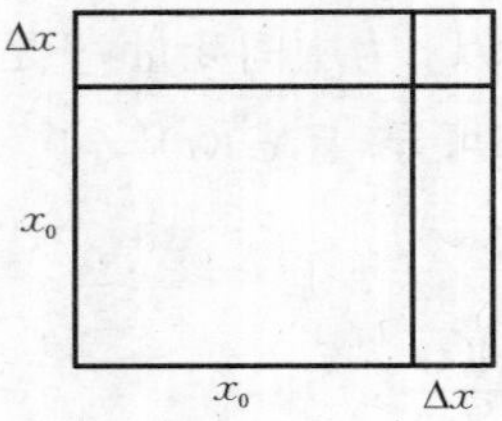

图 2-4

设正方形金属薄片的面积为 A,受热后其面积改变量记为 ΔA,则

$$\Delta A = (x_0 + \Delta x)^2 - x_0^2 = 2x_0\Delta x + (\Delta x)^2.$$

从上式可以看出,ΔA 分成两部分,第一部分 $2x_0\Delta x$ 是 Δx 的线性函数,第二部分 $(\Delta x)^2$ 是当 $\Delta x\to 0$ 时,比 Δx 高阶的无穷小.由此可见,如果边长改变很微小,即 $|\Delta x|$ 很小时,面积的改变量 ΔA 可近似地用第一部分 $2x_0\Delta x$ 来代替.

定义 设函数 $y=f(x)$ 在某区间内有定义,x_0 及 $x_0+\Delta x$ 在该区间内,如果函数的增量 $\Delta y=f(x_0+\Delta x)-f(x_0)$ 可表示为 $\Delta y = A\Delta x + o(\Delta x)$,其中 A 是不依赖于 Δx 的常数,则称函数 $y=f(x)$ 在点 x_0 是**可微**的,$A\Delta x$ 称为函数在 x_0 点的**微分**,记作

$$\mathrm{d}y = A\Delta x \quad 或 \quad \mathrm{d}f(x) = A\Delta x.$$

可微与可导的关系如下:

若 $y=f(x)$ 在点 x_0 可微,按定义,$\Delta y = A\Delta x + o(\Delta x)$,两边同除以 Δx,得

$$\frac{\Delta y}{\Delta x} = A + \frac{o(\Delta x)}{\Delta x}.$$

当 $\Delta x\to 0$ 时,上式取极限得

$$f'(x_0) = \lim_{\Delta x\to 0}\frac{\Delta y}{\Delta x} = A,$$

因此,函数在 x_0 点,可微必定可导,且 $A = f'(x_0)$.

若 $y=f(x)$ 在 x_0 可导,则 $\lim\limits_{\Delta x\to 0}\dfrac{\Delta y}{\Delta x} = f'(x_0)$ 存在,由极限与无穷小的关系,得

$$\frac{\Delta y}{\Delta x} = f'(x_0) + \alpha,$$

其中 $f'(x_0)$ 是常数,α 是当 $\Delta x\to 0$ 时的无穷小,即 $\alpha = o(\Delta x)$,所以

$$\Delta y = f'(x_0)\Delta x + \alpha\Delta x.$$

因此,函数在 x_0 点,可导必定可微.

由此,我们得到以下两个关系:

(1) 微分与导数:函数在 x_0 点可微与可导等价,且在 x_0 点微分为

$$\mathrm{d}y = f'(x_0)\Delta x.$$

(2) 微分与函数改变量：

$$\lim_{\Delta x \to 0} \frac{\Delta y}{\mathrm{d}y} = \lim_{\Delta x \to 0} \frac{\Delta y}{f'(x_0)\Delta x} = \frac{1}{f'(x_0)} \lim_{\Delta x \to 0} \frac{\Delta y}{\Delta x} = \frac{1}{f'(x_0)} f'(x_0) = 1.$$

这就是说，$\Delta y \sim \mathrm{d}y(\Delta x \to 0)$，即 $\Delta y \approx \mathrm{d}y(|\Delta x|$ 很小时). 微分是改变量的线性主部.

函数 $y = f(x)$ 在任意点 x 的微分，称为**函数的微分**，记作 $\mathrm{d}y$ 或 $\mathrm{d}f(x)$，即

$$\mathrm{d}y = f'(x)\Delta x.$$

通常把自变量的增量 Δx 称作**自变量的微分**，记作 $\mathrm{d}x$，即 $\Delta x = \mathrm{d}x$. 于是函数 $y = f(x)$ 在点 x 的微分又可记作

$$\mathrm{d}y = f'(x)\mathrm{d}x \quad 或 \quad \frac{\mathrm{d}y}{\mathrm{d}x} = f'(x).$$

所以，导数也叫微商.

例 1　已知函数 $y = 2\ln x$，求函数的微分，函数在 $x = 1$ 时的微分及函数在 $x = 1, \Delta x = 0.02$ 时的微分.

解　因为

$$\mathrm{d}y = y'\mathrm{d}x = \frac{2}{x}\mathrm{d}x,$$

所以

$$\mathrm{d}y\Big|_{x=1} = 2\mathrm{d}y$$

$$\mathrm{d}y\Big|_{\substack{x=1\\ \Delta x=0.02}} = \frac{2}{x}\mathrm{d}x\Big|_{\substack{x=1\\ \Delta x=0.02}} = 2 \times 0.02 = 0.04.$$

二、微分的几何意义

已知函数 $y = f(x)$ 在 x 处可微. 设自变量在点 x 处取得增量 Δx，相应地，函数有增量 $\Delta y = f(x + \Delta x) - f(x)$，如图 2-5 所示，这时在曲线 $y = f(x)$ 上对应有两点 $M(x, y)$ 及 $N(x + \Delta x, y + \Delta y)$，$MQ = \Delta x$，$QN = \Delta y$. 直线 MT 为曲线在点 M 处的切线，其倾角为 α，则

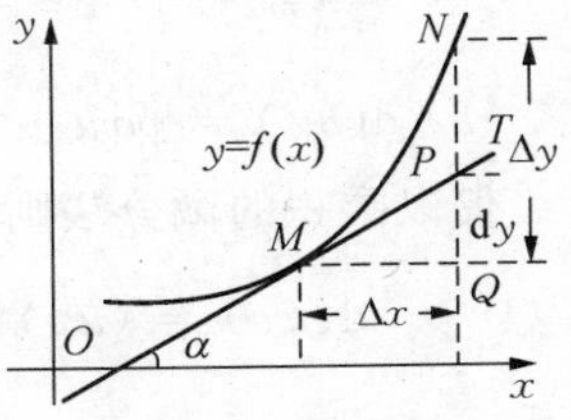

图 2-5

$$QP = MQ \cdot \tan\alpha = \Delta x \cdot f'(x) = \mathrm{d}y.$$

这就是说，函数 $y = f(x)$ 在点 x 处的微分等于曲线 $y = f(x)$ 在该点处切线

纵坐标的增量.因此,在点 M 附近,可以用切线段$\overline{MP}$近代替曲线弧$\widehat{MN}$,在局部"以直代曲",这是微分在几何上的本质.

三、微分公式与微分法则

1. 微分公式

由常数和基本初等函数的导数公式,可以直接写出它们的微分公式.

(1) $d(C)=0$ (C 为常数); (2) $d(x^{\mu})=\mu x^{\mu-1}dx$ (μ 为常数);

(3) $d(\sin x)=\cos x\,dx$; (4) $d(\cos x)=-\sin x\,dx$;

(5) $d(\tan x)=\sec^2 x\,dx$; (6) $d(\cot x)=-\csc^2 x\,dx$;

(7) $d(\sec x)=\sec x\tan x\,dx$; (8) $d(\csc x)=-\csc x\cot x\,dx$;

(9) $d(a^x)=a^x\ln a\,dx$ ($a>0$, $a\neq 1$);

(10) $d(e^x)=e^x dx$;

(11) $d(\log_a x)=\dfrac{1}{x\ln a}dx$ ($a>0$, $a\neq 1$);

(12) $d(\ln x)=\dfrac{1}{x}dx$;

(13) $d(\arcsin x)=\dfrac{1}{\sqrt{1-x^2}}dx$; (14) $d(\arccos x)=-\dfrac{1}{\sqrt{1-x^2}}dx$;

(15) $d(\arctan x)=\dfrac{1}{1+x^2}dx$; (16) $d(\text{arccot}\, x)=-\dfrac{1}{1+x^2}dx$.

2. 函数四则运算的微分法则

由函数和、差、积、商的求导法则,可推得出相应的微分法则.

设 $u=u(x)$ 及 $v=v(x)$ 均可导,则

(1) $d(u\pm v)=du\pm dv$; (2) $d\left(\dfrac{u}{v}\right)=\dfrac{v\,du-u\,dv}{v^2}$ ($v\neq 0$);

(3) $d(uv)=v\,du+u\,dv$; (4) $d(Cu)=C\,du$ (C 为常数).

仅以乘积的微分法则为例加以证明.根据函数微分的定义,有

$$d(uv)=(uv)'dx=(u'v+uv')dx=u'v\,dx+uv'dx,$$

由于

$$u'dx=du,\qquad v'dx=dv,$$

所以

$$d(uv)=v\,du+u\,dv.$$

3. 复合函数的微分法则

设 $y=f(u)$ 及 $u=g(x)$ 都可导，则复合函数 $y=f[g(x)]$ 的微分为

$$dy=y'_x dx=f'(u)g'(x)dx.$$

由于 $g'(x)dx=du$，所以复合函数 $y=f[g(x)]$ 的微分公式也可以写成

$$dy=f'(u)du \quad 或 \quad dy=y'_u du.$$

由此可见，无论 u 是自变量还是中间变量，微分形式 $dy=f'(u)du$ 保持不变. 这一性质称为**一阶微分形式不变性**.

例 2　设 $y=e^{-3x}\cos 2x$，求 dy.

解　$$\begin{aligned}dy&=d(e^{-3x}\cos 2x)=e^{-3x}d\cos 2x+\cos 2x de^{-3x}\\&=e^{-3x}(-\sin 2x)d(2x)+\cos 2x e^{-3x}d(-3x)\\&=-2e^{-3x}\sin 2x dx-3\cos 2x e^{-3x}dx\\&=-e^{-3x}(2\sin 2x+3\cos 2x)dx.\end{aligned}$$

例 3　在下列等式左端的括号中填入适当的函数，使等式成立.

(1) $d(\quad)=x^2dx$；(2) $d(\quad)=\cos 2x dx$；(3) $d(\qquad)=e^{\sqrt{x}}\cdot\dfrac{1}{\sqrt{x}}dx$.

解　(1) 我们知道 $d(x^3)=3x^3dx$，或写成 $\dfrac{1}{3}d(x^3)=x^2dx$，即 $d\left(\dfrac{x^3}{3}\right)=x^2dx$. 一般地，有

$$d\left(\frac{x^3}{3}+C\right)=x^2dx \quad (C\text{ 为任意常数}).$$

(2) 因为 $d(\sin 2x)=2\cos 2x dx$，所以

$$d\left(\frac{1}{2}\sin 2x+C\right)=\cos 2x dx\ (C\text{ 为任意常数}).$$

(3) 因为 $d\left(e^{\sqrt{x}}\right)=e^{\sqrt{x}}\cdot\dfrac{1}{2\sqrt{x}}dx$，所以

$$d\left(2e^{\sqrt{x}}+C\right)=e^{\sqrt{x}}\,\frac{1}{\sqrt{x}}dx \quad (C\text{ 为任意常数}).$$

四、微分在近似计算中的应用

由函数 $y=f(x)$ 在点 x_0 可微的定义知，$|\Delta x|$ 很小时，$\Delta y\approx dy$，即

$$\Delta y \approx f'(x_0)\Delta x, \tag{2-1}$$

或

$$f(x) \approx f(x_0) + f'(x_0)(x - x_0). \tag{2-2}$$

以上两式均为近似计算公式.它们分别用于计算点 x_0 附近函数改变量的近似值与函数值的近似值.

例 4 计算 $\sqrt{4.2}$的近似值.

解 取 $f(x) = \sqrt{x}$,令 $x_0 = 4$,$\Delta x = 0.2$,由近似公式(2-2),有

$$f(x) \approx f(x_0) + f'(x_0)\Delta x,$$

得

$$\sqrt{4.2} \approx 2 + \frac{1}{4}(4.2 - 4) = 2.05.$$

例 5 有一批半径为 1 cm 的铁球,为了提高球面的光洁度,要镀上一层铜,厚度为 0.01 cm.问每只球约用铜多少克(铜的密度是 8.9 g/cm^3)?

解 球体体积 $V(R) = \frac{4}{3}\pi R^3$,取 $R_0 = 1$,$\Delta R = 0.01$,由近似公式(1),有 $\Delta V \approx V'(R_0)\Delta R$,得

$$\Delta V \approx 4 \times 3.14 \times 1^2 \times 0.01 \approx 0.13(\text{cm}^3).$$

每只球约用铜 0.13×8.9=1.16(g).

思考与讨论

1. 请用不同方式简述函数 $y=f(x)$在点 x 处微分的意义.

2. $y = f(x)$ 有 $f'(x_0) = 0.3$,则当 $\Delta x \to 0$ 时,该函数在 x_0 处的微分 $\mathrm{d}y$ 是(　　).

(1) 与 Δx 等价的无穷小　　　(2) 与 Δx 同价的无穷小,但不等价

(3) 比 Δx 低价的无穷小　　　(4) 比 Δx 高价的无穷小

习　题　二

1. 垂直上抛物体,经过时间 t 秒后,物体上升高度为 $h(t) = 10t -$

$\frac{1}{2}gt^2$(m)，求：

(1) 物体从 $t = 1$ s 到 $t = 1.2$ s 的平均速度；

(2) 物体在 $t = 1$ s 时的瞬时速度.

2. 用导数定义求下列函数在指定点的导数.

(1) $y = \frac{1}{x^2}$，在点 $x = 1$ 处；　(2) $y = x^2 - \frac{1}{x}$，在点 $x = \frac{1}{2}$ 处；

(3) $y = 2x - x^2$，在点 $x = 0$ 处；　(4) $y = \frac{1}{1+x}$，在点 $x(x \neq 1)$ 处.

3. 假设 $f'(x_0)$存在，试指出下列各极限.

(1) $\lim\limits_{h \to 0} \frac{f(x_0 + h) - f(x_0)}{h}$；　(2) $\lim\limits_{\Delta x \to 0} \frac{f(x_0 + 3\Delta x) - f(x_0)}{\Delta x}$；

(3) $\lim\limits_{\Delta x \to 0} \frac{f(x_0 - \Delta x) - f(x_0)}{\Delta x}$；　(4) $\lim\limits_{h \to 0} \frac{f(x_0) - f(x_0 - h)}{h}$.

4. 讨论下列函数在 $x=0$ 处的连续性与可导性.

(1) $y = |\sin x|$；　(2) $y = \begin{cases} x^2 \sin \frac{1}{x}, & x \neq 0, \\ 0, & x = 0. \end{cases}$

5. 若函数 $f(x) = \begin{cases} x^2, & x \leqslant 1, \\ ax + b, & x > 1 \end{cases}$ 在 $x = 1$ 处可导，试确定 a, b 的值.

6. 求曲线 $y = \sqrt{x}$ 在点(4, 2) 处的切线方程和法线方程.

7. 试求曲线 $y = \frac{1}{3}x^3$ 上与直线 $x - 4y = 5$ 平行的切线方程.

8. 求下列函数的导数(其中 a, b,n 都是常数).

(1) $y = a^x + x^a + a^b$；　(2) $y = x + \ln x$；

(3) $y = x^n \ln x$；　(4) $y = (\sqrt{x} + 1)\left(\frac{1}{\sqrt{x}} - 1\right)$；

(5) $y = x \arctan x$；　(6) $y = \frac{x}{2}\sqrt{1 - x^2} + \frac{1}{2}\arcsin x$；

(7) $y = \frac{\cot x}{1 + \sqrt{x}}$；　(8) $y = \sqrt{x}\arctan x + \frac{\sin x}{x}$.

9. 求下列函数的导数.

(1) $y = (2x - 3)^7$；　(2) $y = \cos\left(\frac{\pi}{3} - x\right)$；

(3) $y=\tan(x^2+1)$；　　(4) $y=e^{-\frac{(x-1)^2}{2}}$；

(5) $y=\left(\sqrt{x}e^x-\frac{1}{x}\right)^3$；　　(6) $y=e^{\sin x}+\arccos\sqrt{1-x^2}$；

(7) $y=\sqrt{x+\sqrt{x+\sqrt{x+1}}}$；　　(8) $y=\log_2(x^2-\sin x)$.

10. 求下列函数的导数.

(1) $y=(\ln x)^x$；　　(2) $(1+x)(2+x^2)^{\frac{1}{2}}(3+x^3)^{\frac{1}{3}}$；

(3) $y=\frac{x^2}{1-x}\sqrt[3]{\frac{3-x}{(3+x)^2}}$；　　(4) $y=(1+x^2)^{\sqrt{x}}$.

11. 研究一次感冒在总人数为 N 的某一个团体里的流行过程，发现在时间 t(天)尚未感染的人数 s 可表示为 $s(t)=\frac{N(N-1)}{N-1+e^{\beta Nt}}$ (β 为常数)，求新病例发生的速率 $\frac{ds}{dt}$.

12. 若 $f(x)$ 为偶函数，且 $f'(0)$ 存在，证明：$f'(0)=0$.

13. 求由下列方程所确定的隐函数 $y=f(x)$ 的导数.

(1) $\frac{x}{y}=\ln(xy)$；　　(2) $2x^2y-xy^2+y^3=0$；

(3) $e^y=a\cos(x+y)$；　　(4) $\sqrt{x}+\sqrt{y}=\sqrt{a}$.

14. 求曲线 $x^2+y^5-2xy=0$ 在点(1, 1)处的切线方程.

15. 求由下列参数方程所确定函数的导数.

(1) $\begin{cases}x=a(t-\sin t),\\y=a(1-\cos t)；\end{cases}$　　(2) $\begin{cases}x=\frac{3at}{1+t^3},\\y=\frac{3at^2}{1+t^3}.\end{cases}$

16. 求下列函数的二阶导数.

(1) $y=x\cos x$；　　(2) $y=xe^{x^2}$；

(3) 方程 $\ln\sqrt{x^2+y^2}=\arctan\frac{y}{x}$ 确定隐函数 y；

(4) 参数方程 $\begin{cases}x=2e^t,\\y=3e^{-t}\end{cases}$ 确定函数 y.

17. 已知质点作直线运动，方程为 $s=9\sin\frac{\pi t}{3}+2t$，试求在第1秒末的加速度($s$ 以米为单位,t 以秒为单位).

18. 求下列函数的 n 阶导数

(1) $y=x\ln x$;　　(2) $y=xe^x$.

19. 求函数 $y=x^2+x$,在 $x=3$ 处,在 Δx 等于 0.1, 0.01 时的增量与微分.

20. 求函数 $y=x^3-x$,自变量 x 由 2 变到 1.99 时在 $x=2$ 处的微分.

21. 求下列函数的微分

(1) $y=\tan^2 x$;　　(2) $y=\arctan(e^x)$;

(3) $y=e^x\cdot\sin^2 x$;　　(4) $y=\dfrac{x^3-1}{x^3+1}$.

22. 在下列括号中,填入适当的函数

(1) $d(\quad)=x\,dx$;　　(2) $d(\quad)=\cos x\,dx$;

(3) $d(\quad)=\sqrt{x}\,dx$;　　(4) $d(\quad)=\sin\omega t\,dt$;

(5) $d(\quad)=\dfrac{1}{1+x}dx$;　　(6) $d(\quad)=\dfrac{1}{x^2}dx$;

(7) $d(\quad)=\sec^2 3x\,dx$;　　(8) $d(\quad)=e^{-3x}dx$.

23. 利用微分近似公式计算

(1) $\sqrt[3]{1.02}$;　　(2) $\cos 29°$.

第三章　导数的应用

本章将在介绍微分学中值定理的基础上，引出计算不定式极限的新方法——洛必达法则，并以导数为工具，讨论函数的性质和函数曲线的性态，解决一些相关的应用问题.

第一节　微分中值定理　洛必达法则

一、微分中值定理

定理 1(拉格朗日中值定理)　若函数 $f(x)$ 在闭区间 $[a, b]$ 上连续，在开区间 (a, b) 内可导，则在 (a, b) 内至少存在一点 $\xi\ (a<\xi<b)$，使得

$$f'(\xi)=\frac{f(b)-f(a)}{b-a} \quad 或 \quad f(b)-f(a)=f'(\xi)(b-a).$$

该定理又称为**微分中值定理**. 证明从略，这里仅作简单说明.

其几何意义是：连续、光滑(处处可导)的曲线弧 $\overset{\frown}{AB}$ 上，至少存在一点 C，其切线平行于过端点的弦 $\overline{AB}$，如图 3-1 所示.

值得注意的是，定理中的条件：函数 $f(x)$ 在闭区间 $[a, b]$ 上连续；在开区间 (a, b) 内可导，若有一个不符，则结论不成立. 如图 3-2(a) 在点 b 处函数不连续，3-2(b) 在点 c 处函数不可导，就找不到这样的切线.

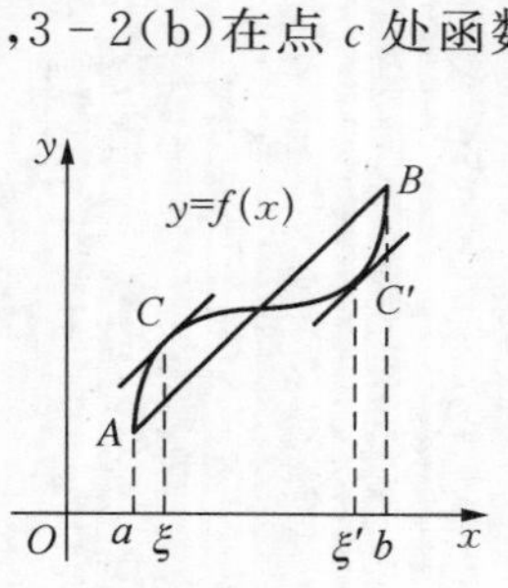

图 3-1

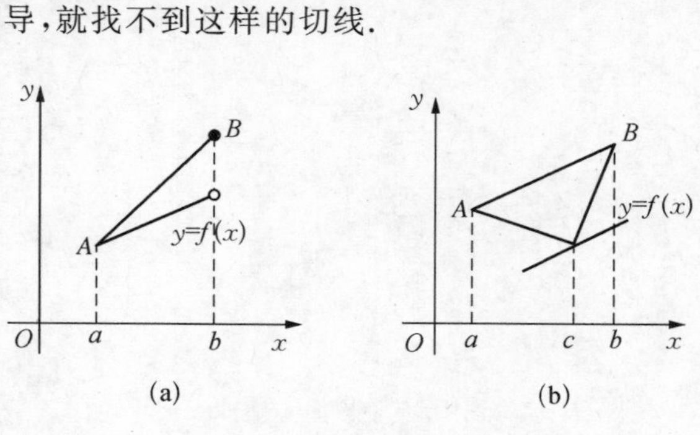

图 3-2

中值即平均值，该定理描述了函数在区间内的平均变化率与瞬时变化率(导数)之间的关系. 它是沟通函数与其导数之间的桥梁，在微积分学中，具有极其重要的地位.

作为一个应用，我们由微分中值定理很容易地导出两个在积分学中很有用的推论.

推论 1　若函数 $f(x)$ 在区间 (a, b) 上导数为零，则它在该区间上是常数.

推论 2　若函数 $f(x)$、$g(x)$ 在区间 (a, b) 上导数相等，则它们仅相差一个常数.

虽然拉格朗日中值定理中 ξ 的准确数值不知道，但并不妨碍它的应用.

例 1　证明，当 $x > 1$ 时，$e^x > e \cdot x$.

证　易知，$f(t) = e^t$ 在 $[1, x]$ 上连续，在 $(1, x)$ 内可导，故存在 $\xi \in (1, x)$，使

$$e^x - e^1 = e^{\xi}(x-1)\ (1 < \xi < x),$$

成立. 由于 $1 < \xi < x$，所以

$$e^x - e^1 = e^{\xi}(x-1) > e(x-1) = e \cdot x - e,$$

即 $e^x > e \cdot x$.

例 2　不求函数 $f(x) = (x-1)(x-2)(x-3)$ 的导数，说明方程 $f'(x) = 0$ 有几个实根，并指出它们所在的区间.

解　$f(x)$ 在区间 $[1,2]$ 上满足拉格朗日定理的条件，且 $f(1) = f(2) = 0$，则至少有 $\xi_1 \in (1, 2)$，使 $f'(\xi_1) = 0$；同理至少有 $\xi_2 \in (2, 3)$，使 $f'(\xi_2) = 0$，而 $f'(x) = 0$ 是一元二次方程，最多有两个实根，它们就是 $\xi_1 \in (1, 2)$，$\xi_2 \in (2, 3)$.

回顾拉格朗日中值定理的几何意义，如图 3-1，若以参数方程 $X = F(x)$，$Y = f(x)$，$x \in (a, b)$ 表示曲线弧 $\overset{\frown}{AB}$，则弧上任意点的切线及弦 $\overline{AB}$ 的斜率分别为

$$\frac{dY}{dX} = \frac{f'(x)}{F'(x)}, \qquad \frac{f(b) - f(a)}{F(b) - F(a)}.$$

假定点 C 对应于参数 $x = \xi$，那么点 C 处的切线平行于弦 $\overline{AB}$ 就可表示为

$$\frac{f(b) - f(a)}{F(b) - F(a)} = \frac{f'(\xi)}{F'(\xi)}.$$

定理 2(柯西中值定理)　若函数 $f(x)$ 和 $F(x)$ 在闭区间 $[a, b]$ 上连续，在开区间 (a, b) 内可导，且 $F'(x)$ 在 (a, b) 内恒不为零. 则在 (a, b) 内至少存在一

点 ξ，使

$$\frac{f(b)-f(a)}{F(b)-F(a)}=\frac{f'(\xi)}{F'(\xi)}.$$

二、洛必达法则

在变量的某极限过程中，$f(x)$、$g(x)$同为无穷小或同为无穷大，则其比值的极限可能存在，也可能不存在，通常称这种极限为**不定式(未定式)**，分别记作$\frac{0}{0}$或$\frac{\infty}{\infty}$型. 下面通过柯西定理推导出求这类极限的一种简便且重要的方法.

定理3 设

(1) 在 $x \to a$ 时，函数 $f(x)$ 及 $F(x)$ 都趋于零；

(2) 在点 a 附近(不含 a)，$f'(x)$ 和 $F'(x)$ 都存在且 $F'(x)\neq 0$；

(3) $\lim\limits_{x\to a}\frac{f'(x)}{F'(x)}$ 存在(或为无穷大).

那么

$$\lim_{x\to a}\frac{f(x)}{F(x)}=\lim_{x\to a}\frac{f'(x)}{F'(x)}.$$

证 因为求 $\frac{f(x)}{F(x)}$ 当 $x\to a$ 时的极限与函数值 $f(a)$，$F(a)$ 无关，所以可以假定 $f(a)=F(a)=0$，于是函数 $f(x)$，$F(x)$ 在点 a 连续. 在点 a 附近取一点 x，由定理的(1)，(2) 知道 $f(x)$，$F(x)$ 在以 a，x 为端点的开区间上可导，闭区间上连续，且 $F'(x)$ 恒不为零，应用柯西定理，有

$$\frac{f(x)}{F(x)}=\frac{f(x)-f(a)}{F(x)-F(a)}=\frac{f'(\xi)}{F'(\xi)} \quad (\xi\text{介于}x\text{与}a\text{之间}),$$

令 $x\to a$，对上式两端求极限，注意到 $x\to a$ 时，$\xi\to a$，再由条件(3)，定理得证.

说明：

(1) 洛必达法则对$\frac{\infty}{\infty}$型的极限也有效，因为无穷大与无穷小(非零)互为倒数，它们是可以相互转化的；对 $x\to\infty$时的极限，法则类似.

(2) 注意条件(3)，如果求导后的极限不存在，但又不是无穷大，法则失效.

(3) 法则可以连续地使用，但每次使用应注意验证条件. 连续使用就是

$$\lim \frac{f(x)}{g(x)} = \lim \frac{f'(x)}{g'(x)} = \lim \frac{f''(x)}{g''(x)}.$$

(4) $0\cdot\infty$, $\infty-\infty$, 1^{∞}, ∞^{0}, 0^{0} 等不定式均可化为$\frac{0}{0}$或$\frac{\infty}{\infty}$型,用法则求解.

例 3　求$\lim\limits_{x\to 0}\frac{x-\sin x}{x^3}$.

解　$$\lim_{x\to 0}\frac{x-\sin x}{x^3}\xlongequal{\frac{0}{0}\text{型}}\lim_{x\to 0}\frac{1-\cos x}{3x^2}\xlongequal{\frac{0}{0}\text{型}}\lim_{x\to 0}\frac{\sin x}{6x}=\frac{1}{6}.$$

每次使用法则前,都检验是否符合条件,每次使用法则后,都观察极限是否已求出.

例 4　求(1) $\lim\limits_{x\to\frac{\pi}{2}}\frac{\tan x}{\tan 3x}$;(2) $\lim\limits_{x\to 0}\frac{\tan x-x}{x^2\sin x}$.

解　(1) $$\lim_{x\to\frac{\pi}{2}}\frac{\tan x}{\tan 3x}=\lim_{x\to\frac{\pi}{2}}\frac{\sec^2 x}{3\sec^2 3x}=\lim_{x\to\frac{\pi}{2}}\frac{\cos^2 3x}{3\cos^2 x}$$
$$=\lim_{x\to\frac{\pi}{2}}\frac{2\cos 3x(-\sin 3x)3}{6\cos x(-\sin x)}=-\lim_{x\to\frac{\pi}{2}}\frac{\cos 3x}{\cos x}$$
$$=-\lim_{x\to\frac{\pi}{2}}\frac{-3\sin 3x}{-\sin x}=3.$$

(2) $$\lim_{x\to 0}\frac{\tan x-x}{x^2\sin x}=\lim_{x\to 0}\frac{\tan x-x}{x^3}=\lim_{x\to 0}\frac{\sec^2 x-1}{3x^2}$$
$$=\lim_{x\to 0}\frac{\tan^2 x}{3x^2}=\lim_{x\to 0}\frac{x^2}{3x^2}=\frac{1}{3}.$$

这两例分别是$\frac{\infty}{\infty}$与$\frac{0}{0}$型不定式,使用法则时,要注意将极限式进行合理的转换,并注意配合使用等价无穷小的代换,避免越导越繁的情况发生.

例 5　求(1) $\lim\limits_{x\to 0^+}x^a\ln x\ (a>0)$;(2) $\lim\limits_{x\to\frac{\pi}{2}}(\sec x-\tan x)$.

解　(1) $$\lim_{x\to 0^+}x^a\ln x=\lim_{x\to 0^+}\frac{\ln x}{x^{-a}}=\lim_{x\to 0^+}\frac{x^{-1}}{-ax^{-a-1}}=\lim_{x\to 0^+}\frac{x^a}{-a}=0.$$

(2) $$\lim_{x\to\frac{\pi}{2}}(\sec x-\tan x)=\lim_{x\to\frac{\pi}{2}}\left(\frac{1}{\cos x}-\frac{\sin x}{\cos x}\right)=\lim_{x\to\frac{\pi}{2}}\frac{1-\sin x}{\cos x}$$
$$=\lim_{x\to\frac{\pi}{2}}\frac{-\cos x}{-\sin x}=0.$$

这两例分别是 $0\cdot\infty$ 与 $\infty-\infty$ 型不定式，都可以化为 $\frac{0}{0}$ 或 $\frac{\infty}{\infty}$ 型.

例 6 求(1) $\lim\limits_{x\to 0^+} x^{\sin x}$；(2) $\lim\limits_{x\to+\infty} x^{\frac{1}{x}}$；(3) $\lim\limits_{x\to 0}(1-\sin 2x)^{\frac{1}{x}}$.

解 (1) $\lim\limits_{x\to 0^+} x^{\sin x}=\lim\limits_{x\to 0^+}\mathrm{e}^{\sin x\ln x}=\mathrm{e}^{\lim\limits_{x\to 0^+}\frac{\ln x}{\csc x}}=\mathrm{e}^{\lim\limits_{x\to 0^+}\frac{-1}{x\csc x\cot x}}=\mathrm{e}^{\lim\limits_{x\to 0^+}\frac{-\sin^2 x}{x\cos x}}$

$$=\mathrm{e}^{\lim\limits_{x\to 0^+}\frac{-\sin^2 x}{x\cos x}}=\mathrm{e}^{\lim\limits_{x\to 0^+}\frac{-\sin x}{\cos x}}=\mathrm{e}^{\lim\limits_{x\to 0^+}(-\tan x)}.\quad=\mathrm{e}^0=1.$$

(2) $\lim\limits_{x\to+\infty} x^{\frac{1}{x}}=\lim\limits_{x\to+\infty}\mathrm{e}^{\frac{1}{x}\ln x}=\mathrm{e}^{\lim\limits_{x\to+\infty}\frac{\ln x}{x}}=\mathrm{e}^{\lim\limits_{x\to+\infty}\frac{1}{x}}=\mathrm{e}^0=1.$

(3) 设 $y=(1-\sin 2x)^{\frac{1}{x}}$，两边取对数，得

$$\ln y=\frac{1}{x}\ln(1-\sin 2x)=\frac{\ln(1-\sin 2x)}{x},$$

$$\lim_{x\to 0}\ln y=\lim_{x\to 0}\frac{\ln(1-\sin 2x)}{x}=\lim_{x\to 0}\left(-\frac{2\cos 2x}{1-\sin 2x}\right)=-2,$$

所以

$$\lim_{x\to 0}(1-\sin 2x)^{\frac{1}{x}}=\lim_{x\to 0}y=\lim_{x\to 0}\mathrm{e}^{\ln y}=\mathrm{e}^{\lim\limits_{x\to 0}\ln y}=\mathrm{e}^{-2}.$$

这三例分别为 0^0，∞^0，1^∞ 型不定式，这类极限的解析式必定是幂指函数 $u(x)^{v(x)}$ $(u(x)>0)$，通常用对数恒等式与复合函数的求导法则将其化成 $\frac{0}{0}$ 或 $\frac{\infty}{\infty}$ 型求极限.

例 7 说明极限 $\lim\limits_{x\to\infty}\frac{x+\sin x}{x}$ 不能使用洛必达法则.

解 $\lim\limits_{x\to\infty}\frac{(x+\sin x)'}{x'}=\lim\limits_{x\to\infty}(1+\cos x)$，

极限不存在，但不是无穷大，不能使用洛必达法则. 事实上，

$$\lim_{x\to\infty}\frac{x+\sin x}{x}=\lim_{x\to\infty}\left(1+\frac{\sin x}{x}\right)=1+\lim_{x\to\infty}\frac{\sin x}{x}=1\quad(\sin x\text{ 有界}).$$

思考与讨论

1. 问函数 $f(x)=x^3-3x$ 在[0, 2]上满足拉格朗日中值定理的条件吗？如

果满足请找出结论中的 ξ.

2. 下列各极限均存在，试说明它们不能或者不适合使用洛必达法则计算.

(1) $\lim\limits_{x\to-\infty}\dfrac{\operatorname{arccot}x}{x}$；　　(2) $\lim\limits_{x\to\infty}\dfrac{x+\sin x}{x-\sin x}$；

(3) $\lim\limits_{x\to+\infty}\dfrac{e^x-e^{-x}}{e^x+e^{-x}}$；　　(4) $\lim\limits_{x\to+\infty}\dfrac{\sqrt{1+x^2}}{x}$.

第二节　函数的单调性与极值

一、函数单调性判断法

如果可导函数在区间 (a, b) 内单调递增（递减），则其图像上每一点切线都存在，而且切线斜率 $f'(x)=\tan\alpha\geqslant 0\ (\leqslant 0)$，如图 3-3 所示. 它们的关系有以下定理.

定理 1　设函数 $f(x)$ 在区间 (a, b) 内可导，若 $f'(x)>0\ (f'(x)<0)$，则函数 $y=f(x)$ 在区间 (a, b) 内单调递增（单调递减）.

证　任取 $x_1, x_2\in(a, b)$，设 $x_1<x_2$，则由 $[x_1, x_2]\subset(a, b)$ 知，$f(x)$ 在 $[x_1, x_2]$ 上连续，在 (x_1, x_2) 内可导，由拉格朗日中值定理，有

$$f(x_2)-f(x_1)=f'(\xi)(x_2-x_1)\quad(x_1<\xi<x_2),$$

因 $x_2-x_1>0$，所以

当 $f'(x)>0$ 时，有 $f(x_2)>f(x_1)$，即函数 $f(x)$ 在 (a, b) 上单调递增；

当 $f'(x)<0$ 时，有 $f(x_2)<f(x_1)$，即函数 $f(x)$ 在 (a, b) 上单调递减.

由定理可知，使函数导数为零的点，可能成为函数单调区间的分界点.

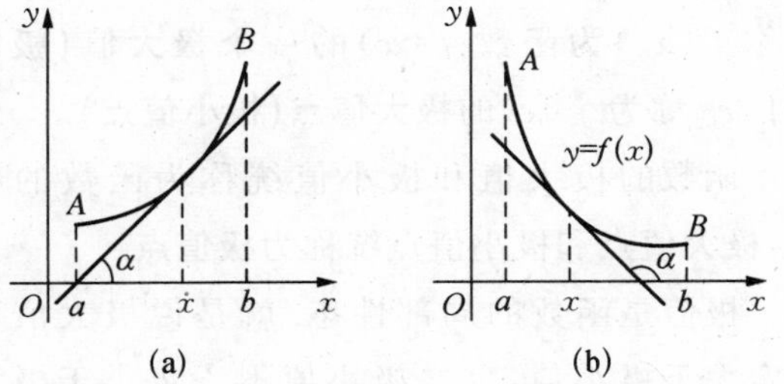

图 3-3

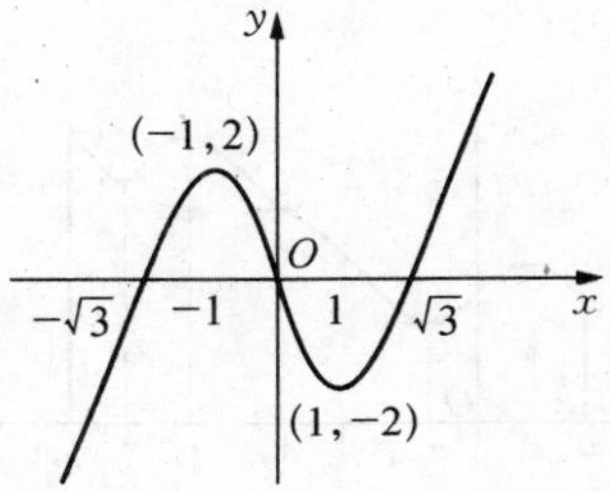

图 3-4

例 1　求函数 $f(x)=x^3-3x$ 的单调区间.

解　(1) 该函数的定义域为 $(-\infty, +\infty)$，如图 3-4 所示；

(2) $f'(x)=3x^2-3=3(x+1)(x-1)$，令 $f'(x)=0$ 得 $x=-1,x=1$，它们将定义域分为三个区间：$(-\infty,-1),(-1,1),(1,+\infty)$；

(3) 易知，$x\in(-\infty,-1)$ 或 $x\in(1,+\infty)$ 时，$f'(x)>0$；$x\in(-1,1)$ 时，$f'(x)<0$. 所以 $(-\infty,-1)$ 和 $(1,+\infty)$ 是 $f(x)$ 的递增区间，$(-1,1)$ 是 $f(x)$ 的递减区间.

例 2 讨论函数 $f(x)=\left(x-\frac{5}{2}\right)x^{\frac{2}{3}}$ 的单调性.

解 (1) 该函数的定义域为 $(-\infty,+\infty)$；

(2) $f'(x)=x^{\frac{2}{3}}+\frac{2}{3}x^{-\frac{1}{3}}\left(x-\frac{5}{2}\right)=\frac{5x-5}{3\sqrt[3]{x}}$，显然 $f'(1)=0$，$f'(0)$ 不存在，于是 $x=0,x=1$ 分定义域为三个子区间：$(-\infty,0),(0,1),(1,+\infty)$；

(3) 当 $x\in(-\infty,0)$ 或 $(1,+\infty)$ 时，$f'(x)>0$；$x\in(0,1)$ 时，$f'(x)<0$，所以 $f(x)$ 在 $(-\infty,0)$ 和 $(1,+\infty)$ 内单调递增，在 $(0,1)$ 内单调递减.

导数为零的点不一定是单调区间的分界点，如 $y=x^3$ 在 $x=0$ 处导数为 0，但它在整个定义域内都是单调递增的.

判断函数单调性的一般步骤是：确定函数的定义域；用使函数导数为零与不存在的点划分定义域为若干区间；在各区间内根据导数的符号判定函数的单调性.

二、函数的极值及其求法

定义 1 设函数 $y=f(x)$ 在 x_0 的某邻域内有定义，对于该邻域内任何异于 x_0 的 x，若恒有

$$f(x)<f(x_0)\quad(f(x)>f(x_0)),$$

则称 $f(x_0)$ 为函数 $f(x)$ 的一个**极大值(极小值)**，x_0 称为 $f(x)$ 的**极大值点(极小值点)**.

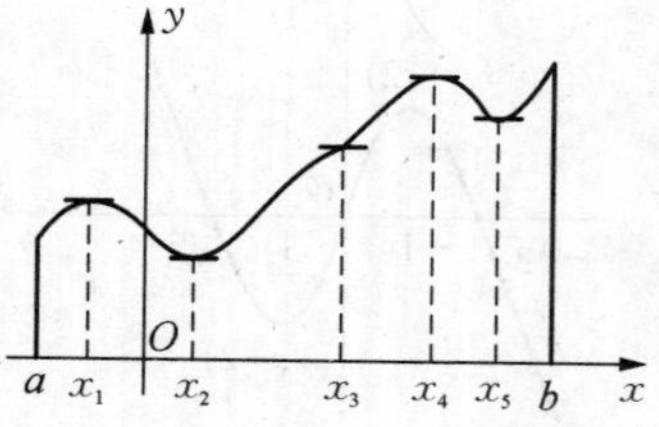

图 3-5

函数的极大值和极小值统称为函数的**极值**，极大值点和极小值点统称为**极值点**.

极值是函数的局部性态. 就是说极大值不一定大于极小值，反之极小值不一定小于极大值. 如图 3-5 所示.

从图中还发现，在极值点处，若函数可导，曲线上相应点处的切线是水平的，即 $f'(x)=0$. 但反过来，使 $f'(x)=0$ 的点，却不一定是极值点.

定理 2　若函数 $y=f(x)$ 在点 x_0 处可导，且 $f(x)$ 在点 x_0 处取得极值，则 $f'(x_0)=0$.

定理的通俗表述就是可导的极值点，其导数为零. 这有两个意思：一是导数不存在的点可能是函数的极值点；二是导数为零的点不一定是函数的极值点.

事实正是这样，例如，$f(x)=|x|$ 与 $f(x)=x^3$ 是我们熟悉的两个函数，前者在 $x=0$ 处函数取得极小值，但其导数不存在. 后者，在 $x=0$ 处导数为 0，但它不是函数的极值点.

满足 $f'(x)=0$ 的点，称为函数的**驻点**.

这样，我们将驻点、导数不存在的点称为函数的**可能极值点**. 用以下定理判断这些点是否为极值点.

定理 3(第一判定法)　设函数 $y=f(x)$ 在 x_0 处连续，在 x_0 附近(不含 x_0)可导. 若

(1) $x<x_0$ 时，$f'(x)>0$；$x>x_0$ 时，$f'(x)<0$，则函数在 x_0 处数极大值点.

(2) $x<x_0$ 时，$f'(x)<0$；$x>x_0$ 时，$f'(x)>0$，则函数在 x_0 处取得极小值.

(3) x 在 x_0 的左右两侧，$f'(x)$ 的符号不变，则 $f(x)$ 在点 x_0 处没有极值.

该定理只要求函数 $f(x)$ 在点 x_0 处连续.

定理 4(第二判定法)　设函数 $f(x)$ 在 x_0 点处有二阶导数，且 $f'(x_0)=0$，则

(1) 若 $f''(x_0)<0$，则 $f(x)$ 在点 x_0 处取得极大值；

(2) 若 $f''(x_0)>0$，则 $f(x)$ 在点 x_0 处取得极小值；

(3) 若 $f''(x_0)=0$，无法判定 $f(x)$ 在点 x_0 处是否取得极值.

比较定理 3、定理 4，虽然定理 4 有时判断起来比较快捷，但它仅对驻点进行判断，且即使是驻点，有时也无法判定. 所以应根据具体情况选择合适的判定法.

例 3　求函数 $f(x)=\dfrac{2}{3}x-x^{\frac{2}{3}}$ 的极值.

解　函数的定义域为$(-\infty,+\infty)$，

$$f'(x)=\frac{2}{3}-\frac{2}{3}x^{-\frac{1}{3}}=\frac{2}{3}\left(\frac{\sqrt[3]{x}-1}{\sqrt[3]{x}}\right),$$

令 $f'(x)=0$，得驻点 $x=1$；$x=0$ 时，导数不存在. 为方便讨论，列表：

x	$(-\infty, 0)$	0	$(0, 1)$	1	$(1, +\infty)$
$f'(x)$	+	不存在	−	0	+
$f(x)$	↗	取极大值	↘	取极小值	↗

例 4 求函数 $f(x)=(x^2-1)^2+1$ 的极值.

解 函数的定义域为$(-\infty, +\infty)$，$f'(x)=4x(x^2-1)$，令 $f'(x)=0$,得驻点 $x=0$,$x=\pm 1$，$f''(x)=12x^2-4$，$f''(0)=-4<0$,极大值 $f(0)=2$；$f''(\pm 1)=8>0$，极小值 $f(\pm 1)=1$.

求函数极值一般的步骤是：求函数的 $f(x)$定义域及导数；通过导数求得函数全部可能极值点(驻点及导数不存在的点)；用判定定理判定这些点是否为极值点,若是,求出极值.

三、函数的最大值和最小值

在医药学及其他实际应用中,经常会遇到最大值和最小值问题.例如,口服或注射一定剂量的药物后,体内血药浓度何时最高；生产加工中如何用料最省等.

我们知道,闭区间上连续的函数一定取得最大值和最小值.显然,最大值和最小值必定在区间内的可能极值点或区间的端点上取得.方法是,求出端点及所有可能极值点的函数值进行比较,找到最大或最小的值,就是函数的最大值或最小值.

如果还知道函数是单调的,那么最大、最小值必在区间端点上取得.

实际问题中,假定知道函数的最大或最小值确实存在,且不会在区间的端点上取得,那么,在区间内可能极值点唯一的情况下,这点就是我们要找的点.

例 5 求函数 $f(x)=x^3-3x+3$ 在闭区间$\left[-3, \frac{3}{2}\right]$上的最大值与最小值.

解 $$f'(x)=3x^2-3=3(x+1)(x-1),$$

令 $f'(x)=0$,得 $x_1=-1$，$x_2=1$.

$$f(-1)=5,\quad f(1)=1,\quad f(-3)=-15,\quad f\left(\frac{3}{2}\right)=\frac{15}{8},$$

所以，函数 $f(x)$ 的最大值 $f(-1)=5$,最小值 $f(-3)=-15$.

例 6 肌注或口服药物后血药浓度——时间函数为 $c(t)=122(\mathrm{e}^{-0.18t}-$

e^{-t}),试求出现最大浓度的时刻、最小浓度变化率的时刻.

解　理论上,这是求函数 $c(t)$、$c'(t)$在 $t\in(0,+\infty)$时的最大、最小值点.

(1) $c'(t)=122(-0.18e^{-0.18t}+e^{-t})$,令 $c'(t)=0$,得

$$t=-\frac{\ln 0.18}{0.82};$$

(2) $c''(t)=122(0.18^2e^{-0.18t}-e^{-t})$,令 $c''(t)=0$,得

$$t=-\frac{2\ln 0.18}{0.82}.$$

由医学实践知,这样的时刻一定存在,而且不会在药物刚进入体内即 $t=0$,更不会在很久以后达到这样的时刻. 而且问题(1)、(2) 中都只有一个极值点,所以这点就是最大、最小值点,即 $t=-\frac{\ln 0.18}{0.82}$ 时血药浓度最大,$t=-\frac{2\ln 0.18}{0.82}$ 浓度变化率最小.

思考与讨论

判断下列命题是否正确? 为什么?

(1) 在(a,b) 内,若函数 $f(x)$ 单调递增、可导,则必有 $f'(x)>0$;

(2) 在(a,b) 内,若函数 $f(x)$ 和 $g(x)$ 可导,且 $f(x)>g(x)$,则 $f'(x)>g'(x)$;

(3) 若函数 $f(x)$ 在(a,b) 内仅有一个驻点,则该点一定是函数的极值点;

(4) 若函数 $f(x)$ 在 x_0 处取得极值,则曲线 $y=f(x)$ 在点$(x_0,f(x_0))$ 处必有平行于 x 轴的切线.

第三节　函数曲线的凹凸性与拐点

函数的单调性反映在图形上就是曲线的上升或下降,但曲线在上升或下降的过程中,还存在一个弯曲的方向问题,这里,我们用凹凸来描述曲线的弯曲方向.

定义　设函数 $y=f(x)$ 在 I 上连续,如果对于区间 I 内的任意两点 x_1, x_2,恒有

$$f\left(\frac{x_1+x_2}{2}\right)<\frac{f(x_1)+f(x_2)}{2} \quad 或 \quad f\left(\frac{x_1+x_2}{2}\right)>\frac{f(x_1)+f(x_2)}{2},$$

那么称 $f(x)$ 在 I 上的图形是(下)**凹的**或(上)**凸的**,简称**凹弧**或**凸弧**.

定义的直观意义如图 3-6 所示.在图(a)中,通过观察发现,当自变量 x 由 x_1 逐步增大变向 x_2 时,其对应点的切线斜率先是由负变零,后来又由零变正,就是说凹弧上的 $f'(x)$ 是增函数,观察图(b)也有类似的结论.可见,若 $y=f(x)$ 在 (a, b) 内二阶可导,则可用其一阶导数的单调性,即二阶导数的符号来判定曲线弧的凹凸性.

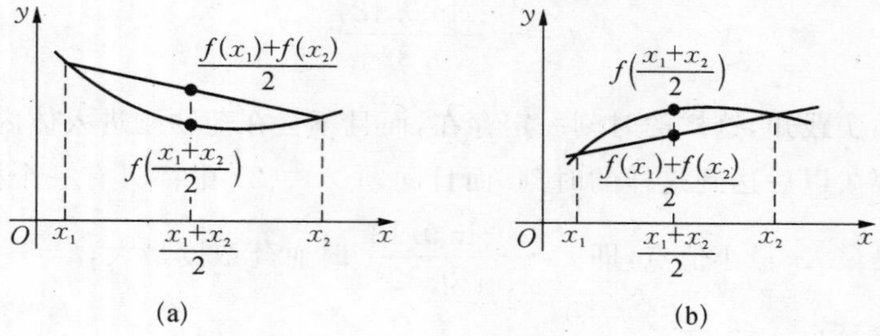

图 3-6

定理　设函数 $f(x)$ 在 (a, b) 内具有二阶导数 $f''(x)$.那么

(1) 若在 (a, b) 内 $f''(x)>0$,则 $y=f(x)$ 在 $[a, b]$ 上的图形是凹的;

(2) 若在 (a, b) 内 $f''(x)<0$,则 $y=f(x)$ 在 $[a, b]$ 上的图形是凸的.

类似函数的单调性,二阶导数为零的点可能是凹凸区间的分界点.

例 1　判别曲线 $y=\ln x$ 的凹凸性.

解　该函数的定义域为 $(0, +\infty)$,

$$y'=(\ln x)'=\frac{1}{x},\quad y''=\left(\frac{1}{x}\right)'=-\frac{1}{x^2},$$

这里 $y''<0$,由曲线凹凸性判定定理可知,曲线 $y=\ln x$ 在 $(0, +\infty)$ 上是凸的.

例 2　判别曲线 $y=\sqrt[3]{x-1}$ 的凹凸性.

解　函数的定义域为 $(-\infty, +\infty)$,

$$y'=\frac{1}{3\sqrt[3]{(x-1)^2}},\quad y''=-\frac{2}{9(x-1)\sqrt[3]{(x-1)^2}},$$

这里 $y''(1)$ 不存在,将定义域分成 $(-\infty, 1)$ 和 $(1, +\infty)$ 两个区间.

在 $(-\infty, 1)$ 内,$y''>0$,曲线是凹的;在 $(1, +\infty)$ 内,$y''<0$,曲线是凸的.如图 3-7 所示,其中点 $(1, 0)$ 是这两个区间的分界点.

一般的,我们称曲线凹凸区间的分界点为**拐点**.

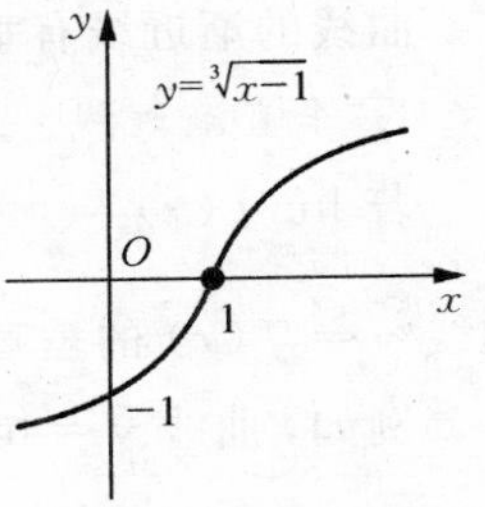

图 3－7

由此例，我们还发现二阶导数不存在的点也可能是曲线的拐点. 于是可按下列步骤判别曲线的凹凸性及拐点.

(1) 求函数的定义域；

(2) 求 $f''(x)$，找到使 $f''(x)$ 为零或不存在的点 x，并以这些点划分定义域；

(3) 在划分出来的各区间中，根据 $f''(x)$ 的符号判别曲线的凹凸性，同时判定上述各点所对应的曲线上的点 $(x, f(x))$ 是否为拐点.

例 3 讨论曲线 $f(x)=x^4-2x^3+1$ 的凹凸性及拐点.

解 函数的定义域为 $(-\infty, +\infty)$，

$$f'(x)=4x^3-6x^2,\quad f''(x)=12x(x-1),$$

令 $f''(x)=0$，得 $x=0$，$x=1$. 为表述方便，列表如下：

x	$(-\infty, 0)$	0	$(0, 1)$	1	$(1, +\infty)$
$f''(x)$	+	0	−	0	+
$f(x)$	凹的	拐点 $(0, 1)$	凸的	拐点 $(1, 0)$	凹的

思考与讨论

1. 问 a 和 b 各为何值时，点 $(1,3)$ 为曲线 $y=ax^3+bx^2$ 的拐点？

2. 函数 $y=f(x)$ 在点 x_0 的某邻域内具有三阶连续导数，如果 $f''(x_0)=0$，$f'''(x_0)\neq 0$，问点 $(x_0, f(x_0))$ 是否为拐点？为什么？

第四节　函数图形的描绘

函数的图形对于研究函数的性质具有直观明了的特点，为了能比较准确地描绘函数的图形，本节先介绍曲线的渐近线，然后讨论函数图形的描绘.

一、曲线的渐近线

定义 当曲线 C 上的动点沿着曲线无限远离坐标原点时，如果动点与某直线 L 的距离趋向于零，则称直线 L 为该曲线的**渐近线**.

曲线的渐近线有垂直渐近线、水平渐近线、斜渐近线三种.

1. 垂直渐近线

若 $\lim\limits_{x \to x_0} f(x)=\infty$ 或 $\lim\limits_{x \to x_0^-} f(x)=\infty$ 或 $\lim\limits_{x \to x_0^+} f(x)=\infty$，则称直线 $x=x_0$ 为曲线 $y=f(x)$ 的**垂直渐近线**.

例如，曲线 $y=\ln x$，因 $\lim\limits_{x \to 0^+} \ln x=-\infty$，所以直线 $x=0$ 为该曲线的垂直渐近线.

2. 水平渐近线

若 $\lim\limits_{x \to \infty} f(x)=A$ 或 $\lim\limits_{x \to -\infty} f(x)=A$ 或 $\lim\limits_{x \to +\infty} f(x)=A$，则称直线 $y=A$ 为曲线 $y=f(x)$ 的**水平渐近线**.

例如，对于曲线 $y=\arctan x$，因为

$$\lim_{x \to -\infty} \arctan x=-\frac{\pi}{2}, \quad \lim_{x \to +\infty} \arctan x=\frac{\pi}{2},$$

所以直线 $y=-\frac{\pi}{2}$ 和 $y=\frac{\pi}{2}$ 都是该曲线的水平渐近线.

3. 斜渐近线

若

$$\lim_{x \to \infty} \frac{f(x)}{x}=a \ (a \neq 0), \quad \lim_{x \to \infty}[f(x)-ax]=b,$$

则称直线 $y=ax+b$ 为曲线 $y=f(x)$ 的**斜渐近线**. 其中，$x \to \infty$ 也可换成 $x \to -\infty$ 或 $x \to +\infty$.

例 1 求函数曲线 $y=\frac{(x-3)^2}{4(x-1)}$ 的渐近线.

解 由于 $\lim\limits_{x \to 1} \frac{(x-3)^2}{4(x-1)}=\infty$，因而 $x=1$ 是函数曲线的垂直渐近线.

又因为

$$\lim_{x \to \infty} \frac{f(x)}{x}=\lim_{x \to \infty} \frac{(x-3)^2}{4x(x-1)}=\frac{1}{4}=a,$$

$$\lim_{x \to \infty}[f(x)-ax]=\lim_{x \to \infty}\left[\frac{(x-3)^2}{4(x-1)}-\frac{x}{4}\right]=\lim_{x \to \infty} \frac{-5x+9}{4(x-1)}=-\frac{5}{4}=b,$$

从而得到曲线的斜渐近线 $y=\frac{1}{4}x-\frac{5}{4}$.

因为 $\lim\limits_{x\to\infty}\dfrac{(x-3)^2}{4(x-1)}=\infty$，所以曲线无水平渐近线.

二、函数图形的描绘

利用函数的一阶、二阶导数可以比较深刻地研究函数的某些重要性质.例如，函数的单调性和极值，函数曲线的凹凸性和拐点.为了有效地描绘函数的图形，下面给出利用导数描绘函数图形的基本方法和一般步骤：

(1) 求出函数 $y=f(x)$ 的定义域，明确函数有无奇偶性、周期性；

(2) 确定函数曲线的渐近线；

(3) 求出函数的一阶导数 $f'(x)$ 和二阶导数 $f''(x)$，并在定义域内求出它们为零的点和不存在的点；

(4) 列表讨论函数的单调区间和极值，凹凸区间和拐点；

(5) 适当补充一些特殊的点，比如函数曲线与坐标轴的交点.在直角坐标系中描绘函数曲线.

例 2　描绘 Gauss 曲线 $y=\mathrm{e}^{-x^2}$ 的图形.

解　函数的定义域为 $(-\infty,+\infty)$，这是偶函数，曲线关于 y 轴对称；因为

$$\lim_{x\to\infty}f(x)=\lim_{x\to\infty}\mathrm{e}^{-x^2}=0,$$

所以 $y=0$ 为曲线的水平渐近线；

$$y'=-2x\mathrm{e}^{-x^2},\quad y''=2(2x^2-1)\mathrm{e}^{-x^2},$$

令 $y'=0$，得 $x=0$，令 $y''=0$，得 $x=\pm\dfrac{\sqrt{2}}{2}$. y'，y'' 均无不存在的点；列表讨论（由于对称性，只针对右半部分区间），即可描绘函数曲线，如图 3－8所示.

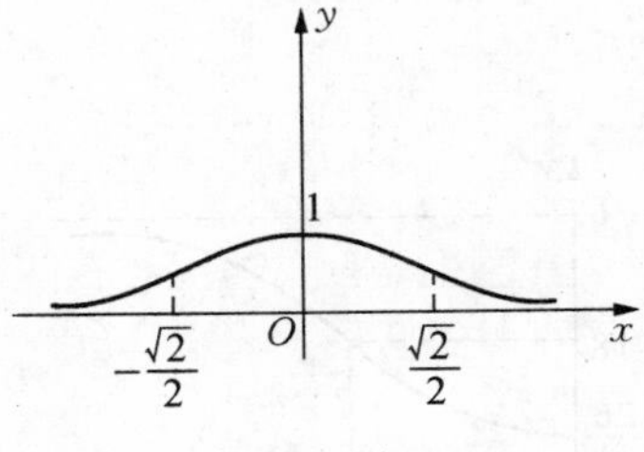

图 3－8

x	0	$\left(0,\dfrac{1}{2}\sqrt{2}\right)$	$\dfrac{1}{2}\sqrt{2}$	$\left(\dfrac{1}{2}\sqrt{2},+\infty\right)$
$f'(x)$	0	$-$	$-$	$-$
$f''(x)$	$-$	$-$	0	$+$
$f(x)$	极大值 $f(0)=1$	↗	拐点 $\left(\dfrac{1}{2}\sqrt{2},\mathrm{e}^{-\frac{1}{2}}\right)$	↘

例 3 1970 年，Page 在实验室饲养雌性小鼠，通过收集的大量资料分析，得小鼠生长函数为 $w=36\left(1+30\mathrm{e}^{-\frac{2}{3}t}\right)^{-1}$，其中 w 为重量，t 为时间，试描绘小鼠生长曲线.

解 w 的定义域为$[0,\ +\infty)$；因为

$$\lim_{t\to+\infty} w=\lim_{t\to+\infty} 36\left(1+30\mathrm{e}^{-\frac{2}{3}t}\right)^{-1}=36,$$

所以 $w=36$ 为水平渐近线；

$$w'=720\mathrm{e}^{-\frac{2}{3}t}\left(1+30\mathrm{e}^{-\frac{2}{3}t}\right)^{-2},$$

$$w''=480\left(30\mathrm{e}^{-\frac{2}{3}t}-1\right)\mathrm{e}^{-\frac{2}{3}t}\left(1+30\mathrm{e}^{-\frac{2}{3}t}\right)^{-3},$$

$w'>0$，令 $w''=0$，得 $t=\dfrac{3\ln 30}{2}$，w'、w'' 均无不存在的点；列表讨论：

t	$\left[0,\ \dfrac{3\ln 30}{2}\right)$	$\dfrac{3\ln 30}{2}$	$\left(\dfrac{3\ln 30}{2},\ +\infty\right)$
w'	+	+	+
w''	+	0	−
w	↗	取拐点	↗

$w(0)=\dfrac{36}{31}$，$w\left(\dfrac{3\ln 30}{2}\right)=18$，得曲线上的点$\left(0,\ \dfrac{36}{31}\right)$和$\left(\dfrac{3\ln 30}{2},\ 18\right)$.

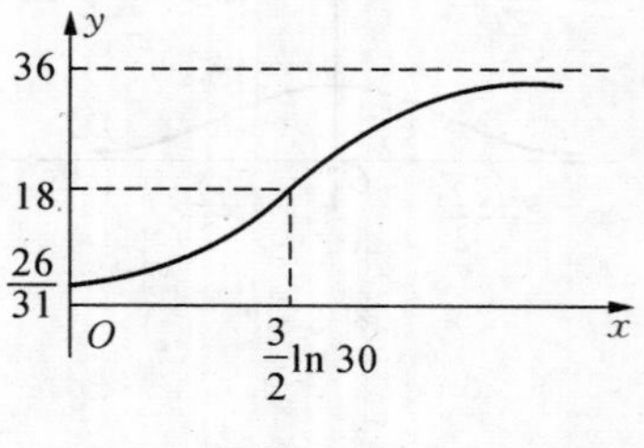

图 3-9

在直角坐标系中，描绘小鼠的生长曲线(图 3-9). 此曲线符合 Logistic 生长曲线(参见第二章第二节例 10). 对象为群(个)体时，w 为数(重)量.

Logistic 曲线在许多医学研究领域中有着广泛的应用，如人口增长阻滞、儿童生长发育等生物自然生长的研究，以及 SARS、艾滋病等流行病的研究等.

思考与讨论

1. 在整个实数轴上的有界函数是否必具有水平渐近线？
2. 理解曲线的渐近线对描绘函数图形的作用.

习　题　三

1. 求函数 $f(x)=(x-1)(x-2)(x-3)(x-4)$ 的导数，指出方程 $f'(x)=0$ 有几个实根，以及它们所在的区间.

2. 证明：(1) $|\sin x-\sin y|\leqslant|x-y|$；

(2) $\dfrac{b-a}{1+b^2}<\arctan b-\arctan a<\dfrac{b-a}{1+a^2}\ (b>a>0)$.

3. 求下列函数极限.

(1) $\lim\limits_{x\to 0}\dfrac{\sin 3x}{\sin 5x}$；　(2) $\lim\limits_{x\to 0}\dfrac{e^{2x}-1}{\sin x}$；

(3) $\lim\limits_{x\to\frac{\pi}{2}}\sec 3x\cdot\cos 5x$；　(4) $\lim\limits_{x\to 0}x\cdot\cot 2x$；

(5) $\lim\limits_{x\to\infty}\left(1+\dfrac{1}{x^2}\right)^x$；　(6) $\lim\limits_{x\to+\infty}\dfrac{e^x+e^{-x}}{e^x-e^{-x}}$；

(7) $\lim\limits_{x\to+\infty}\sqrt[x]{x}$；　(8) $\lim\limits_{x\to 1}\left(\dfrac{2}{x^2-1}-\dfrac{1}{x-1}\right)$.

4. 设 $f''(x)$ 存在，$f(0)=0$，$f'(0)=1$，$f''(0)=2$，求 $\lim\limits_{x\to 0}\dfrac{f(x)-x}{x^2}$.

5. 求下列函数的单调区间.

(1) $y=x^4-2x^2-5$；　(2) $y=x+\sqrt{1-x}$；

(3) $y=x-e^x$；　(4) $y=2x^2-\ln x$.

6. 求下列函数的极值.

(1) $y=x-\ln(1+x)$；　(2) $y=\arctan x-\dfrac{1}{2}\ln(1+x^2)$；

(3) $y=x+\sqrt{1-x}$；　(4) $y=2e^x+e^{-x}$.

7. 设函数 $f(x)=a\ln x+bx^2+x$ 在 $x=1$ 及 $x=2$ 处取到极值，试求 a，b 的值，并判断 $x=1$，$x=2$ 是极大值点还是极小值点.

8. 求下列函数的最大值、最小值.

(1) $y=x+2\sqrt{x}$，$x\in[0,4]$；

(2) $y=\sin^3 x+\cos^3 x$，$x\in\left[-\dfrac{\pi}{4},\dfrac{3\pi}{4}\right]$；

(3) $y=x^{\frac{2}{3}}-(x^2-1)^{\frac{1}{3}}$，$x\in(0,2)$；

(4) $y=\sqrt{5-4x}$, $x\in[-1, 1]$.

9. 在化学反应过程中，反应速度 $v=kx(a-x)$，k 是反应速度常数，x 是反应物浓度. 问当 x 取何值时，反应速度最快？

10. 观察到某组织细胞是高为 h，半径为 r 的直圆柱体. 若体积不变，直圆柱体的总表面积达到最小时，h 对 r 的比值是多少？

11. 测量某个量 A，由于仪器的精度和测量的技术等原因，对量 A 进行 n 次测量，其测量的数据分别为 x_1, x_2, …, x_n，取数 x 为量 A 的近似值，问 x 取何值时，才能使其与 x_i ($i=1, 2, \cdots, n$)之差的平方和最小？

12. 1～9 个月婴儿体重 W(g)的增长与月龄 t 的关系有经验公式

$$\ln W-\ln(341.5-W)=k(t-1.66),.$$

问 t 为何值时，婴儿的体重增长率 v 最快？

13. 在磺胺药物动物实验中，按 1(mg/kg)的比率给小鼠注射磺胺药物后，小鼠血液中磺胺药物的浓度，可由方程 $y=-0.77x^2+2.59x-1.06$ 表示，这里 y 表示 $\log_{10}c$(c 为血中磺胺浓度 mg/100 ml)，x 表示 $\log_{10}t$(t 为注射后经历的时间 min)，问何时小鼠血中磺胺浓度最高，并求其最高浓度值.

14. 判定下列曲线的凹凸性.

(1) $y=4x-x^2$;　　(2) $y=x\arctan x$.

15. 求下列函数图形的拐点及凹或凸的区间.

(1) $y=x^3-5x^2+3x+5$;　　(2) $y=x\mathrm{e}^{-x}$;

(3) $y=(x+1)^4+\mathrm{e}^x$;　　(4) $y=\ln(x^2+1)$.

16. 已知曲线 $y=ax^3+bx^2+cx$ 在点(1, 2) 处有水平切线，且曲线的拐点在坐标原点，写出此曲线方程.

17. 求下列曲线的渐近线.

(1) $y=\dfrac{1}{x^2-2x-3}$;　　(2) $y=\dfrac{x^2+2x-1}{x}$.

18. 描绘下列函数的图形.

(1) $y=x^3-3x^2-9x+14$;　　(2) $y=\ln(x^2+1)$;

(3) $y=\dfrac{x}{1+x^2}$;　　(4) $y=\dfrac{\cos 2x}{\cos x}$.

第四章 不定积分

微分学讨论的是如何求函数的导数.现在研究其相反的情形,即已知某函数的导数,求该函数.由此,我们引入原函数和不定积分的概念.

第一节 不定积分的概念与性质

一、原函数与不定积分

1. 原函数的概念

定义 1 如果在某区间上 $F'(x)=f(x)$,则称函数 $F(x)$ 为 $f(x)$ 在该区间上的一个**原函数**.

例如,$\sin x$ 是 $\cos x$ 在 $(-\infty,+\infty)$ 上的一个原函数;$\ln x$ 是 $\frac{1}{x}$ 在 $(0,+\infty)$ 上的一个原函数.

原函数存在定理:在某区间内连续的函数,在该区间内必定有原函数.

关于原函数有两点需要说明:

(1) 如果 $f(x)$ 有原函数,那么它就有无限多个原函数.

事实上,若 $F(x)$ 是 $f(x)$ 的一个原函数,即 $F'(x)=f(x)$,则对于任何常数 C,有 $(F(x)+C)'=f(x)$,即 $F(x)+C$ 也是 $f(x)$ 的原函数.

(2) $f(x)$ 的所有原函数彼此之间只相差一个常数.

事实上,如果 $F(x)$,$G(x)$ 都是 $f(x)$ 的原函数,那么 $G'(x)=f(x)=F'(x)$,即 $[G(x)-F(x)]'=0$,我们知道,导数为零的函数是常数,所以 $G(x)-F(x)=C$.

2. 不定积分

定义 2 某区间上,函数 $f(x)$ 的带有任意常数项的原函数称为 $f(x)$ 在该区间上的**不定积分**,记为

$$\int f(x)\mathrm{d}x,$$

式中，“$\int$”为积分号；$f(x)$为被积函数；$f(x)\mathrm{d}x$ 为被积表达式；x 为积分变量.

由定义知，若 $F(x)$ 是 $f(x)$ 的一个原函数，那么$\int f(x)\mathrm{d}x = F(x)+C$，其中 C 为任意常数. 所以，求 $f(x)$ 的不定积分，只要求出 $f(x)$ 的一个原函数，再加上任意常数 C 就行了. 例如，

$$\int x^3\mathrm{d}x = \frac{1}{4}x^4 + C,\quad \int \sin x\,\mathrm{d}x = -\cos x + C.$$

例 1　求$\int \frac{1}{x}\mathrm{d}x\ (x\neq 0)$.

解　若 $x>0$，则$(\ln x)' = \frac{1}{x}$，在$(0, +\infty)$上，

$$\int \frac{1}{x}\mathrm{d}x = \ln x + C;$$

若 $x<0$，则

$$[\ln(-x)]' = \frac{1}{-x}\cdot(-1) = \frac{1}{x},$$

在$(-\infty, 0)$上，

$$\int \frac{1}{x}\mathrm{d}x = \ln(-x) + C.$$

总之，对于 $x\in(-\infty, +\infty)$ 且 $x\neq 0$，有

$$\int \frac{1}{x}\mathrm{d}x = \ln|x| + C.$$

例 2　设 $f'(\sin^2 x) = \cos^2 x$，求 $f(x)$.

解　$f'(\sin^2 x) = \cos^2 x = 1-\sin^2 x$，即 $f'(x) = 1-x$，而$\left(x-\frac{1}{2}x^2\right)' = 1-x$，由不定积分的定义知

$$f(x) = \int f'(x)\mathrm{d}x = x - \frac{1}{2}x^2 + C.$$

不定积分的几何意义：函数 $f(x)$的某个原函数 $F(x)$的几何图形称为 $f(x)$的**积分曲线**，$f(x)$的不定积分，就是与曲线 $y=F(x)$ 平行的一族曲线，通常称它们为 $f(x)$的**积分曲线族**，曲线族在点 x 处切线的斜率都等于$f(x)$

(如图 4-1).

例 3 设曲线通过点(1, 2),且其上任一点处的切线斜率等于这点横坐标的平方,求此曲线方程.

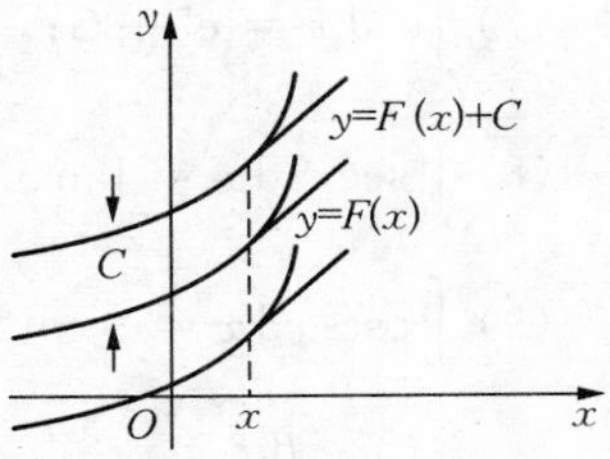

图 4-1

解 设曲线方程为 $y=f(x)$,则由 $f'(x)=x^2$,得

$$f(x)=\int f'(x)\mathrm{d}x=\int x^2\mathrm{d}x=\frac{1}{3}x^3+C,$$

将点(1, 2)代入上式,求得 $C=\frac{5}{3}$,于是曲线方程为

$$y=\frac{1}{3}x^3+\frac{5}{3}.$$

二、不定积分的性质和基本积分公式

由不定积分的定义,有

性质 1 $\left[\int f(x)\mathrm{d}x\right]'=f(x)$ 或 $\mathrm{d}\int f(x)\mathrm{d}x=f(x)\mathrm{d}x$.

性质 2 $\int F'(x)\mathrm{d}x=F(x)+C$ 或 $\int \mathrm{d}F(x)=F(x)+C$.

以上两条性质表明,不定积分运算与导数或微分运算互为逆运算,对同一函数先后实施这两种运算,或者抵消,或者抵消后相差一个常数.

这种互逆运算还表示,每个求导公式反过来就是一个积分公式,于是有以下基本公式.

(1) $\int k\mathrm{d}x=kx+C$ (k 为任意常数);

(2) $\int x^{\mu}\mathrm{d}x=\frac{x^{\mu+1}}{\mu+1}+C\ (\mu\neq -1)$;

(3) $\int \frac{1}{x}\mathrm{d}x=\ln|x|+C$;

(4) $\int \sin x\,\mathrm{d}x=-\cos x+C$;

(5) $\int \cos x\,\mathrm{d}x=\sin x+C$;

(6) $\int a^x\mathrm{d}x=\frac{1}{\ln a}a^x+C\ (a>0,\ a\neq 1)$;

(7) $\int e^x dx = e^x + C$;

(8) $\int \sec^2 x dx = \tan x + C$;

(9) $\int \csc^2 x dx = -\cot x + C$;

(10) $\int \frac{dx}{\sqrt{1-x^2}} = \arcsin x + C = -\arccos x + C$;

(11) $\int \frac{dx}{1+x^2} = \arctan x + C = -\operatorname{arccot} x + C$;

(12) $\int \sec x \tan x\, dx = \sec x + C$;

(13) $\int \csc x \cot x\, dx = -\csc x + C$.

性质 3 $\int kf(x)dx = k\int f(x)dx$（$k$ 为非零常数）.

性质 4 $\int [f(x) \pm g(x)]dx = \int f(x)dx \pm \int g(x)dx$.

性质 4 对有限个函数都是成立的.

以上两条性质通过求导法则立即获证.求导法也用来检验积分运算是否正确,即对积分结果求导,看它是否等于被积函数.

以下利用基本积分公式与性质求一些简单的不定积分,该方法也称为**直接积分法**.

例 4 求 $\int \left(x^2 + \frac{1}{2\sqrt{x}} + \frac{1}{x^2}\right)dx$.

解 原式 $= \int x^2 dx + \frac{1}{2}\int x^{-\frac{1}{2}} dx + \int x^{-2} dx = \frac{1}{3}x^3 + \sqrt{x} - x^{-1} + C$.

根式或分式形式的幂函数,尽量将其表示成 x^n 的形式再积分,不易出错.

例 5 求不定积分 $\int \frac{1+x+x^2}{x(1+x^2)}dx$.

解 原式 $= \int \left(\frac{1}{x} + \frac{1}{1+x^2}\right)dx = \int \frac{1}{x}dx + \int \frac{1}{1+x^2}dx$

$= \ln|x| + \arctan x + C$.

例 6 求下列函数的不定积分.

(1) $\int\left(3^{x}e^{x}+\sin^{2}\frac{x}{2}\right)dx$；(2) $\int\frac{x^{4}}{1+x^{2}}dx$；(3) $\int\frac{1}{\sin^{2}\frac{x}{2}\cos^{2}\frac{x}{2}}dx$.

解 (1) 原式 $=\int\left[(3e)^{x}+\frac{1-\cos x}{2}\right]dx=\frac{(3e)^{x}}{\ln(3e)}+\frac{1}{2}x-\frac{1}{2}\sin x+C.$

(2) 原式 $=\int\frac{x^{4}-1+1}{1+x^{2}}dx=\int\left(x^{2}-1+\frac{1}{1+x^{2}}\right)dx$

$$=\frac{1}{3}x^{3}-x+\arctan x+C.$$

(3) 原式 $=4\int\frac{dx}{\left(2\sin\frac{x}{2}\cos\frac{x}{2}\right)^{2}}=4\int\frac{dx}{\sin^{2}x}=4\int\csc^{2}x\,dx$

$$=-4\cot x+C.$$

思考与讨论

1. 不定积分的性质 $\int kf(x)dx=k\int f(x)dx$ 中，为何要求 $k\neq 0$？

2. 设 $f(x)$ 的一个原函数为 $\cos x$，求 $\int f'(x)dx$.

3. 等式 $\frac{d}{dx}\left[\int f(x)dx\right]=d\left[\int f(x)dx\right]$ 成立吗？

4. 以下函数是同一函数的原函数吗？

(1) $y=\ln kx$ 与 $y=\ln x$；

(2) $y=(e^{x}+e^{-x})^{2}$ 与 $y=(e^{x}-e^{-x})^{2}$.

第二节 换元积分法

直接利用公式和性质，能计算的不定积分是非常有限的. 将复合函数的微分法反过来用于求不定积分，利用中间变量的代换，就得到复合函数的积分法，称为**换元积分法**，简称**换元法**. 换元法通常分为两类，其中的第一类换元法又称为**凑微分法**.

一、第一类换元法(凑微分法)

设 $f(u)$ 具有原函数 $F(u)$，即 $F'(u)=f(u)$，那么

$$\int f(u)\mathrm{d}u = F(u) + C,$$

若 $u=\varphi(x)$ 且 $\varphi(x)$ 可微,则由复合函数微分法, $\mathrm{d}F[\varphi(x)] = f[\varphi(x)]\varphi'(x)\mathrm{d}x$,那么

$$\int f[\varphi(x)]\varphi'(x)\mathrm{d}x = F[\varphi(x)] + C,$$

因为 $u=\varphi(x)$, 所以

$$\int f[\varphi(x)]\varphi'(x)\mathrm{d}x = F[\varphi(x)] + C = \left[\int f(u)\mathrm{d}u\right]_{u=\varphi(x)}.$$

定理 1 设 $f(u)$ 具有原函数, $u=\varphi(x)$ 可导,则有换元公式

$$\int f[\varphi(x)]\varphi'(x)\mathrm{d}x = \left[\int f(u)\mathrm{d}u\right]_{u=\varphi(x)}.$$

换元公式的关键,是如何将被积函数的部分因子 $\varphi'(x)$ 凑进微分记号 d 里面去,即 $\varphi'(x)\mathrm{d}x = \mathrm{d}\varphi(x)$,使得函数在新变量 $u=\varphi(x)$ 下的积分可以直接利用公式.

例 1 求(1) $\int 2x\cos x^2\mathrm{d}x$;(2) $\int\sqrt{3-5x}\mathrm{d}x$;(3) $\int\frac{x^2}{(x+2)^3}\mathrm{d}x$.

解 (1) 原式 $=\int\cos x^2\mathrm{d}x^2 \xlongequal{x^2=u} \int\cos u\mathrm{d}u = \sin u + C$

$\xlongequal{u=x^2} \sin x^2 + C.$

(2) 原式 $=-\frac{1}{5}\int\sqrt{3-5x}\mathrm{d}(3-5x) \xlongequal{3-5x=u} -\frac{1}{5}\int\sqrt{u}\mathrm{d}u = -\frac{2}{15}u^{\frac{3}{2}} + C$

$\xlongequal{u=3-5x} -\frac{2}{15}(3-5x)^{\frac{3}{2}} + C.$

(3) 原式 $=\int\frac{x^2}{(x+2)^3}\mathrm{d}(x+2) \xlongequal{x+2=u} \int\frac{(u-2)^2}{u^3}\mathrm{d}u$

$=\int(u^{-1}-4u^{-2}+4u^{-3})\mathrm{d}u = \ln|u| + 4u^{-1} - 2u^{-2} + C$

$\xlongequal{u=x+2} \ln|x+2| + \frac{4}{x+2} - \frac{2}{(x+2)^2} + C.$

对这类换元法比较熟练以后,就不必写出中间变量 u,这样可以免去回代的麻烦.

例 2 求(1) $\int\frac{1}{a^2+x^2}\mathrm{d}x$;(2) $\int\frac{x+1}{x^2+x+1}\mathrm{d}x$.

解　(1) 原式$=\dfrac{1}{a^2}\displaystyle\int\frac{1}{1+\left(\dfrac{x}{a}\right)^2}\mathrm{d}x=\frac{1}{a}\int\frac{1}{1+\left(\dfrac{x}{a}\right)^2}\mathrm{d}\,\frac{x}{a}$

$$=\frac{1}{a}\arctan\frac{x}{a}+C.$$

(2) 原式$=\displaystyle\int\frac{\dfrac{1}{2}(2x+1)+\dfrac{1}{2}}{x^2+x+1}\mathrm{d}x$

$$=\frac{1}{2}\int\frac{\mathrm{d}(x^2+x+1)}{x^2+x+1}+\frac{1}{2}\int\frac{\mathrm{d}\left(x+\dfrac{1}{2}\right)}{\left(x+\dfrac{1}{2}\right)^2+\left(\dfrac{\sqrt{3}}{2}\right)^2}$$

$$=\frac{1}{2}\ln(x^2+x+1)+\frac{1}{\sqrt{3}}\arctan\frac{2x+1}{\sqrt{3}}+C.$$

注意：(2)的分母是二次质因式，这类积分，总是将分子分解为两项，一项恰好是分母的微分；另一项是常数. 积分的结果是对数函数与反正切函数.

例 3　求$\displaystyle\int\frac{1}{x^2-a^2}\mathrm{d}x$.

解　原式$=\dfrac{1}{2a}\displaystyle\int\left(\frac{1}{x-a}-\frac{1}{x+a}\right)\mathrm{d}x$

$$=\frac{1}{2a}\left[\int\frac{\mathrm{d}(x-a)}{x-a}-\int\frac{\mathrm{d}(x+a)}{x+a}\right]$$

$$=\frac{1}{2a}[\ln|x-a|-\ln|x+a|]+C$$

$$=\frac{1}{2a}\ln\left|\frac{x-a}{x+a}\right|+C.$$

例 4　求$\displaystyle\int\sec x\,\mathrm{d}x$.

解　原式$=\displaystyle\int\sec x\,\mathrm{d}x=\int\frac{\sec x(\sec x+\tan x)}{\tan x+\sec x}\mathrm{d}x$

$$=\int\frac{\sec^2x+\sec x\tan x}{\tan x+\sec x}\mathrm{d}x$$

$$=\int\frac{1}{(\tan x+\sec x)}\mathrm{d}(\tan x+\sec x)$$

$$=\ln|\sec x+\tan x|+C.$$

类似地，

$$\int \csc x\,\mathrm{d}x = \ln|\csc x - \cot x| + C.$$

例 5 求$\int \cos^2 x\,\mathrm{d}x$.

解 原式 $=\int \dfrac{1+\cos 2x}{2}\mathrm{d}x = \dfrac{1}{2}x + \dfrac{1}{4}\sin 2x + C.$

例 6 求$\int \cos^3 x \sin^5 x\,\mathrm{d}x$.

解 原式$=\int \cos^2 x \sin^5 x\,\mathrm{d}\sin x = \int (1-\sin^2 x)\sin^5 x\,\mathrm{d}\sin x$

$$=\int (\sin^5 x - \sin^7 x)\,\mathrm{d}\sin x = \frac{1}{6}\sin^6 x - \frac{1}{8}\sin^8 x + C.$$

形如$\sin^m x\cos^n x$ 的被积函数，若 m，n 全为偶数，则采用半角公式将它们降次，若其中至少有一个是奇数，将幂次为奇数的那个三角函数凑微分.

例 7 求$\int \cos 3x\cos 2x\,\mathrm{d}x$.

解 原式 $=\dfrac{1}{2}\int (\cos 5x + \cos x)\,\mathrm{d}x = \dfrac{1}{10}\sin 5x + \dfrac{1}{2}\sin x + C.$

两个不同角的三角函数相乘，可利用积化和差公式.

以下形式的凑微分比较常见或具有一定的代表性：

$$\mathrm{d}x = \frac{1}{a}\mathrm{d}(ax+b), \qquad x^n\,\mathrm{d}x = \frac{1}{n+1}\mathrm{d}(x^{n+1}),$$

$$\frac{\mathrm{d}x}{\sqrt{x}} = 2\mathrm{d}(\sqrt{x}), \qquad \frac{1}{x}\mathrm{d}x = \mathrm{d}(\ln|x|);$$

$$\frac{1}{x^2}\mathrm{d}x = -\mathrm{d}\left(\frac{1}{x}\right), \qquad \mathrm{e}^x\,\mathrm{d}x = \mathrm{d}(\mathrm{e}^x),$$

$$\sin x\,\mathrm{d}x = -\mathrm{d}(\cos x), \qquad \frac{\mathrm{d}x}{1+x^2} = \mathrm{d}(\arctan x).$$

二、第二类换元法

与第一类换元法相比，第二类换元法的过程恰好相反，以下定理不予证明.

定理 2 设 $x=\varphi(t)$ 单调、可导，且 $\varphi'(t)\neq 0$，又设 $f[\varphi(t)]\varphi'(t)$ 具有原函数，则有换元公式

$$\int f(x)\,\mathrm{d}x = \left[\int f[\varphi(t)]\varphi'(t)\,\mathrm{d}t\right]_{t=\varphi^{-1}(x)}.$$

其中 $t=\varphi^{-1}(x)$ 是 $x=\varphi(t)$ 的反函数.

第二类换元法通常用来化无理函数的积分为有理函数的积分,即去根号.一般地,去根号后即可求解.如果有理化后的被积式比较复杂,则可用本章第四节的方法求解.

被积式含简单根式时,如 $\sqrt{ax+b}$ 等,可直接令这根式为 t,去根号.

例 8 求(1) $\int \frac{1}{\sqrt{x}+\sqrt[3]{x}}\mathrm{d}x$;(2) $\int \frac{1}{\sqrt{1+\mathrm{e}^x}}\mathrm{d}x$.

解 (1) 令 $\sqrt[6]{x}=t$,则 $x=t^6$,$\mathrm{d}x=6t^5\mathrm{d}t$,

$$\int \frac{1}{\sqrt{x}+\sqrt[3]{x}}\mathrm{d}x=\int \frac{1}{t^3+t^2}6t^5\mathrm{d}t=6\int \frac{t^3}{t+1}\mathrm{d}t=6\int \frac{t^3+1-1}{t+1}\mathrm{d}t$$

$$=6\int\left(t^2-t+1-\frac{1}{t+1}\right)\mathrm{d}t=2t^3-3t^2+6t-6\ln(t+1)+C$$

$$=2\sqrt{x}-3\sqrt[3]{x}+6\sqrt[6]{x}-6\ln(1+\sqrt[6]{x})+C.$$

(2) 令 $\sqrt{1+\mathrm{e}^x}=t$,则 $x=\ln(t^2-1)$,$\mathrm{d}x=\frac{2t}{t^2-1}\mathrm{d}t$,

$$\int \frac{1}{\sqrt{1+\mathrm{e}^x}}\mathrm{d}x=\int \frac{1}{t}\,\frac{2t}{t^2-1}\mathrm{d}t=\int\left(\frac{1}{t-1}-\frac{1}{t+1}\right)\mathrm{d}t$$

$$=\ln\left(\frac{t-1}{t+1}\right)+C=\ln\frac{\sqrt{1+\mathrm{e}^x}-1}{\sqrt{1+\mathrm{e}^x}+1}+C.$$

被积式含 $\sqrt{a^2-x^2}$,$\sqrt{x^2\pm a^2}$ 等根式,一般地,分别设 $x=a\sin t$,$x=a\tan t$,$x=a\sec t$,作三角代换去根号.去根号不是最终目的,如 $\int x\sqrt{x^2-a^2}\mathrm{d}x$ 凑微分更方便.

例 9 求 $\int\sqrt{a^2-x^2}\mathrm{d}x\ (a>0)$.

解 令 $x=a\sin t$,$t\in\left(-\frac{\pi}{2},\frac{\pi}{2}\right)$,则 $\mathrm{d}x=a\cos t\mathrm{d}t$.

$$原式=\int a\cos t\cdot a\cos t\mathrm{d}t=\int a^2\cos^2 t\mathrm{d}t=\frac{1}{2}a^2\int(1+\cos 2t)\mathrm{d}t$$

$$=\frac{1}{2}a^2t+\frac{1}{4}a^2\sin 2t+C=\frac{1}{2}a^2t+\frac{1}{2}a^2\sin t\cos t+C.$$

由于 $x = a\sin t,\ t \in \left(-\dfrac{\pi}{2},\ \dfrac{\pi}{2}\right)$，且 $a > 0$，所以

$$t = \arcsin\frac{x}{a},\quad \cos t = \sqrt{1-\sin^2 t} = \frac{\sqrt{a^2-x^2}}{a},$$

所求积分为

$$\int\sqrt{a^2-x^2}\,\mathrm{d}x = \frac{1}{2}a^2\arcsin\frac{x}{a} + \frac{1}{2}x\sqrt{a^2-x^2} + C.$$

例 10 求 $\displaystyle\int\frac{1}{\sqrt{x^2+a^2}}\mathrm{d}x\ (a > 0)$.

解 令 $x = a\tan t,\ t \in \left(-\dfrac{\pi}{2},\ \dfrac{\pi}{2}\right)$，则 $\mathrm{d}x = a\sec^2 t\,\mathrm{d}t$.

$$\text{原式} = \int\frac{1}{a\sec t}a\sec^2 t\,\mathrm{d}t = \int\sec t\,\mathrm{d}t = \ln|\sec t + \tan t| + C.$$

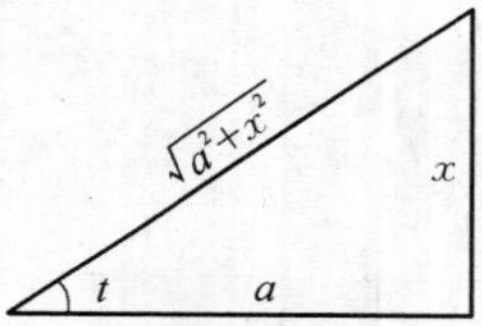

图 4-2

由 $x = a\tan t$ 作辅助三角形，如图 4-2 所示，易知

$$\sec t = \frac{\sqrt{a^2+x^2}}{a},$$

考虑到 $\sec t + \tan t > 0$，所求积分为

$$\int\frac{1}{\sqrt{x^2+a^2}}\mathrm{d}x = \ln\left(\frac{x}{a} + \frac{\sqrt{x^2+a^2}}{a}\right) + C$$

$$= \ln(x + \sqrt{x^2+a^2}) + C_1 \quad (\text{其中 } C_1 = C - \ln a).$$

例 11 求 $\displaystyle\int\frac{1}{\sqrt{x^2-a^2}}\mathrm{d}x\ (a > 0)$.

解 当 $x > a$ 时，令 $x = a\sec t,\ t \in \left(0,\ \dfrac{\pi}{2}\right)$，则 $\mathrm{d}x = a\sec t\tan t\,\mathrm{d}t$.

$$\text{原式} = \int\frac{1}{a\tan t}a\sec t\tan t\,\mathrm{d}t = \int\sec t\,\mathrm{d}t = \ln(\sec t + \tan t) + C.$$

由 $x = a\sec t$ 作辅助三角形，如图 4-3 所示，知

$$\tan t = \frac{\sqrt{x^2-a^2}}{a},$$

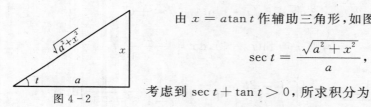

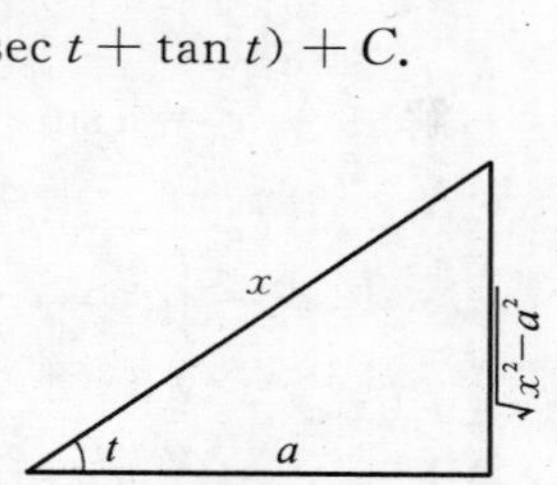

图 4-3

则 $x > a$ 时，回代并简化(将 $-\ln a$ 并入任意常数 C) 有

$$\int \frac{1}{\sqrt{x^2-a^2}}\mathrm{d}x = \ln\left(x+\sqrt{x^2-a^2}\right)+C;$$

当 $x<-a$ 时，对原式作代换 $x=-u$，则因 $u>a$，可直接利用上式结果，

$$\int \frac{1}{\sqrt{(-u)^2-a^2}}\mathrm{d}(-u) = -\ln\left(u+\sqrt{u^2-a^2}\right)+C_1$$

$$= \ln\left(-x-\sqrt{x^2-a^2}\right)+C,$$

将 $x>a$ 及 $x<-a$ 的结果综合写成

$$\int \frac{1}{\sqrt{x^2-a^2}}\mathrm{d}x = \ln\left|x+\sqrt{x^2-a^2}\right|+C.$$

作为三角代换的一个补充，**倒代换** $x=\frac{1}{t}$ 常被用来消去分母中的未知量 x.

例 12　求 $\int \frac{\sqrt{a^2-x^2}}{x^4}\mathrm{d}x$.

解　设 $x=\frac{1}{t}$，那么 $\mathrm{d}x=-\frac{1}{t^2}\mathrm{d}t$，于是

$$\text{原式} = \int \sqrt{a^2-\frac{1}{t^2}}\left(-\frac{\mathrm{d}t}{t^2}\right)t^4 = -\int (a^2t^2-1)^{\frac{1}{2}}|t|\mathrm{d}t,$$

当 $x\in(0,a)$ 时，$t>0$，有

$$\text{原式} = -\frac{1}{2a^2}\int (a^2t^2-1)^{\frac{1}{2}}\mathrm{d}(a^2t^2-1) = -\frac{(a^2t^2-1)^{\frac{3}{2}}}{3a^2}+C$$

$$= -\frac{(a^2-x^2)^{\frac{3}{2}}}{3a^2x^3}+C.$$

当 $x\in(-a,0)$ 时，有相同的结果.

多数情况下，还是使用三角代换比较便捷，如 $\int \frac{1}{x^4\sqrt{x^2+1}}\mathrm{d}x$、$\int \frac{1}{x\sqrt{x^2-1}}\mathrm{d}x$ 等.

本节例题中以下两个积分经常出现，将它们作为公式(14)、(15).

(14) $\int \sec x\,\mathrm{d}x = \ln|\sec x+\tan x|+C$;

(15) $\int \frac{1}{a^2+x^2}\mathrm{d}x = \frac{1}{a}\arctan\frac{x}{a}+C.$

思考与讨论

1. 第一换元法(即凑微分法)与第二换元法有何区别?

2. 同一函数使用不同的方法积分,其结果在形式上是否一定相同? 为什么? 举例说明.

第三节　分部积分法

设函数 $u=u(x)$、$v=v(x)$ 具有连续导数,那么两个函数乘积的微分为

$$\mathrm{d}(uv)=u\mathrm{d}v+v\mathrm{d}u.$$

移项,两边积分,便得到**分部积分**的公式:

$$\int u\mathrm{d}v = uv-\int v\mathrm{d}u.$$

例 1　求(1) $\int \ln x\,\mathrm{d}x$;(2) $\int \arccos x\,\mathrm{d}x$;(3) $\int x\ln x\,\mathrm{d}x$.

解　(1) 令 $u=\ln x$, $\mathrm{d}v=\mathrm{d}x$, 则

$$\int \ln x\,\mathrm{d}x = x\ln x-\int x\mathrm{d}\ln x = x\ln x-\int \mathrm{d}x = x\ln x - x + C.$$

(2) 令 $u=\arccos x$, $\mathrm{d}v=\mathrm{d}x$, 则

$$\int \arccos x\,\mathrm{d}x = x\arccos - \int x\mathrm{d}\arccos x = x\arccos + \int \frac{x}{\sqrt{1-x^2}}\mathrm{d}x$$

$$= x\arccos x - \frac{1}{2}\int \frac{\mathrm{d}(1-x^2)}{\sqrt{1-x^2}}$$

$$= x\arccos x - \sqrt{1-x^2}+C.$$

(3) 令 $u=\ln x$, $\mathrm{d}v = x\mathrm{d}x = \mathrm{d}\left(\frac{1}{2}x^2\right)$, 则

$$\int x\ln x\,\mathrm{d}x = \int \ln x\mathrm{d}\left(\frac{1}{2}x^2\right) = \frac{1}{2}x^2\ln x - \int \frac{1}{2}x^2\,\frac{1}{x}\mathrm{d}x$$

$$= \frac{1}{2}x^2 \ln x - \frac{1}{4}x^2 + C.$$

幂函数与对数函数或反三角函数乘积的积分，只能将幂函数凑微分当作 $\mathrm{d}v$. 通过分部积分，对无法直接积分的对数函数或反三角函数化积分运算为微分运算.

例 2　求(1) $\int x\cos x\,\mathrm{d}x$；(2) $\int xa^x\,\mathrm{d}x$；(3) $\int x^2\mathrm{e}^x\,\mathrm{d}x$.

解　(1) $\int x\cos x\,\mathrm{d}x = \int x\mathrm{d}\sin x = x\sin x - \int \sin x\,\mathrm{d}x$

$$= x\sin x + \cos x + C.$$

(2) $\int xa^x\,\mathrm{d}x = \frac{1}{\ln a}\int x\mathrm{d}a^x = \frac{xa^x}{\ln a} - \frac{1}{\ln a}\int a^x\,\mathrm{d}x = \frac{xa^x}{\ln a} - \frac{a^x}{\ln^2 a} + C.$

(3) $\int x^2\mathrm{e}^x\,\mathrm{d}x = \int x^2\mathrm{d}\mathrm{e}^x = x^2\mathrm{e}^x - \int \mathrm{e}^x 2x\mathrm{d}x = x^2\mathrm{e}^x - 2\int x\mathrm{e}^x\,\mathrm{d}x$

$$= x^2\mathrm{e}^x - 2\int x\mathrm{d}\mathrm{e}^x = x^2\mathrm{e}^x - 2x\mathrm{e}^x + 2\mathrm{e}^x + C.$$

幂函数与指数函数或正余弦函数乘积的积分，总是将幂函数当作 u，分部积分后，幂函数被降次.

例 3　求(1) $\int \sec^3 x\,\mathrm{d}x$；(2) $\int \mathrm{e}^x\cos x\,\mathrm{d}x$.

解　(1) $\int \sec^3 x\,\mathrm{d}x = \int \sec x\mathrm{d}\tan x = \sec x\tan x - \int \tan^2 x\sec x\,\mathrm{d}x$

$$= \sec x\tan x - \int \sec x(\sec^2 x - 1)\mathrm{d}x$$

$$= \sec x\tan x - \int \sec^3 x\,\mathrm{d}x + \int \sec x\,\mathrm{d}x.$$

$\sec x$ 的积分前节已积出，所以

$$\int \sec^3 x\,\mathrm{d}x = \frac{1}{2}\sec x\tan x + \frac{1}{2}\ln|\sec x + \tan x| + C.$$

(2) $\int \mathrm{e}^x\cos x\,\mathrm{d}x = \int \cos x\mathrm{d}\mathrm{e}^x = \mathrm{e}^x\cos x + \int \mathrm{e}^x\sin x\,\mathrm{d}x$

$$= \mathrm{e}^x\cos x + \int \sin x\mathrm{d}\mathrm{e}^x$$

$$= \mathrm{e}^x\cos x + \mathrm{e}^x\sin x - \int \mathrm{e}^x\cos x\,\mathrm{d}x.$$

所以

$$\int e^x \cos x \, dx = \frac{1}{2} e^x (\sin x + \cos x) + C.$$

这两例,等式右边出现了待求的积分项.指数函数与正余弦函数乘积的积分,二者都可以凑微分当作 dv,解题时可以灵活处理.

例 4 求 $\int \arctan\sqrt{x}\, dx$.

解 令 $\sqrt{x} = t$,则 $x = t^2$,那么

$$原式 = \int \arctan t \, dt^2 = t^2 \arctan t - \int \frac{t^2}{1+t^2} dt$$

$$= t^2 \arctan t - \int \left(1 - \frac{1}{1+t^2}\right) dt$$

$$= t^2 \arctan t - t + \arctan t + C.$$

将 $t = \sqrt{x}$ 代入,得

$$\int \arctan\sqrt{x}\, dx = (x+1)\arctan\sqrt{x} - \sqrt{x} + C.$$

思考与讨论

1. 简述分部积分中被积函数的特点,说明一般什么样的被积函数使用分部积分法.

2. 分部积分法中 u 和 dv 的选取依据是什么?

第四节 有理函数的积分

一、有理函数及其分解

有理函数:$\dfrac{P(x)}{Q(x)}$,两个多项式 $P(x)$、$Q(x)$之间没有公因式,又称为**有理分式**.

真分式:有理分式中,$P(x)$的次数小于 $Q(x)$的次数.否则称这有理分式为**假分式**.

1. 假分式的分解

$$\frac{x^4+1}{x^2+x-2} = (x^2 - x + 3) + \frac{-4x+3}{x^2+x-2},$$

假分式总是可以分解为多项式(整式)与真分式的和.只要将分子、分母都按 x 的幂降次书写(缺项以 0 系数补齐),分式的除法就很容易.

2. 真分式的分解

$$\frac{-4x+3}{x^2+x-2}=\frac{-4x+3}{(x-1)(x+2)}=\frac{1}{x-1}-\frac{5}{x+2}.$$

只要真分式的分母 $Q(x)$ 能分解为若干互质因式 $Q_1(x)$,$Q_2(x)$,…的乘积,就可以用所谓的待定系数法将一个真分式分解为若干个真分式的和.

例 1 $\dfrac{x+1}{x^2-5x+6}=\dfrac{x+1}{(x-3)(x-2)}=\dfrac{A}{x-3}+\dfrac{B}{x-2}$.

解 这里,分母 $x-3$,$x-2$ 是一次式,所以对应的分子是 0 次式,即常数.于是,

$$x+1=A(x-2)+B(x-3),$$

整理等式右边,令对应项系数相等,可求得 $A=4$,$B=-3$.或者直接令 $x=3$,-2,立即求得 A,B.

例 2 $\dfrac{1}{(x-1)(x^2-1)}=\dfrac{1}{(x-1)^2(x+1)}=\dfrac{Ax+B}{(x-1)^2}+\dfrac{C}{x+1}$.

解 这里,x^2-1 必须继续分解;$(x-1)^2$ 是二次式,所以对应的分子最多有可能是一次式.用例 1 中的方法,容易求得 A,B,C 的值分别为 1,−2,−1.

理论上,多项式 $Q(x)$ 总能分解为若干一次因式与二次质因式之积.于是,有理函数最终能分解为以下三种类型的函数的和:

(1) 多项式;

(2) 分母是一次式的真分式:$\dfrac{P_1(x)}{(x-a)^m}$,其中,$P_1(x)$的次数小于 m;

(3) 分母是二次质因式的真分式:$\dfrac{P_2(x)}{(x^2+px+q)^n}$,其中,$P_2(x)$的次数小于 $2n$,且 $p^2-4q<0$.

二、有理函数的积分

有理函数的积分最终化为如上三种类型函数的积分.多项式的积分无需讨论,这里讨论上述(2)、(3)两种形式函数的积分.

形如 $\dfrac{P_1(x)}{(x-a)^m}$ 函数的积分,不论 m 为何值,作代换 $x-a=u$,容易求得.如第一类换元积分法中的例 1(3),再如本节例 2,右端代入 A,B 后有:

例 3 $\int \frac{x-2}{(x-1)^2}\mathrm{d}x$.

解 $\int \frac{x-2}{(x-1)^2}\mathrm{d}x \xlongequal{x-1=u} \int \frac{u-1}{u^2}\mathrm{d}u = \int\left(\frac{1}{u}-u^{-2}\right)\mathrm{d}u = \ln|u| + u^{-1} + C$

$$\xlongequal{u=x-1} \ln|x-1| + \frac{1}{x-1} + C.$$

形如 $\frac{P_2(x)}{(x^2+px+q)^n}$ 函数的积分，本教材仅讨论 $n=1$ 的情况. 如此，$p_2(x)$ 只能是一次式或常数项. 如第一类换元积分法中的例 2(2)，再如，

例 4 $\int \frac{x+2}{x^2+x+1}\mathrm{d}x$.

解 将分子分解为两项：一项恰好是分母的导数，另一项是常数，

$$\int \frac{x+2}{x^2+x+1}\mathrm{d}x = \int \frac{\frac{1}{2}(2x+1)+\frac{3}{2}}{x^2+x+1}\mathrm{d}x = \frac{1}{2}\int \frac{2x+1}{x^2+x+1}\mathrm{d}x + \frac{3}{2}\int \frac{1}{x^2+x+1}\mathrm{d}x$$

$$= \frac{1}{2}\int \frac{\mathrm{d}(x^2+x+1)}{x^2+x+1}\mathrm{d}x + \frac{3}{2}\int \frac{1}{\left(x+\frac{1}{2}\right)^2+\left(\frac{\sqrt{3}}{2}\right)^2}\mathrm{d}\left(x+\frac{1}{2}\right)$$

$$= \frac{1}{2}\ln(x^2+x+1) + \sqrt{3}\arctan\frac{2x+1}{\sqrt{3}} + C.$$

上例右端第二式的分母总能实现，因为这种类型的积分，分母必定是二次质因式：

$$x^2+px+q = \left(x+\frac{p}{2}\right)^2 + \left(q-\frac{p^2}{4}\right) = X^2 + A^2,$$

二次质因式总有 $p^2-4q<0$，那么 $q-\frac{1}{4}p^2>0$，可以记作 A^2.

三、可化为有理函数的积分举例

例 5 求(1) $\int \frac{\sqrt{x-1}}{x}\mathrm{d}x$；(2) $\int \frac{\mathrm{d}x}{1+\sqrt[3]{x+2}}$.

解 (1) 为了去根号，令 $\sqrt{x-1}=u$，则 $x=u^2-1$，$\mathrm{d}x=2u\mathrm{d}u$，于是

$$\text{原式} = \int \frac{u}{u^2+1}\cdot 2u\mathrm{d}u = 2\int\left(1-\frac{1}{u^2+1}\right)\mathrm{d}u = 2(u-\arctan u) + C$$

$$= 2\sqrt{x-1} - 2\arctan\sqrt{x-1} + C.$$

(2) 原式 $\xlongequal{\sqrt[3]{x+2}=t}\int\frac{3t^2\mathrm{d}t}{1+t}=3\int\left(t-1+\frac{1}{1+t}\right)\mathrm{d}t$

$$=3\left(\frac{t^2}{2}-t+\ln|1+t|\right)+C$$

$$\xlongequal{t=\sqrt[3]{x+2}}\frac{3}{2}\sqrt[3]{(x+2)^2}-3\sqrt[3]{x+2}+3\ln|1+\sqrt[3]{x+2}|+C.$$

换元积分中的三角代换可能得到关于三角函数的有理式，如 $\int\frac{(1+\sin x)\mathrm{d}x}{\sin x(1+\cos x)}$，这时可用万能公式将其化成 $\tan\frac{x}{2}$ 的函数，再令 $\tan\frac{x}{2}=u$，得到普通的有理函数积分.

最后指出，初等函数的原函数在其定义区间内一定存在，但它不一定是初等函数，如 e^{-x^2}，$\sin x^2$，$\frac{1}{\sqrt{1+x^4}}$，$\frac{1}{\ln x}$ 等，因其积分不能用初等函数表达，所以常称它们是“积不出”的.

另外，对于复杂的积分，也可以通过查表求得，这里不做讨论.

思考与讨论

1. 简述有理函数的积分方法，最多可能出现哪几种被积式？分别用什么方法？

2. 简述第二类换元积分法与有理函数积分法的内在联系.

习 题 四

1. 用直接积分法求下列不定积分.

(1) $\int x^3\sqrt{x}\mathrm{d}x$；　　(2) $\int\tan^2 x\mathrm{d}x$；

(3) $\int\left(\frac{5}{1+x^2}-\frac{2}{\sqrt{1-x^2}}\right)\mathrm{d}x$；　　(4) $\int\frac{\cos 2x}{\cos x-\sin x}\mathrm{d}x$；

(5) $\int\mathrm{e}^x\left(1-\frac{\mathrm{e}^{-x}}{\sqrt{x}}\right)\mathrm{d}x$；　　(6) $\int\left(\frac{1-x}{x}\right)^2\mathrm{d}x$；

(7) $\int \frac{2 \cdot 3^x - 5 \cdot 2^x}{3^x} dx$;　　(8) $\int \frac{1}{x^2 - 1} dx$;

(9) $\int \frac{1 - 2\sqrt[3]{x^2}}{\sqrt[3]{x}} dx$;　　(10) $\int \frac{e^{3x} + 1}{e^x + 1} dx$;

(11) $\int \frac{dx}{x^4(1 + x^2)}$;　　(12) $\int \frac{1}{\sin^2 x \cos^2 x} dx$.

2. 用换元法求下列不定积分.

(1) $\int x e^{-x^2} dx$;　　(2) $\int (3 + 2x)^3 dx$;

(3) $\int \frac{\cos x}{\sqrt{1 + \sin^2 x}} dx$;　　(4) $\int \frac{dx}{\sqrt[3]{3 - 2x}}$;

(5) $\int \frac{\cos\sqrt{t}}{\sqrt{t}} dt$;　　(6) $\int \frac{2}{(1 - 2x)^2} dx$;

(7) $\int \frac{\sin x}{\cos^3 x} dx$;　　(8) $\int \frac{dx}{(\arcsin x)^2 \sqrt{1 - x^2}}$;

(9) $\int \frac{1}{x^2 - 1} \ln \frac{x - 1}{x + 1} dx$;　　(10) $\int \frac{2x - 3}{x^2 - 3x + 4} dx$;

(11) $\int \frac{dx}{2 + 3x^2}$;　　(12) $\int \frac{dx}{\sqrt{2 - 3x^2}}$;

(13) $\int \cos 2x \sin 4x dx$;　　(14) $\int \cos^2 x \sin^3 x dx$;

(15) $\int \frac{dx}{A \sin^2 x + B \cos^2 x}$;　　(16) $\int \frac{\sin 2x}{\sqrt{1 + \sin^2 x}} dx$;

(17) $\int \frac{x}{1 + \sqrt{x}} dx$;　　(18) $\int \frac{1}{x + \sqrt{1 - x^2}} dx$.

3. 用分部积分法求下列不定积分.

(1) $\int \arcsin x \, dx$;　　(2) $\int \ln(1 + x^2) dx$;

(3) $\int \sqrt{x} \ln^2 x dx$;　　(4) $\int x^2 e^{-2x} dx$;

(5) $\int x \cos nx dx$;　　(6) $\int x \arctan x \, dx$;

(7) $\int x\sin^2 x\,\mathrm{d}x$；　　(8) $\int x^2\sin 2x\,\mathrm{d}x$；

(9) $\int \dfrac{\arcsin x}{x^2}\mathrm{d}x$；　　(10) $\int x^\alpha \ln x\,\mathrm{d}x\ (\alpha\neq -1)$；

(11) $\int (\ln x)^2\mathrm{d}x$；　　(12) $\int \sin(\ln x)\mathrm{d}x$；

(13) $\int \mathrm{e}^{\sqrt[3]{x}}\mathrm{d}x$；　　(14) $\int (\arcsin x)^2\mathrm{d}x$.

4. 求下列不定积分.

(1) $\int \sin^4 x\,\mathrm{d}x$；　　(2) $\int x^2\mathrm{e}^x\mathrm{d}x$；

(3) $\int \dfrac{x^3}{x+3}\mathrm{d}x$；　　(4) $\int \dfrac{\mathrm{d}x}{x(x^2+1)}$；

(5) $\int \dfrac{1}{\sqrt{5+2x}}\mathrm{d}x$；　　(6) $\int \dfrac{x}{\sqrt{5+2x}}\mathrm{d}x$；

(7) $\int \dfrac{x+3}{x^2-5x+6}\mathrm{d}x$；　　(8) $\int \dfrac{2x+3}{x^2+3x-10}\mathrm{d}x$；

(9) $\int \dfrac{1}{\sin^4 x}\mathrm{d}x$；　　(10) $\int \dfrac{\mathrm{d}x}{2+\sin x}$；

(11) $\int \dfrac{x+1}{x^2\sqrt{x^2-1}}\mathrm{d}x$；　　(12) $\int \dfrac{\sqrt{x^2-a^2}}{x}\mathrm{d}x$；

(13) $\int xf'(x)\mathrm{d}x$，其中 $f(x)$ 的原函数为 $\dfrac{x}{\sin x}$；

(14) $\int xf'(2x)\mathrm{d}x$，其中 $f(x)$ 的原函数为 $\dfrac{\sin x}{x}$.

第五章 定积分的概念与性质

定积分是积分学中的一个很重要的概念，在自然科学、医学等领域内有着广泛的应用.本章通过几何与运动学上的问题引入定积分的概念、性质与计算方法，在此基础上讲述它在几何、物理、医学等方面的简单应用.

第一节 定积分的概念和性质

一、引例

1. 曲边梯形的面积

设 $y=f(x)$ 在区间 $[a, b]$ 上非负、连续.由直线 $x=a$, $x=b$, $y=0$ 及曲线 $y=f(x)$ 所围成的图形(如图 5-1) 称为**曲边梯形.**

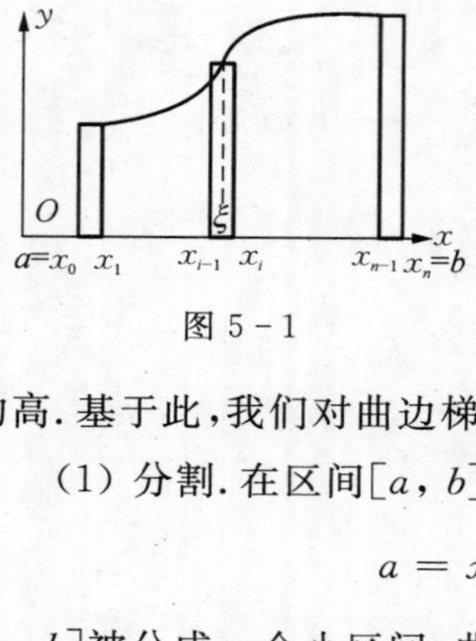

图 5-1

该图形的面积显然不能用矩形的面积公式计算.但考虑到 $f(x)$ 在 $[a, b]$ 上连续，当 x 变化很小时，它的变化不会很大.这就是说，一个很小的区间所形成的小的曲边梯形近似于矩形，可以计算面积，而且只要区间足够的小，近似程度就会足够的高.基于此，我们对曲边梯形的面积问题作如下步骤的处理.

(1) 分割.在区间 $[a, b]$ 内任意插入 $n-1$ 个分点：

$$a=x_0<x_1\cdots<x_{n-1}<x_n=b,$$

$[a, b]$ 被分成 n 个小区间.曲边梯形被过各分点且平行于 y 轴的直线分成 n 个小的曲边梯形，记第 i 个小区间为 $[x_{i-1}, x_i]$，其长度为 $\Delta x_i=x_i-x_{i-1}$.

(2) 近似.在每个小区间，比如第 i 个小区间 $[x_{i-1}, x_i]$ 内取任意一点 ξ_i，以 $f(\xi_i)\Delta x_i$ 近似表示该小曲边梯形的面积 ΔA_i，即

$$\Delta A_i\approx f(\xi_i)\Delta x_i\quad(i=1, 2, \cdots, n).$$

(3) 求和.对所有小曲边梯形的面积求和，得到曲边梯形面积 A 的近似值

$$A \approx \sum_{i=1}^{n} f(\xi_i)\Delta x_i.$$

(4) 取极限. 当区间被无限细分，即各小区间的最大长度 $\lambda = \max(\Delta x_1, \Delta x_2, \cdots, \Delta x_n)$ 趋于 0 时，就得到曲边梯形的面积的精确值

$$A = \lim_{\lambda \to 0} \sum_{i=1}^{n} f(\xi_i)\Delta x_i.$$

2. 变速直线运动的路程

曲边梯形的面积问题具有很强的代表性. 例如，作变速直线运动的物体，在时间间隔 $[t_1, t_2]$ 内所发生的位移，也不能用速度与时间的乘积求得. 但根据运动物体速度的变化是连续的这样一个事实，可以类似地对时间段进行分割，再对位移进行近似、求和、取极限等运算，可以求得物体的位移：

$$S = \lim_{\lambda \to 0} \sum_{i=1}^{n} v(\tau_i)\Delta t_i \quad (\lambda = \max(\Delta t_1, \Delta t_2, \cdots, \Delta t_n)).$$

其中 S，$v(t)$（假定非负）分别表示物体的位移和速度.

二、定积分的定义

将以上方法进行概括、抽象，便有如下定积分的定义.

定义 1　设函数 $f(x)$ 在区间 $[a, b]$ 上有界，在 $[a, b]$ 内任意插入若干分点

$$a = x_0 < x_1 \cdots < x_{n-1} < x_n = b,$$

将区间分成 n 个小区间，在每个小区间 $[x_{i-1}, x_i]$ 上任取一点 ξ_i，作和式

$$\sum_{i=1}^{n} f(\xi_i)\Delta x_i \text{（这里 } \Delta x_i = x_i - x_{i-1}\text{）},$$

如果不论对区间 $[a, b]$ 怎样划分，也不论在小区间 $[x_{i-1}, x_i]$ 上点 ξ_i 怎样选取，只要当 $\lambda = \max(\Delta x_1, \Delta x_2, \cdots, \Delta x_n)$ 趋于 0 时，上述和式总趋于某一确定的常数 I，则称 I 为函数 $f(x)$ 在区间 $[a, b]$ 上的**定积分**，记作 $\int_a^b f(x)\mathrm{d}x$，即

$$\int_a^b f(x)\mathrm{d}x = \lim_{\lambda \to 0} \sum_{i=1}^{n} f(\xi_i)\Delta x_i.$$

其中，$f(x)$ 称为被积函数；$f(x)\mathrm{d}x$ 称为被积表达式；x 称为积分变量；a 称为积分下限；b 称为积分上限，区间 $[a, b]$ 称为积分区间.

定积分是一个实数，它仅与被积函数和积分区间有关，而与积分变量无

关.即

$$\int_a^b f(x)\mathrm{d}x = \int_a^b f(t)\mathrm{d}t = \int_a^b f(u)\mathrm{d}u.$$

补充定义 当 $a=b$ 时，$\int_a^a f(x)\mathrm{d}x = 0$；

当 $a>b$ 时，$\int_a^b f(x)\mathrm{d}x = -\int_b^a f(x)\mathrm{d}x.$

根据定积分的定义，上述曲边梯形的面积与变速直线运动的路程分别可以表示为

$$A = \int_a^b f(x)\mathrm{d}x, \quad S = \int_{t_1}^{t_2} v(t)\mathrm{d}t.$$

定积分的几何意义 当 $f(x)\geqslant 0$ 时，定积分 $\int_a^b f(x)\mathrm{d}x$ 表示由曲线 $y=f(x)$、直线 $x=a$，$x=b$ 及 x 轴所围成的曲边梯形的面积 A，即 $\int_a^b f(x)\mathrm{d}x = A.$

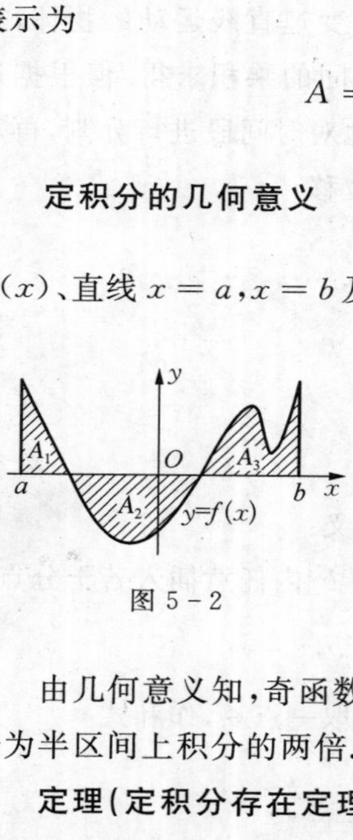

图 5-2

当 $f(x)\leqslant 0$ 时，定积分的值是其面积的相反数.

当 $f(x)$ 在 $[a, b]$ 上有正有负时，定积分表示 x 轴上方的图形面积与 x 轴下方的图形面积之差. 如图 5-2 所示，函数 $f(x)$ 在 $[a, b]$ 上的定积分为

$$\int_a^b f(x)\mathrm{d}x = A_1 - A_2 + A_3.$$

由几何意义知，奇函数在对称区间上的积分为零，偶函数在对称区间上的积分为半区间上积分的两倍.

定理(定积分存在定理) 闭区间上的连续函数可积；闭区间上有界且只有有限个间断点的函数可积.

例 1 $\int_0^2 \sqrt{4-x^2}\mathrm{d}x.$

解 由 $y=\sqrt{4-x^2}$ 知，该定积分表示圆 $x^2+y^2=4$ 在第一象限的面积，所以

$$\int_0^2 \sqrt{4-x^2}\mathrm{d}x = \frac{1}{4}\cdot \pi 2^2 = \pi.$$

例 2 由定积分的定义计算 $\int_0^1 x^2\mathrm{d}x.$

解 函数 $f(x)=x^2$ 在 $[a, b]$ 上连续，故可积，为方便起见，将区间 $[a, b]$ n

等分为$\left[\frac{i-1}{n}, \frac{i}{n}\right]$ $(i=1, 2, \cdots, n)$,各小区间长度为$\Delta x_i=\frac{1}{n}$,且取小区间右端点$\frac{i}{n}=\xi_i$,那么,

$$\int_0^1 x^2 \mathrm{d}x=\lim_{\lambda\to 0}\sum_{i=1}^{n} f(\xi_i)\Delta x_i=\lim_{n\to\infty}\sum_{i=1}^{n}\xi_i^2\Delta x_i=\lim_{n\to\infty}\sum_{i=1}^{n}\left(\frac{i}{n}\right)^2\frac{1}{n}$$

$$=\lim_{n\to\infty}\frac{1}{n^3}\cdot\frac{1}{6}n(n+1)(2n+1)=\frac{1}{3}.$$

注意:因为是等分,所以$\lambda\to 0$等价于$n\to\infty$.由定义求定积分的值,在工程计算中有着广泛的应用,但理论上的求值,并不使用此法.

三、定积分的基本性质

根据定积分的定义和极限运算法则,可以得到定积分的以下性质:

性质1 $\int_a^b kf(x)\mathrm{d}x=k\int_a^b f(x)\mathrm{d}x$.

性质2 $\int_a^b [f(x)\pm g(x)]\mathrm{d}x=\int_a^b f(x)\mathrm{d}x\pm\int_a^b g(x)\mathrm{d}x$.

性质3 $\int_a^b f(x)\mathrm{d}x=\int_a^c f(x)\mathrm{d}x+\int_c^b f(x)\mathrm{d}x$(其中$a, b, c$为任意实数),该性质表明定积分对积分区间具有可加性.

性质4 在区间$[a, b]$上,若$f(x)\leqslant g(x)$,则$\int_a^b f(x)\mathrm{d}x\leqslant\int_a^b g(x)\mathrm{d}x$.

推论1 $\left|\int_a^b f(x)\mathrm{d}x\right|\leqslant\int_a^b |f(x)|\mathrm{d}x\ (a<b)$.

性质5 设M及m分别是函数$y=f(x)$在$[a, b]$上的最大值和最小值,则

$$m(b-a)\leqslant\int_a^b f(x)\mathrm{d}x\leqslant M(b-a).$$

性质6(积分中值定理) 如果函数$f(x)$在闭区间$[a, b]$上连续,则在该区间上至少存在一点ξ,使

$$\int_a^b f(x)\mathrm{d}x=f(\xi)(b-a)\quad(a\leqslant\xi\leqslant b).$$

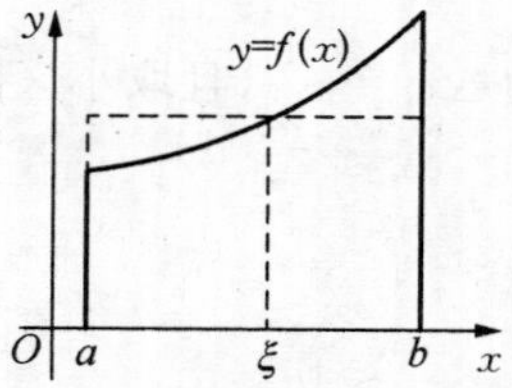

图 5-3

中值定理的几何意义是：在$[a, b]$上总能找到一点ξ，其对应的函数值就是这曲边梯形的平均高度，如图 5-3 所示. 一般将 $f(\xi)$，即$\dfrac{1}{b-a}\displaystyle\int_a^b f(x)\mathrm{d}x$ 称作函数 $f(x)$ 在区间$[a, b]$ 内的平均值.

思考与讨论

1. 将和式极限 $\lim\limits_{n\to\infty}\dfrac{1}{n}\left[\sin\dfrac{\pi}{n}+\sin\dfrac{2\pi}{n}+\cdots+\sin\dfrac{(n-1)\pi}{n}\right]$表示成定积分.

2. (估计积分值)证明

$$\frac{2}{3}<\int_0^1\frac{\mathrm{d}x}{\sqrt{2+x-x^2}}<\frac{1}{\sqrt{2}}.$$

3. 求：(1) $\displaystyle\int_{-1}^1\frac{x^3\sin^4 x}{x^4+2x^2+5}\mathrm{d}x$；(2) $\displaystyle\int_0^4\sqrt{16-x^2}\,\mathrm{d}x$.

第二节　微积分基本公式

一、引例

设作变速直线运动的物体，其速度函数与路程函数分别为 $v=v(t)$，$s=s(t)$，则物体在时间间隔$[t_1, t_2]$内发生的位移 S 可分别表示为

$$S=\int_{t_1}^{t_2}v(x)\mathrm{d}x,\quad S=s(t_2)-s(t_1).$$

它们应该相等，而我们知道 $s'(t)=v(t)$，即路程函数 $s(t)$ 是速度函数 $v(t)$ 的一个原函数，这就是说，如果 $F(x)$ 为 $f(x)$ 在$[a, b]$上的一个原函数，那么

$$\int_a^b f(x)\mathrm{d}x=F(b)-F(a).$$

二、积分上限函数及其导数

设函数 $f(x)$在区间$[a, b]$上连续，若 x 在$[a, b]$内任意变动，则对每个取定

的 x 值，定积分 $\int_a^x f(t)\mathrm{d}t$ 都有唯一确定的值与之对应，即 $\int_a^x f(t)\mathrm{d}t$ 是 x 的函数，记为

$$\Phi(x)=\int_a^x f(t)\mathrm{d}t,$$

称为**积分上限函数**.

定理 1　设函数 $f(x)$ 在区间 $[a,b]$ 上连续，则积分上限函数在区间 $[a,b]$ 内可导，且其导数为

$$\Phi'(x)=\frac{\mathrm{d}}{\mathrm{d}x}\int_a^x f(t)\mathrm{d}t=f(x)\quad(a\leqslant x\leqslant b).$$

证　$$\Delta\Phi=\Phi(x+\Delta x)-\Phi(x)=\int_a^{x+\Delta x}f(t)\mathrm{d}t-\int_a^x f(t)\mathrm{d}t$$

$$=\int_a^x f(t)\mathrm{d}t+\int_x^{x+\Delta x}f(t)\mathrm{d}t-\int_a^x f(t)\mathrm{d}t$$

$$=\int_x^{x+\Delta x}f(t)\mathrm{d}t=f(\xi)\Delta x\text{（积分中值定理）}.$$

所以

$$\frac{\Delta\Phi}{\Delta x}=f(\xi).$$

其中，ξ 介于 $x,x+\Delta x$ 之间，即 $\Delta x\to 0,\xi\to x$，上式取极限，且注意到 $f(x)$ 连续

$$\Phi'(x)=\lim_{\Delta x\to 0}\frac{\Delta\Phi}{\Delta x}=\lim_{\xi\to x}f(\xi)=f(x).$$

定理表明，任何在区间 $[a,b]$ 上连续的函数 $f(x)$ 都有原函数. 积分上限函数 $\int_a^x f(t)\mathrm{d}t$ 就是它的一个原函数.

三、牛顿-莱布尼茨公式

定理 2(微积分基本定理)　设函数 $f(x)$ 在 $[a,b]$ 上连续，$F(x)$ 是 $f(x)$ 在 $[a,b]$ 上的一个原函数，则

$$\int_a^b f(x)\mathrm{d}x=F(x)\Big|_a^b=F(b)-F(a).$$

上式又称为牛顿-莱布尼茨(Newton-Leibniz)公式.

证　由定理 1，$\Phi(x)=\int_a^x f(t)\mathrm{d}t$ 是 $f(x)$ 的一个原函数，它与 $F(x)$ 之间相

差一个常数

$$\int_a^x f(t)\mathrm{d}t = F(x) + C.$$

令 $x = a$, $F(a) + C = \int_a^a f(t)\mathrm{d}t = 0$, 即 $C = -F(a)$. 上式再令 $x = b$, 则

$$\int_a^b f(t)\mathrm{d}t = F(b) + C = F(b) - F(a).$$

例 1 利用牛顿-莱布尼茨公式,重新计算上节例 2 中的定积分 $\int_0^1 x^2 \mathrm{d}x$.

解 $\int_0^1 x^2 \mathrm{d}x = \frac{1}{3}x^3 \Big|_0^1 = \frac{1}{3}\cdot 1^3 - \frac{1}{3}\cdot 0^3 = \frac{1}{3}$.

例 2 计算 $\int_0^{\frac{\pi}{2}} \cos^3 x \sin x \mathrm{d}x$.

解 $\int_0^{\frac{\pi}{2}} \cos^3 x \sin x \mathrm{d}x = -\int_0^{\frac{\pi}{2}} \cos^3 x \mathrm{d}\cos x = \frac{1}{4}\left[\cos^4 x\right]_{\frac{\pi}{2}}^0 = \frac{1}{4}$.

例 3 计算 $\int_0^{\pi} \sqrt{\sin^3 x - \sin^5 x}\mathrm{d}x$.

解 $\sqrt{\sin^3 x - \sin^5 x} = \sin^{\frac{3}{2}} x \mid \cos x \mid$, 注意 $\cos x$ 在 $[0, \pi]$ 上符号的变化,有

$$\begin{aligned}\int_0^{\pi} \sqrt{\sin^3 x - \sin^5 x}\mathrm{d}x &= \int_0^{\frac{\pi}{2}} \sin^{\frac{3}{2}} x \cos x \mathrm{d}x - \int_{\frac{\pi}{2}}^{\pi} \sin^{\frac{3}{2}} x \cos x \mathrm{d}x \\ &= \frac{2}{5}\left[\sin x\right]_0^{\frac{\pi}{2}} - \frac{2}{5}\left[\sin x\right]_{\frac{\pi}{2}}^0 \\ &= \frac{2}{5} - \left(-\frac{2}{5}\right) = \frac{4}{5}.\end{aligned}$$

例 4 求极限 $\lim\limits_{x \to 0} \dfrac{\int_{\cos x}^1 \mathrm{e}^{-t^2}\mathrm{d}t}{x^2}$.

解 $\int_{\cos x}^1 \mathrm{e}^{-t^2}\mathrm{d}t = -\int_1^{\cos x} \mathrm{e}^{-t^2}\mathrm{d}t$, 这是以 $\cos x$ 为中间变量的复合函数,上式为 $\frac{0}{0}$ 型极限,由洛必达法则,有

$$\lim_{x\to 0}\frac{\int_{\cos x}^{1} e^{-t^2}\,dt}{x^2}=\lim_{x\to 0}\frac{\left(-\int_{1}^{\cos x} e^{-t^2}\,dt\right)'}{(x^2)'}=\lim_{x\to 0}\frac{\left(-\int_{1}^{\cos x} e^{-t^2}\,dt\right)'_{\cos x}(\cos x)'_x}{2x}$$

$$=\lim_{x\to 0}\frac{-e^{-\cos^2 x}(-\sin x)}{2x}$$

$$=\lim_{x\to 0}\frac{\sin x e^{-\cos^2 x}}{2x}=\frac{1}{2}e^{-1}.$$

例 5　求导数$\frac{d}{dx}\int_{2x}^{3x} e^t\,dt$.

解　因为$\int_{2x}^{3x} e^t\,dt=\int_{2x}^{a} e^t\,dt+\int_{a}^{3x} e^t\,dt=\int_{a}^{3x} e^t\,dt-\int_{a}^{2x} e^t\,dt$，所以

$$\frac{d}{dx}\int_{2x}^{3x} e^t\,dt=\left(\int_{a}^{3x} e^t\,dt\right)'-\left(\int_{a}^{2x} e^t\,dt\right)'=3e^{3x}-2e^{2x}.$$

一般地，设 $f(x)$连续，$a(x)$、$b(x)$可导，则

$$\frac{d}{dx}\int_{a(x)}^{b(x)} f(t)\,dt=f[b(x)]b'(x)-f[a(x)]a'(x).$$

思考与讨论

1. 求：(1) $\frac{d}{dx}\int_a^b f(x)\,dx$；(2) $\frac{d}{da}\int_a^b f(x)\,dx$；(3) $\frac{d}{db}\int_a^b f(x)\,dx$.

2. 用定积分的定义求

$$\lim_{n\to\infty}\sum_{k=1}^{n}\frac{1}{\sqrt{4n^2-k^2}}.$$

3. 设 $f(x)$ 在$[0,+\infty)$ 上连续，且 $f(x)>0$，求证

$$F(x)=\frac{\int_0^x tf(t)\,dt}{\int_0^x f(t)\,dt}$$

在$[0,+\infty)$ 单调增加.

第三节　定积分的换元积分法和分部积分法

一、定积分的换元积分法

定理 1　如果函数 $f(x)$ 在区间 $[a, b]$ 上连续，函数 $x=\varphi(t)$ 在区间 $[\alpha, \beta]$ 上单值且有连续的导数，当自变量 t 在区间 $[\alpha, \beta]$ 上变化时，由函数 $x=\varphi(t)$ 所确定的值在 $[a, b]$ 上变化，且 $\varphi(\alpha)=a$，$\varphi(\beta)=b$，则有定积分的换元积分公式

$$\int_a^b f(x)\mathrm{d}x=\int_\alpha^\beta f[\varphi(t)]\varphi'(t)\mathrm{d}t.$$

用换元法作定积分，务必记住，换元后对积分限作相应的变换，这样可以免去变量回代的麻烦. 且注意在新的积分区间内 $x=\varphi(t)$ 是单值的，即没有多个 t 对应同一个 x.

例 1　求 $\int_0^4 \frac{x+2}{\sqrt{2x+1}}\mathrm{d}x$.

解　令 $\sqrt{2x+1}=t$，则 $x=\frac{1}{2}(t^2-1)$，$\mathrm{d}x=t\mathrm{d}t$，且 $x=0, 4$ 时，$t=1, 3$，于是

$$\int_0^4 \frac{x+2}{\sqrt{2x+1}}\mathrm{d}x=\int_1^3 \frac{1}{t}\cdot\left[\frac{1}{2}(t^2-1)+2\right]\cdot t\mathrm{d}t=\frac{1}{2}\int_1^3(t^2+3)\mathrm{d}t$$

$$=\frac{1}{2}\left[\frac{1}{3}t^3+3t\right]_1^3=\frac{22}{3}.$$

例 2　求 $\int_0^{\frac{\pi}{2}} \cos^5 x\sin x\mathrm{d}x$.

解　令 $t=\cos x$，则 $\mathrm{d}t=-\sin x\mathrm{d}x$，且当 $x=0, \frac{\pi}{2}$ 时，$t=1, 0$，于是

$$\int_0^{\frac{\pi}{2}} \cos^5 x\sin x\mathrm{d}x=-\int_1^0 t^5\mathrm{d}t=\frac{1}{6}t^6\Big|_0^1=\frac{1}{6}.$$

在本例中，如果不明显地写出新的积分变量，那么积分的上、下限就不需要改变，

$$\int_0^{\frac{\pi}{2}} \cos^5 x\sin x\mathrm{d}x=-\int_0^{\frac{\pi}{2}} \cos^5 x\mathrm{d}\cos x=-\frac{1}{6}\cos^6 x\Big|_0^{\frac{\pi}{2}}=\frac{1}{6}.$$

例 3　计算 $\int_0^a \sqrt{a^2-x^2}\,\mathrm{d}x \ (a>0)$.

解　令 $x=a\sin t$，则 $\mathrm{d}x=a\cos t\,\mathrm{d}t$，当 $x=0$、a 时，t 分别取 0、$\frac{\pi}{2}$，于是

$$\int_0^a \sqrt{a^2-x^2}\,\mathrm{d}x = a^2\int_0^{\frac{\pi}{2}}\cos^2 t\,\mathrm{d}t = \frac{a^2}{2}\int_0^{\frac{\pi}{2}}(1+\cos 2t)t\,\mathrm{d}t$$

$$= \frac{a^2}{2}\left[t+\frac{1}{2}\sin 2t\right]_0^{\frac{\pi}{2}} = \frac{\pi}{4}a^2.$$

$\Big($由定积分的几何意义，可以立即得到其值为 $\frac{1}{4}\pi a^2$.$\Big)$

例 4　设函数 $f(x)$ 在区间 $[-a,\ a]$ 上连续，试证：

(1) 当 $f(x)$ 是奇函数时，$\int_{-a}^a f(x)\mathrm{d}x=0$；

(2) 当 $f(x)$ 是偶函数时，$\int_{-a}^a f(x)\mathrm{d}x = 2\int_0^a f(x)\mathrm{d}x$.

证　$\int_{-a}^a f(x)\mathrm{d}x = \int_{-a}^0 f(x)\mathrm{d}x + \int_0^a f(x)\mathrm{d}x$，

因为　$$\int_{-a}^0 f(x)\mathrm{d}x \xlongequal{x=-t} -\int_a^0 f(-t)\mathrm{d}t = \int_0^a f(-x)\mathrm{d}x,$$

所以　$$\int_{-a}^a f(x)\mathrm{d}x = \int_0^a [f(-x)+f(x)]\mathrm{d}x$$

$$= \begin{cases} 0, & \text{当 } f(x) \text{ 是奇函数}, \\ 2\int_0^a f(x)\mathrm{d}x, & \text{当 } f(x) \text{ 是偶函数}. \end{cases}$$

二、定积分的分部积分法

由乘积的导数公式 $uv' = (uv)' - u'v$ 两边取从 a 到 b 的定积分，便得到定积分的**分部积分**公式：

$$\int_a^b u\,\mathrm{d}v = uv\big|_a^b - \int_a^b v\,\mathrm{d}u.$$

例 5　求：(1) $\int_1^{\mathrm{e}} \ln x\,\mathrm{d}x$；(2) $\int_0^1 \mathrm{e}^{\sqrt{x}}\mathrm{d}x$.

解　(1) $\int_1^{\mathrm{e}} \ln x\,\mathrm{d}x = x\ln x\big|_1^{\mathrm{e}} - \int_1^{\mathrm{e}} x\frac{1}{x}\mathrm{d}x = \mathrm{e} - x\big|_1^{\mathrm{e}} = 1.$

(2) $\int_0^1 e^{\sqrt{x}}dx \xlongequal{\sqrt{x}=t} \int_0^1 e^t\,dt^2 = 2\int_0^1 te^t\,dt = 2\int_0^1 t de^t = 2te^t\big|_0^1 - 2e^t\big|_0^1 = 2.$

例 6　$f(x)$ 是 $\left[0,\frac{\pi}{2}\right]$ 上的连续函数，且 $f(x)=x\cos x+\int_0^{\frac{\pi}{2}} f(x)dx$，求 $f(x)$.

解　设 $\int_0^{\frac{\pi}{2}} f(x)dx=a$，则 $f(x)=a+x\cos x$，从而

$$a=\int_0^{\frac{\pi}{2}} f(x)dx=\int_0^{\frac{\pi}{2}}(a+x\cos x)dx=\frac{\pi}{2}a+\int_0^{\frac{\pi}{2}} x\cos x\,dx$$

$$=\frac{\pi}{2}a+[x\sin x]_0^{\frac{\pi}{2}}-\int_0^{\frac{\pi}{2}}\sin x\,dx$$

$$=\frac{\pi}{2}a+[x\sin x]_0^{\frac{\pi}{2}}+[\cos x]_0^{\frac{\pi}{2}}=\frac{\pi}{2}a+\frac{\pi}{2}-1.$$

所以，$\left(1-\frac{\pi}{2}\right)a=\frac{\pi}{2}-1$，$a=-1$，即 $f(x)=x\cos x-1$.

思考与讨论

1. 以下定积分的计算错在哪里？如何改正？

(1) $\int_{-1}^1 \frac{1}{1+x^2}dx \xlongequal{x=\frac{1}{t}} -\int_{-1}^1 \frac{1}{1+t^2}dt = -\int_{-1}^1 \frac{1}{1+x^2}dx$，即 $\int_{-1}^1 \frac{1}{1+x^2}dx=0$；

(2) $\int_{-\frac{\pi}{2}}^{\frac{\pi}{2}} \sqrt{\cos x-\cos^3 x}\,dx=\int_{-\frac{\pi}{2}}^{\frac{\pi}{2}}(\cos x)^{\frac{1}{2}}\sin x\,dx=\frac{-2}{3}\left[\cos^{\frac{3}{2}} x\right]_{-\frac{\pi}{2}}^{\frac{\pi}{2}}=0.$

2. 讨论 $I_n=\int_0^{\frac{\pi}{2}}\sin^n x\,dx$，其中 n 为正整数.

第四节　定积分的应用

用定积分定义中的“分割、近似、求和、取极限”的思路解决实际问题的方法称为**微元法**. 用微元法解决实际问题可归结为以下三步，其中关键的是第二步.

(1) 根据问题的具体情况，选取适当的积分变量(如 x)，并确定积分区间 $[a, b]$.

(2) 分割与近似. 通过“以常代变，以直代曲”，求出所求量 U 在任一小区间 $[x, x+\mathrm{d}x]$ 上的微元表达式 $\mathrm{d}U = f(x)\mathrm{d}x$.

(3) 求和与取极限. 对所求量 U 的微元 $\mathrm{d}U = f(x)\mathrm{d}x$ 积分，即求

$$U = \int_a^b f(x)\mathrm{d}x.$$

一、平面图形的面积

由曲线 $y = f_1(x)$、$y = f_2(x)$ $(f_1(x) < f_2(x))$ 与直线 $x = a$, $x = b$ $(a < b)$ 围成的图形，如图 5-4 所示，求其面积.

微元法：在 $[a, b]$ 上任取一小区间 $[x, x+\mathrm{d}x]$，将其所确定的窄条(以直代曲)近似看做矩形，高为 $f_2(x) - f_1(x)$，宽为 $\mathrm{d}x$，得面积微元 $\mathrm{d}A = [f_2(x) - f_1(x)]\mathrm{d}x$，因此

$$A = \int_a^b [f_2(x) - f_1(x)]\mathrm{d}x.$$

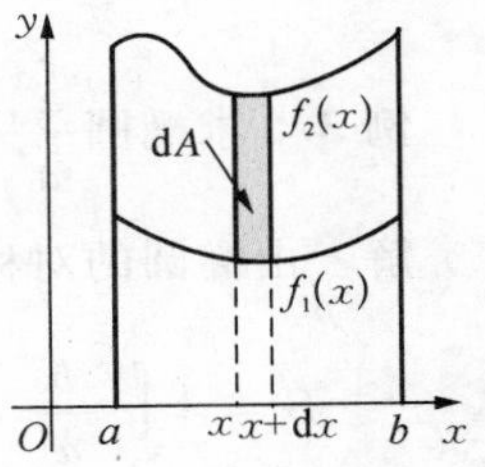

图 5-4

例 1　求曲线 $y = 2 - x^2$ 与 $y = x^2$ 所围成的图形面积.

解　如图 5-5 所示，解方程组

$$\begin{cases} y = 2 - x^2, \\ y = x^2, \end{cases}$$

得两曲线交点 $(-1, 1)$，$(1, 1)$. 若以 x 轴为积分变量，则

$$A = \int_{-1}^{1} (2 - x^2 - x^2)\mathrm{d}x = 2\int_0^1 (1 - x^2) = \frac{8}{3};$$

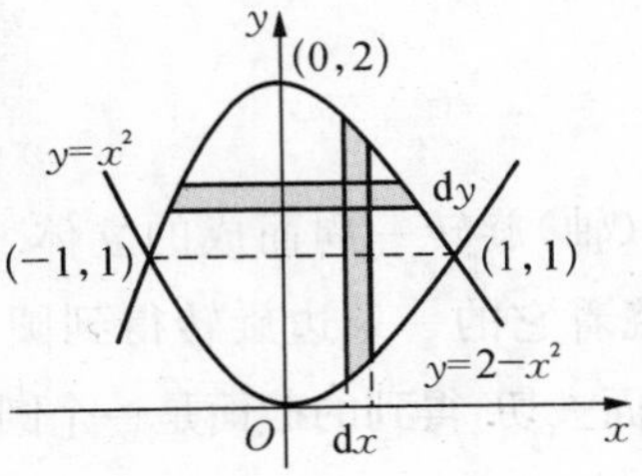

图 5-5

若以 y 轴为积分变量，先求得积分区间为 $[0, 2]$，再分 $y \in [0, 1]$ 与 $y \in [1, 2]$ 两部分积分.

$$A = \int_0^1 [\sqrt{y} - (-\sqrt{y})]\mathrm{d}y + \int_1^2 [\sqrt{2-y} - (-\sqrt{2-y})]\mathrm{d}y$$

$$= \frac{4}{3} + \frac{4}{3} = \frac{8}{3}.$$

可见，适当地选取积分变量可以简化运算.

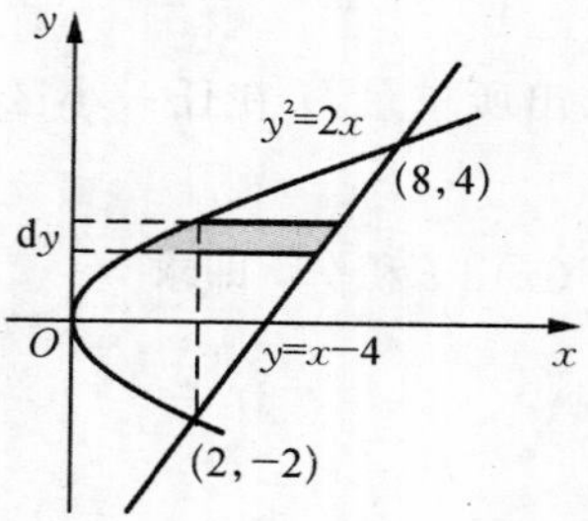

图 5 - 6

例 2 求抛物线 $y^2=2x$ 和直线 $y=x-4$ 所围成的图形的面积.

解 如图 5 - 6 所示，联立方程

$$\begin{cases} y^2=2x, \\ y=x-4, \end{cases}$$

可得交点 $(2,\ -2)$，$(8,\ 4)$，这里显然以 y 为积分变量比较简单，

$$A=\int_{-2}^{4}\left(y+4-\frac{y^2}{2}\right)\mathrm{d}y=\left[\frac{1}{2}y^2+4y-\frac{1}{6}y^3\right]_{-2}^{4}=18.$$

例 3 求椭圆 $\frac{x^2}{a^2}+\frac{y^2}{b^2}=1$ 的面积.

解 由椭圆的对称性，所求面积等于第一象限面积的 4 倍.

$$S=4\int_0^a \frac{b}{a}\sqrt{a^2-x^2}\,\mathrm{d}x \xlongequal{x=a\sin t} 4ab\int_0^{\frac{\pi}{2}}\sqrt{1-\sin^2 t}\cos t\,\mathrm{d}t$$

$$=4ab\int_0^{\frac{\pi}{2}}\cos^2 t\,\mathrm{d}t=\left[4ab\left(\frac{t}{2}+\frac{\sin 2t}{4}\right)\right]_0^{\frac{\pi}{2}}=\pi ab.$$

二、旋转体的体积

旋转体可以看成是由一条连续曲线绕着某直线(轴)旋转一周而成的立体. 如直角三角形绕它的一条直角边旋转得到圆锥，矩形绕着它的一条边旋转得到圆柱等. 旋转体有一个共同的特点就是：用垂直于轴的平面去切，得到的截面是一个圆.

以连续曲线 $y=f(x)$ 在 $[a,\ b]$ 内的一段绕 x 轴旋转为例，如图 5 - 7 所示. 在 x 处，以两个垂直于 x 轴，距离为 $\mathrm{d}x$ 的平面去切，得到的薄片近似于底面积为 $\pi[f(x)]^2$、高为 $\mathrm{d}x$ 的圆柱体，故体积微元 $\mathrm{d}V=\pi[f(x)]^2\mathrm{d}x$，于是

$$V=\pi\int_a^b f^2(x)\mathrm{d}x.$$

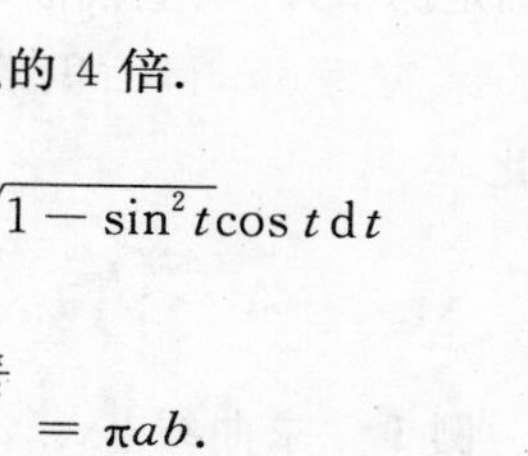

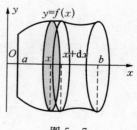

图 5 - 7

例 4 一喇叭可视为由曲线 $y=x^2$ 在 $[0,\ 1]$ 之间的一段绕 x 轴旋转而成的

旋转体，如图 5－8 所示，求其体积.

解　$V=\pi\int_0^1 y^2\mathrm{d}x=\pi\int_0^1 x^4\mathrm{d}x=\frac{\pi}{5}\left[x^5\right]_0^1=\frac{1}{5}\pi.$

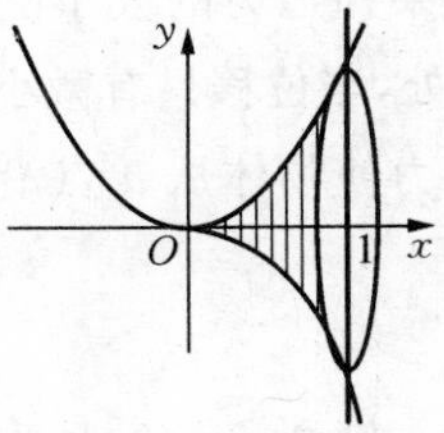

图 5－8

例 5　求椭圆 $\frac{x^2}{a^2}+\frac{y^2}{b^2}=1$ 绕 x 轴旋转所成的旋转体体积.

解　旋转曲线为 $y=\frac{b}{a}\sqrt{a^2-x^2}\ (y\geqslant 0)$，由对称性知，

$$V=2\int_0^a\pi\left[\frac{b}{a}\sqrt{a^2-x^2}\right]^2\mathrm{d}x=\frac{2\pi b^2}{a^2}\int_0^a(a^2-x^2)\mathrm{d}x=\frac{4}{3}\pi ab^2.$$

如果令 $a=b=R$，就得到半径为 R 的球体的体积公式 $V=\frac{4}{3}\pi R^3$.

三、平面曲线的弧长

由微元法，连续光滑曲线 $y=f(x)$ 在 $[a,b]$ 内的任一微小区间 $[x,x+\mathrm{d}x]$ 上的一小段弧可以以直代曲，$\overset{\frown}{AB}=\overline{AB}$，如图 5－9 所示，即 $\mathrm{d}s=\sqrt{(\mathrm{d}x)^2+(\mathrm{d}y)^2}$. 直角坐标系下，$y'=f'(x)=\frac{\mathrm{d}y}{\mathrm{d}x}$，故

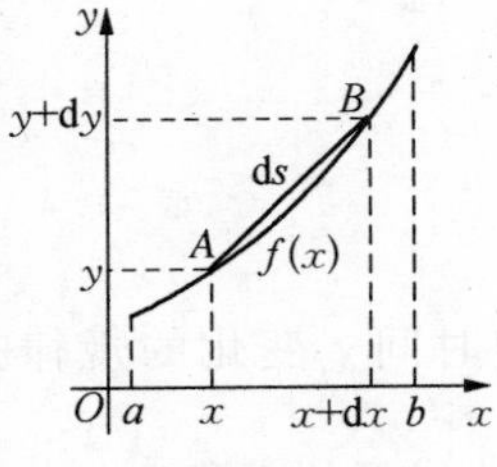

图 5－9

$$\mathrm{d}s=\sqrt{1+y'^2}\mathrm{d}x=\sqrt{1+f'^2(x)}\mathrm{d}x.$$

则对于在 $[a,b]$ 内具有连续导数的函数 $y=f(x)$，其弧长为

$$S=\int_a^b\sqrt{1+f'^2(x)}\mathrm{d}x.$$

例 6　求连续光滑的曲线 $y=\frac{2}{3}x^{\frac{3}{2}}$ 在 $[0,1]$ 内的一段弧长.

解　$S=\int_0^1\sqrt{1+y'^2}\mathrm{d}x=\int_0^1\sqrt{1+x}\mathrm{d}x=\frac{2}{3}\left[1+x\right]_0^1=\sqrt[3]{4}-\frac{2}{3}.$

四、变力沿直线所做的功

我们知道常力做功 $W=FS$，如果力的大小是变化的，此公式就不能使用. 但

如果知道力的大小随位移变化的函数 $F(x)$，我们就可以使用微元法，假定在位移 x 处，当位移只有微小的变化 $\mathrm{d}x$ 时，$F(x)$ 是近似不变的，那么 $\mathrm{d}W = F(x)\mathrm{d}x$，则变力使物体从 a 点沿直线到达 b 点时，做的功为

$$W = \int_a^b F(x)\mathrm{d}x.$$

例 7 一个水平横放的圆柱形容器，盛有一定量的理想气体，恒温下，因气体膨胀将容器中的一活塞从 a 点推到 b 点（见图 5-10），假定活塞的面积为 S，求移动过程中，气体压力所做的功.

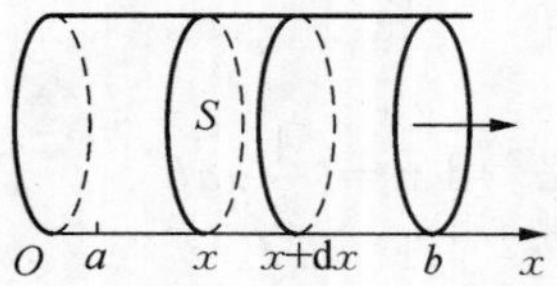

图 5-10

解 取坐标系如图 5-10 所示，首先建立变力 F 关于位移 x 的函数：由物理学知识知道，恒温下，体积 V 与压强 p 的乘积为常数 k，即 $pV = k$，而 $V = xS$，所以

$$F(x) = pS = \frac{k}{x}.$$

由微元法知

$$W = \int_a^b \frac{k}{x}\mathrm{d}x = k\ln\frac{b}{a}.$$

五、定积分在医学上的应用

例 8 一种药物注射到患者左臂中，血药的浓度随时间 t 变化的规律是 $c(t) = \dfrac{0.014t}{1+t^2}$（mg/ml），研究表明：血药浓度——时间曲线下的面积反映药物的吸收程度. 问：该药物注射 2 h 后，左臂中药物的吸收程度如何？

解 $C = \int_0^2 c(t)\mathrm{d}t = \int_0^2 \frac{0.014t}{1+t^2}\mathrm{d}t = 0.007\ln(1+t^2)\Big|_0^2 = 0.007\ln 5.$

例 9 血液中胰岛素的分泌水平与血糖的浓度密切相关. 实验测定患者的胰岛素浓度. 先让患者禁食（12 h 左右），然后通过注射给病人一定量的糖，在不同时段（如隔半小时、一小时、两小时等）检查胰岛素的释放情况. 假定由实验测得患者血液中的胰岛素的浓度 $c(t)$（mg/ml）为

$$c(t) = \begin{cases} 10t - t^2, & 0 \leqslant t \leqslant 5, \\ 25\mathrm{e}^{-k(t-5)}, & t > 5, \end{cases}$$

其中，$k=\frac{1}{20}\ln 2$；时间 t 的单位为 min. 求该患者血液中的胰岛素在一小时内的平均浓度.

解　$$\bar{C}=\frac{1}{60}\left(\int_0^5(10t-t^2)\mathrm{d}t+\int_5^{60}25\mathrm{e}^{-k(t-5)}\mathrm{d}t\right)$$

$$=\frac{1}{60}\left(5t^2-\frac{1}{3}t^3\right)\Big|_0^5-\frac{5\mathrm{e}^{-k(t-5)}}{12k}\Big|_5^{60}\approx 11.63(\mathrm{mg/ml}).$$

思考与讨论

什么叫微元法？基本步骤怎样？关键是哪一步？

第五节　反 常 积 分

普通的定积分，是在有限区间上对有界函数的积分，可以叫作常义积分. 当积分区间无限，或者被积函数无界时，积分称为反常积分. 这两类反常积分的求法都是先将其当成常义积分求解，然后进行极限运算.

一、无穷限反常积分

定义 1　设函数 $f(x)$ 在区间 $[a,+\infty)$ 上连续，若极限 $\lim\limits_{b\to+\infty}\int_a^b f(x)\mathrm{d}x\ (b>a)$ 存在，则称此极限为函数 $f(x)$ 在区间 $[a,+\infty)$ 上的**反常积分**，记作

$$\int_a^{+\infty}f(x)\mathrm{d}x=\lim_{b\to+\infty}\int_a^b f(x)\mathrm{d}x.$$

这时也称反常积分存在或收敛；否则，称反常积分不存在或发散.

类似地，可定义 $\int_{-\infty}^b f(x)\mathrm{d}x$ 形式的反常积分. 如果反常积分 $\int_{-\infty}^c f(x)\mathrm{d}x$ 与 $\int_c^{+\infty}f(x)\mathrm{d}x$ 都收敛，则定义

$$\int_{-\infty}^{+\infty}f(x)\mathrm{d}x=\int_{-\infty}^c f(x)\mathrm{d}x+\int_c^{+\infty}f(x)\mathrm{d}x.$$

这里 c 为任意常数. 这时也称反常积分 $\int_{-\infty}^{+\infty}f(x)\mathrm{d}x$ 收敛. 否则称发散.

假定 $F'(x)=f(x)$，若记 $F(\infty)=\lim\limits_{x\to\infty}F(x)$，则反常积分可以借助牛顿-莱布尼茨公式进行计算. 例如，

$$\int_a^{+\infty} f(x)\mathrm{d}x=\lim_{b\to+\infty}F(x)-F(a),$$

其他形式的反常积分类似.

例 1 求反常积分：(1) $\int_{-\infty}^{+\infty}\frac{\mathrm{d}x}{1+x^2}$；(2) $\int_1^{+\infty}\frac{1}{x}\mathrm{d}x$；(3) $\int_{-\infty}^{0}\cos x\,\mathrm{d}x$.

解 (1) $\int_{-\infty}^{+\infty}\frac{\mathrm{d}x}{1+x^2}=[\arctan x]_{-\infty}^{+\infty}=\lim\limits_{x\to+\infty}\arctan x-\lim\limits_{x\to-\infty}\arctan x$

$$=\frac{\pi}{2}-\left(-\frac{\pi}{2}\right)=\pi$$

(2) $\int_1^{+\infty}\frac{1}{x}\mathrm{d}x=[\ln x]_1^{+\infty}=+\infty$.

(3) $\int_{-\infty}^{0}\cos x\,\mathrm{d}x=[\sin x]_{-\infty}^{0}=\lim\limits_{x\to-\infty}\sin x$（发散）.

二、无界函数的反常积分

设函数 $f(x)$ 在点 a 的任一邻域内无界，那么称点 a 为函数 $f(x)$ 的**瑕点**（或无穷间断点）. 无界函数的反常积分也称为**瑕积分**.

定义 2 设函数 $f(x)$ 在 $(a,b]$ 上连续，点 a 为 $f(x)$ 的瑕点，若极限 $\lim\limits_{t\to a^+}\int_t^b f(x)\mathrm{d}x$ 存在，则称此极限为函数 $f(x)$ 在 $(a,b]$ 上的反常积分，仍然记作 $\int_a^b f(x)\mathrm{d}x$，即

$$\int_a^b f(x)\mathrm{d}x=\lim_{t\to a^+}\int_t^b f(x)\mathrm{d}x.$$

这时也称反常积分收敛或存在. 否则称该反常积分发散.

类似地，可定义 $f(x)$ 在区间 $[a,b)$（b 为瑕点）上的瑕积分. 如果 $f(x)$ 在 $[a,b]$ 内除点 c 外连续，c 为瑕点. 且 $\int_a^c f(x)\mathrm{d}x$ 与 $\int_c^b f(x)\mathrm{d}x$ 都收敛，则定义

$$\int_a^b f(x)\mathrm{d}x=\int_a^c f(x)\mathrm{d}x+\int_c^b f(x)\mathrm{d}x.$$

此时也称瑕积分 $\int_a^b f(x)\mathrm{d}x$ 收敛，否则称发散.

无界函数的反常积分也可借助牛顿-莱布尼茨公式，如 $f(x)$ 在区间 $(a, b]$ (a 为瑕点)上的反常积分

$$\int_a^b f(x)\mathrm{d}x = F(b) - \lim_{x\to a^+} F(x),$$

其他形式的瑕积分类似.

例 2　计算：(1) $\int_0^1 \frac{\mathrm{d}x}{\sqrt{1-x^2}}$；(2) $\int_{-1}^1 \frac{\mathrm{d}x}{x^2}$.

解　(1) $x=1$ 是被积函数的无穷间断点(瑕点)，所以

$$\int_0^1 \frac{\mathrm{d}x}{\sqrt{1-x^2}} = \lim_{t\to 1^-}\int_0^t \frac{\mathrm{d}x}{\sqrt{1-x^2}} = \lim_{t\to 1^-} \arcsin x\Big|_0^t = \frac{\pi}{2}.$$

(2) $x=0$ 是被积函数的无穷间断点(瑕点)，它是两个瑕积分之和

$$\int_{-1}^1 \frac{\mathrm{d}x}{x^2} = \int_{-1}^0 \frac{\mathrm{d}x}{x^2} + \int_0^1 \frac{\mathrm{d}x}{x^2} = \lim_{t\to 0^-}\int_{-1}^t \frac{\mathrm{d}x}{x^2} + \lim_{t\to 0^+}\int_t^1 \frac{\mathrm{d}x}{x^2}$$

$$= \lim_{t\to 0^-}\left[-\frac{1}{x}\right]_{-1}^t + \lim_{t\to 0^+}\left[-\frac{1}{x}\right]_t^1$$

$$= \lim_{t\to 0^+}\frac{1}{t} - \lim_{t\to 0^-}\frac{1}{t} = +\infty.$$

本例(2)中实际上只要确定其中一个瑕积分发散，则积分发散. 如果没有注意到 $x=0$ 为瑕点，当做常积分计算，会求得其积分值为 -2. 这类反常积分和常积分在形式上没有任何区别，容易疏忽.

思考与讨论

1. 下列解法是否正确？为什么？

(1) $\int_{-1}^2 \frac{1}{x}\mathrm{d}x = [\ln|x|]_{-1}^2 = \ln 2 - \ln 1 = \ln 2$；

(2) $\int_0^{\infty} \mathrm{e}^{-x}\mathrm{d}x = \lim_{b\to\infty}\int_0^b \mathrm{e}^{-x}\mathrm{d}x = -\lim_{b\to\infty} \mathrm{e}^{-x}\Big|_0^b = \lim_{b\to\infty}(1-\mathrm{e}^{-b}) = 1-0=1.$

2. 通过反常积分计算 $\int_0^{\frac{\pi}{2}} \frac{\mathrm{d}x}{1+\cos^2 x}$.

习 题 五

1. 计算：

(1) $\lim\limits_{x\to+\infty}\dfrac{1}{\sqrt{1+x^2}}\int_0^x(\arctan t)^2\mathrm{d}t$；(2) $\lim\limits_{x\to a}\dfrac{x}{x-a}\int_a^x f(t)\mathrm{d}t$，$f(x)$ 连续；

(3) $\dfrac{\mathrm{d}}{\mathrm{d}x}\left(\int_{x^4}^{x^5}\cos t^2\mathrm{d}t\right)$；(4) $\dfrac{\mathrm{d}}{\mathrm{d}a}\left(\int_a^b\sin x^2\mathrm{d}x\right)$.

2. 设 $F(x)=\dfrac{1}{x-a}\int_a^x f(t)\mathrm{d}t$，其中 $f(x)$ 在 $[a,b]$ 上连续，在 (a,b) 内可导且 $f'(x)\leqslant 0$，证明在 (a,b) 内有 $F'(x)\leqslant 0$.

3. 设

$$f(x)=\begin{cases}x^2, & x\in[0,1),\\ x, & x\in[1,2],\end{cases}$$

求 $\Phi(x)=\int_0^x f(t)\mathrm{d}t$ 在 $[0,2]$ 上的表达式.

4. 计算下列定积分.

(1) $\int_{-1}^8\sqrt[3]{x}\mathrm{d}x$；(2) $\int_0^{\frac{\pi}{4}}\tan^2\theta\mathrm{d}\theta$；

(3) $\int_0^{\frac{\pi}{4}}\sec^4x\tan x\mathrm{d}x$；(4) $\int_1^{e^2}\dfrac{\mathrm{d}x}{x\sqrt{1+\ln x}}$；

(5) $\int_{-1}^1\dfrac{x\mathrm{d}x}{\sqrt{5-4x}}$；(6) $\int_{-1}^1\dfrac{2x^2+x\cos x}{1+\sqrt{1-x^2}}\mathrm{d}x$；

(7) $\int_{\frac{1}{3}}^{\frac{1}{2}}\dfrac{\mathrm{d}x}{\sqrt{x-x^2}}$；(8) $\int_{\frac{1}{e}}^{e}|\ln x|\mathrm{d}x$；

(9) $\int_0^1\dfrac{xe^x}{(1+x)^2}\mathrm{d}x$；(10) $\int_{-\pi}^{\pi}x^4\sin x\mathrm{d}x$.

5. 证明：

(1) $\int_0^{\frac{1}{2}\pi}f(\sin x)\mathrm{d}x=\int_0^{\frac{1}{2}\pi}f(\cos x)\mathrm{d}x$；

(2) $\int_0^1x^m(1-x)^n\mathrm{d}x=\int_0^1x^n(1-x)^m\mathrm{d}x$.

6. 设函数

$$f(x)=\begin{cases} xe^{-x^2} & x\geqslant 0,\\ \dfrac{1}{1+\cos x} & x<0, \end{cases}$$

计算 $\int_1^4 f(x-2)\mathrm{d}x$.

7. 求由抛物线 $y=x^2-4x+5$, x 轴及直线 $x=1$, $x=2$ 所围成的图形的面积.

8. 求曲线 $y=x^3$ 与直线 $y=2x$ 所围成的图形的面积.

9. 求曲线 $y=\ln x$ 与直线 $x=e^{-1}$, $x=e^2$ 及 x 轴所围成的图形的面积.

10. 求下列曲线围成的平面图形绕指定轴旋转所成的旋转体的体积.

(1) $y=x^2$, $xy=1$, $x=2$, 绕 x 轴;

(2) $y=x^2$, $x=y^2$, 绕 y 轴;

(3) $y=x^2$, $x=2$, x 轴, 绕 y 轴;

(4) $x^2+(y-2R)^2=R^2$, 绕 y 轴.

11. 已知某弹簧每拉长 0.02 m 要用 9.8 N 的力，求把该弹簧拉长 0.1 m 所做的功.

12. 用铁锤将一铁钉子击入木板，设木板对铁钉的阻力与铁钉击入木板之深度成正比，每次打击铁钉所做的功相等，第一锤将钉子击入木板 1 cm，第二锤将钉子击入多少厘米?

13. 设快速静脉注射某药后，其血药浓度 C 与时间 t 的关系为 $C=C_0e^{-kt}$. 其中，C_0 为初始浓度；k 为消除速率常数. 求从 $t=0$ 到 $t=T$ 这段时间内的平均血药浓度 $\overline{C}$.

14. 口服药物必须先被吸收进入血液循环，然后才能在机体及不同部位发挥作用，一种典型的吸收率函数为 $f(t)=kt(t-b)^2$，其中 k 和 b 是常数，求药物吸收的总量.

15. 大多数植物的生长率是以若干天为周期的连续函数. 假定一种谷物以 $g(t)=\sin^2(\pi t)$ 的速率生长，其中 t 的单位是天，求在前 10 天内谷物生长的量.

16. 求正弦交流电的电动势 $E=E_0\sin\omega t$ 在 $\left[0,\dfrac{T}{2}\right]$ 中的平均值. 其中 E_0 是电动势的最大值；ω 是圆频率；T 为周期.

17. 求平面曲线 $y=\ln(1-x^2)$ 相应于 $0\leqslant x\leqslant\dfrac{1}{2}$ 一段的弧长.

18. 讨论下列广义积分的敛散性，若收敛，求其值.

(1) $\int_1^{e}\frac{1}{x\sqrt{1-\ln^2 x}}\mathrm{d}x$；　　(2) $\int_{-\frac{\pi}{4}}^{\frac{3\pi}{4}}\frac{\mathrm{d}x}{\cos^2 x}$；

(3) $\int_0^{+\infty}\mathrm{e}^{-pt}\sin\omega t\,\mathrm{d}t\ (p,\omega>0)$；　　(4) $\int_{-\infty}^{+\infty}\frac{\mathrm{d}x}{x^2+2x+2}$.

19. 当 k 为何值时，反常积分 $\int_2^{+\infty}\frac{\mathrm{d}x}{x(\ln x)^k}$ 收敛？当 k 为何值时，该反常积分发散？又当 k 为何值时，该反常积分取得最小值？

第六章 微分方程基础

如果知道一个被研究问题的各变量之间的函数表达式，那么可以说了解并利用其中的奥秘并不为过，因此可以说，客观事物的真正含义隐藏在各变量之间的函数关系中. 但是，由实验或其他途径得到的结果，通常不能直接确定变量之间的函数关系，但却可以根据实际问题的条件，建立起这些变量和导数（或微分）间的关系式. 这样，我们就得到了含有未知函数的导数（或微分）的方程，这种方程叫常微分方程. 解出以上方程，就可以得到所需要的变量间的函数关系式. 本章主要介绍微分方程的基本概念，几种常见的解法及其在医学中的应用.

第一节 微分方程的基本概念

例 1 在理想情况下的某些时期，某杉树的增长速率与它即时高度成正比. 试建立该杉树在时刻 t 的高度所应满足的微分方程.

解 设在任意时刻 t，该杉树的高度为 $H(t)$，且已知正比例常数为 k，则可得到微分方程

$$\frac{\mathrm{d}H(t)}{\mathrm{d}t} = kH(t). \tag{6-1}$$

例 2 设曲线通过点(2, 16)，且该曲线上任意点的切线斜率为 $3x^2$，求该曲线方程.

解 设所求曲线的方程为 $y=f(x)$，根据其导数几何意义，可得等式

$$\frac{\mathrm{d}y}{\mathrm{d}x} = 3x^2 \quad 或 \quad \mathrm{d}y = 3x^2\mathrm{d}x, \tag{6-2}$$

对上式两边积分

$$\int \mathrm{d}y = \int 3x^2\mathrm{d}x,$$

得

$$y = x^3 + C. \tag{6-3}$$

式中，C 是任意常数，方程(6-3)表示以常数 C 为参数的曲线族. 又因为曲线通过点(2, 16)，所以曲线还应该满足条件 $x=2$, $y=16$.

将以上条件代入方程(6-3)中，得 $C=8$，于是所求曲线方程为

$$y=x^3+8. \tag{6-4}$$

例 3 质量为 m 的物体从高空自由下落，假定空气的阻力和物体下降的速度大小成正比，求此时下落的距离应满足的微分方程.

解 重力加速度为常数 g，设在时刻 t，下落的高度为 $h(t)$，则这时候物体的瞬时速度为 $\frac{\mathrm{d}h(t)}{\mathrm{d}t}$，根据牛顿第二定律有

$$m\frac{\mathrm{d}^2h}{\mathrm{d}t^2}=mg-m\frac{\mathrm{d}h}{\mathrm{d}t}. \tag{6-5}$$

含有自变量、未知函数和未知函数的导数或微分的方程称为**常微分方程**，简称为**微分方程**或**方程**，以上三例所建立的式(6-1)、式(6-2)、式(6-5)都是微分方程，以下介绍方程的两个基本概念.

1. 微分方程的阶

微分方程中所含未知函数的导数或微分的最高阶数，叫**微分方程的阶**. 例如，式(6-1)和式(6-2)都是一阶微分方程，而式(6-5)则是二阶微分方程.

2. 微分方程的解

把某函数以及它的导数代入微分方程，能使方程成为恒等式，那么这个函数叫做**微分方程的解**. 例如，式(6-3)和式(6-4)都是微分方程(6-2)的解. 根据解的概念，要验证某函数是否是微分方程的解，只要把该函数代入方程中检验就可以了，容易验证 $H(t)=Ce^{kt}$ 是方程(6-1)的解.

微分方程的解又有通解与特解之分.

(1) 通解. 含有独立的任意常数，且常数的个数与微分方程的阶数相同的解，叫做**微分方程的通解**. 式(6-3)是方程(6-1)的通解.

(2) 特解. 在通解中，利用已知条件(或初始条件)求出任意常数所应取的确定数值，所得的解叫做**微分方程的特解**. 式(6-3)是方程(6-1)满足条件(6-4)的特解.

求微分方程满足初始条件的特解，叫做一阶微分方程的**初值问题**，如

$$\begin{cases}F(x,\ y,\ y')=0,\\ y|_{x=x_0}=y_0.\end{cases}$$

微分方程的通解图形一般来说是一族曲线，叫做微分方程的积分曲线，初值问题就是求微分方程通过点(x_0, y_0)的那条曲线.

注意：在解微分方程时，一般是先求通解，然后利用已知条件(或初始条件)确定任意常数，求出特解.

思考与讨论

1. $y=(C_1+iC_2)x$ 是否是二阶微分方程 $y''=0$ 的通解？
2. $y=C_1e^{3x}+C_2e^{-x}$ (C_1, C_2 是任意常数)是否是 $y''-2y'-3y=0$ 的通解？
3. 方程$(y')^2-2y^2y'-xy=2$ 的阶数是多少？

第二节　一阶微分方程

一阶微分方程是含有自变量、未知函数和未知函数一阶导数(或一阶微分)的方程，其一般形式通常为 $F(x, y, y')=0$. 如果由这个方程可以解出 y'，那么

$$y'=f(x, y). \tag{6-6}$$

一、可分离变量的微分方程

如果方程(6-6)式等号右端的函数可分解成 x 的函数与 y 的函数相乘的形式，即

$$\frac{dy}{dx}=f(x)\cdot g(y), \tag{6-7}$$

则称它为**可分离变量的微分方程**.

这类方程的解法是将式(6-7)改写成变量的分离形式

$$\frac{dy}{g(y)}=f(x)dx,$$

然后两边积分得

$$\int\frac{dy}{g(y)}=\int f(x)dx,$$

即得到微分方程的通解.

例 1 求微分方程$\frac{\mathrm{d}y}{\mathrm{d}x}=2xy$的通解.

解 将原方程改成变量分离形式

$$\frac{\mathrm{d}y}{y}=2x\mathrm{d}x,$$

两边积分得

$$\int\frac{\mathrm{d}y}{y}=\int 2x\mathrm{d}x.$$

于是$\ln|y|=x^2+C_1$，从而

$$|y|=\mathrm{e}^{x^2+C_1}=\mathrm{e}^{C_1}\cdot\mathrm{e}^{x^2},$$

即$y=\pm\mathrm{e}^{C_1}\cdot\mathrm{e}^{x^2}$.

其中$C=\pm\mathrm{e}^{C_1}\neq 0$，仍为任意常数，在求解过程中，用$y$除时，我们失掉了解$y\equiv 0$，但如果认为$C$也可以取0，那么这个解就包含在解族中了. 于是最后得到方程的通解为

$$y=C\mathrm{e}^{x^2}\ (C\text{为任意常数}).$$

以后为了运算方便起见，可把$\ln|y|$定成$\ln y$，只要记住最后得到的任意常数C可正可负就行了. 另外，由本例可见，有时为了简化解的表达式，可将积分常数直接定成$\ln C$，例如上例，将积分结果写为

$$\ln y=x^2+\ln C,$$

故原方程的通解为$y=C\mathrm{e}^{x^2}$.

例 2 求微分方程$\mathrm{d}y=2(x-1)^2(1+y^2)\mathrm{d}x$的通解.

解 分离变量，得

$$\frac{1}{1+y^2}\mathrm{d}y=2(x-1)^2\mathrm{d}x,$$

两边积分得

$$\int\frac{1}{1+y^2}\mathrm{d}y=2\int(x-1)^2\mathrm{d}x,$$

即得通解

$$\arctan y=\frac{2}{3}(x-1)^3+C.$$

二、一阶线性微分方程

形如

$$y' + p(x)y = Q(x) \tag{6-8}$$

的方程称为**一阶线性微分方程**. 它是关于未知函数 y 及其导数 y' 的一次方程，$p(x)$ 是未知函数 y 的系数，也可以是一个常数. $Q(x)$ 称为自由项. 当 $Q(x) \equiv 0$ 时，方程

$$y' + p(x)y = 0 \tag{6-9}$$

称为**一阶线性齐次微分方程**. 当 $Q(x) \neq 0$ 时，式(6-8)称为**一阶线性非齐次微分方程**.

为求解一阶线性非齐次微分方程，我们先讨论与它对应的齐次方程.

对式(6-9)分离变量得到

$$\frac{dy}{y} = -p(x)dx,$$

两边积分得

$$\int \frac{dy}{y} = -\int p(x)dx,$$

即

$$\ln y = -\int p(x)dx + \ln C,$$

$$y = Ce^{-\int p(x)dx}. \tag{6-10}$$

式(6-10)就是一阶线性齐次方程(6-9)的通解，其中 C 为任意常数.

下面研究非齐次方程的解法. 仿照上面齐次方程的解法，将式(6-8)写成

$$\frac{dy}{y} = \frac{Q(x)}{y}dx - p(x)dx,$$

两边积分得

$$\int \frac{dy}{y} = \int \frac{Q(x)}{y}dx - \int p(x)dx.$$

上式等号右边的第一个积分中含有未知函数 y，这个积分暂时不能算出，但我们知道 y 是 x 的函数，因此 $\frac{Q(x)}{y}$ 也是 x 的函数，从而 $\int \frac{Q(x)}{y}dx$ 也是 x 的函

数，暂记$\int \frac{Q(x)}{y}\mathrm{d}x=\mu(x)$，这样的话，上式就可以写成

$$\ln y=\mu(x)-\int p(x)\mathrm{d}x,\quad y=\mathrm{e}^{\mu(x)}\cdot \mathrm{e}^{-\int p(x)\mathrm{d}x}.$$

令 $\mathrm{e}^{\mu(x)}=C(x)$，于是有

$$y=C(x)\cdot \mathrm{e}^{-\int p(x)\mathrm{d}x}. \tag{6-11}$$

这里 $C(x)$是待定的函数.

将式(6－11)和式(6－10)相比较，可以看出，在齐次方程的通解中将任意常数 C 换成 x 的函数 $C(x)$，便是非齐次方程的解. 这种将方程通解中的任意常数变易为待定函数的方法叫做**常数变易法**. 只是这个 $C(x)$究竟怎样确定呢？

对式(6－11)两边同时求导，得

$$\begin{aligned} y' &= C'(x)\mathrm{e}^{-\int p(x)\mathrm{d}x}+C(x)\left[\mathrm{e}^{-\int p(x)\mathrm{d}x}\right]' \\ &= C'(x)\mathrm{e}^{-\int p(x)\mathrm{d}x}-C(x)p(x)\mathrm{e}^{-\int p(x)\mathrm{d}x}, \end{aligned}$$

把 y 及 y'代入原来的非齐次方程，得到

$$C'(x)\mathrm{e}^{-\int p(x)\mathrm{d}x}-C(x)p(x)\mathrm{e}^{-\int p(x)\mathrm{d}x}+C(x)p(x)\mathrm{e}^{-\int p(x)\mathrm{d}x}=Q(x),$$

$$C'(x)\mathrm{e}^{-\int p(x)\mathrm{d}x}=Q(x),$$

$$C(x)=\int Q(x)\mathrm{e}^{\int p(x)\mathrm{d}x}\mathrm{d}x+C.$$

于是得到非齐次方程的通解为

$$\begin{aligned} y &= \left[\int Q(x)\mathrm{e}^{\int p(x)\mathrm{d}x}\mathrm{d}x+C\right]\cdot \mathrm{e}^{-\int p(x)\mathrm{d}x} \\ &= C\mathrm{e}^{-\int p(x)\mathrm{d}x}+\mathrm{e}^{-\int p(x)\mathrm{d}x}\int Q(x)\mathrm{e}^{\int p(x)\mathrm{d}x}\mathrm{d}x. \end{aligned} \tag{6-12}$$

由此可见，非齐次方程的通解由两项构成，第一项对应的是齐次方程的通解；第二项是原来非齐次方程的一个特解(在通解中令 $C=0$，也可以推导出这个特解). 那么在今后求非齐次方程的通解时，可以直接利用上述通解公式(6－12).

例 3　求方程 $y'-\frac{1}{x}y=x^3$ 的通解.

解　这里 $p(x)=-\frac{1}{x}$，$Q(x)=x^3$.

(1) 先求出对应的齐次方程的通解

$$y = Ce^{-\int p(x)dx} = Ce^{-\int \frac{1}{x}dx} = Ce^{\ln x}, \quad y = Cx.$$

(2) 将 C 换成 x 的函数 $C(x)$，得到非齐次方程的通解形式

$$y = C(x)x.$$

(3) 将 $y = C(x)x$ 及 $y' = C'(x)x + C(x)$ 代入原非齐次方程中，得到

$$C'(x) = x^2, \quad C(x) = \frac{1}{3}x^3 + C.$$

从而得到原非齐次方程的通解为

$$y = \left(\frac{1}{3}x^3 + C\right)x.$$

例 4　求解伯努利方程

$$\frac{dy}{dx} + P(x)y = Q(x)y^n,$$

其中 n 为常数，且 $n \neq 0, 1$.

解　伯努利方程并非线性方程，作以下代换

$$z = y^{1-n},$$

得到关于 x，z 的一阶线性微分方程

$$\frac{dz}{dx} + (1-n)P(x)z = (1-n)Q(x),$$

利用通解公式(6-12)得

$$y^{1-n} = z = e^{(n-1)\int P(x)dx}\left[\int (1-n)Q(x)e^{(1-n)\int P(x)dx}dx + C\right].$$

思考与讨论

1. 将方程 $y' = f(ax+by)$ 化为可分离变量的微分方程，并求 $y' = \frac{1}{x-y} + 1$ 的解.

2. 将方程 $y' = f\left(\frac{y}{x}\right)$ 化为可分离变量的微分方程，并求 $y' = \frac{y}{x} + \tan\frac{y}{x}$ 的解.

第三节　可降阶的高阶微分方程

二阶及二阶以上的微分方程称为高阶微分方程. 下面介绍三类容易降阶的高阶微分方程的求解方法.

一、$y^{(n)}=f(x)$ 型的微分方程

方程 $y^{(n)} = f(x)$ 的右边仅含有自变量 x，连续积分 n 次，便可得到该方程的通解.

例 1　求解微分方程 $y'' = e^{3x} - \sin x$ 的通解.

解　对所给方程连续两次积分

$$y' = \frac{1}{3}e^{3x} + \cos x + C_1,$$

$$y = \frac{1}{9}e^{3x} + \sin x + C_1 x + C_2,$$

即为所求通解.

二、$y''=f(x, y')$ 型的微分方程

与一阶微分方程 $y' = f(x, y)$ 相比，方程 $y'' = f(x, y')$ 右端不显含未知函数 y，引入代换 $y' = p(x)$，则 $y'' = (y')' = p'$. 原方程 $y'' = f(x, y')$ 成为 $p' = f(x, p)$，这是关于变量 x 和 p 的一阶微分方程，解此一阶微分方程，便可以得到原方程的通解.

例 2　求解微分方程 $y'' = e^x - y'$.

解　令 $y' = p$，则 $y'' = p'$，原方程化为 $p' + p = e^x$. 这里 $P(x) = 1$，$Q(x) = e^x$，由通解公式(6－12)得

$$y' = p = e^{-x}\left(\int e^x \cdot e^x dx + C_1\right) = \frac{1}{2}e^x + C_1 e^{-x},$$

$$y = \frac{1}{2}e^x - C_1 e^{-x} + C_2.$$

三、$y''=f(y, y')$ 型的微分方程

与一阶微分方程 $y' = f(x, y)$ 比较，方程 $y'' = f(y, y')$ 右边不显含自变

量 x,令 $y'=p(y)$,则 $p(y)$ 是以 y 为中间变量的 x 的复合函数,将 y'' 化成 p 对 y 的导数, 即

$$y''=\frac{\mathrm{d}p}{\mathrm{d}x}=\frac{\mathrm{d}p}{\mathrm{d}y}\frac{\mathrm{d}y}{\mathrm{d}x}=p\frac{\mathrm{d}p}{\mathrm{d}y}.$$

于是原方程成为

$$p'=\frac{1}{p}f(y,\ p),$$

这是关于 y 和 p 的一阶微分方程,假设它的通解是 $p=\mu(y,\ C_1)$,即 $y'=\mu(y,\ C_1)$. 分离变量后并积分,可以得到原方程的通解

$$\int\frac{\mathrm{d}y}{\mu(y,\ C_1)}=x+C_2.$$

例 3　求解微分方程 $yy''-(y')^2-y'=0$.

解　令 $y'=p(y)$, 则

$$y''=\frac{\mathrm{d}p}{\mathrm{d}x}=p\frac{\mathrm{d}p}{\mathrm{d}y},$$

代入原方程,得

$$yp\frac{\mathrm{d}p}{\mathrm{d}y}-p^2-p=0.$$

(1) 当 $p\neq 0$ 时, 有

$$y\frac{\mathrm{d}p}{\mathrm{d}y}-p-1=0,$$

即

$$\frac{\mathrm{d}q}{q+1}=\frac{\mathrm{d}y}{y},$$

$$\ln(p+1)=\ln y+\ln C_1,$$

即 $p+1=C_1y$. 将 $p=y'$ 代入上式,得 $y'=C_1y-1$, 分离变量并积分

$$\frac{\mathrm{d}y}{C_1y-1}=\mathrm{d}x,$$

$$\ln(C_1y-1)=C_1x+\ln\widetilde{C}_2,$$

整理得

$$C_1y-1=\widetilde{C}_2\mathrm{e}^{C_1x},\quad y=\frac{1}{C_1}+\frac{\widetilde{C}_2}{C_1}\mathrm{e}^{C_1x}=\frac{1}{C_1}+C_2\mathrm{e}^{C_1x}.$$

(2) 当 $p=0$ 时,有 $y=C$. 综上所述,原方程的通解是

$$y=\frac{1}{C_1}+C_2e^{C_1x}.$$

思考与讨论

1. 求 $y^{(n)}=\sin x$ 的通解.

2. 求 $y^{(4)}-\frac{1}{x}y^{(3)}=0$ 的通解.

第四节　二阶常系数线性齐次微分方程

形如

$$A(x)y''+B(x)y'+C(x)y=f(x)$$

的方程称为**二阶线性微分方程**,式中 $A(x)\neq 0$,当 $f(x)=0$ 时,这个方程称为**齐次的**,否则称为**非齐次的**. 方程的左边各项系数 $A(x)$, $B(x)$, $C(x)$ 均为 x 的函数,当各项系数 $A(x)$, $B(x)$, $C(x)$ 均为常数时称为**二阶常系数线性微分方程**,其形式如下

$$Ay''+By'+Cy=f(x).$$

其中 A, B, C 均为常数,且 $A\neq 0$. 我们这里只讨论二阶常系数齐次微分方程,即

$$Ay''+By'+Cy=0. \tag{6-13}$$

一、线性微分方程解的结构

定理 1　若 $y_1(x)$和 $y_2(x)$是方程(6-13)的两个解,则

$$y(x)=C_1y_1(x)+C_2y_2(x)$$

也是方程(6-13)的解,其中 C_1,C_2 是任意常数.

证　只需代入验证就行了. 将

$$y=C_1y_1+C_2y_2,\quad y'=C_1y_1'+C_2y_2',\quad y''=C_1y_1''+C_2y_2''$$

代入方程(6-13)得

$$左边=A(C_1y_1''+C_2y_2'')+B(C_1y_1'+C_2y_2')+C(C_1y_1+C_2y_2)$$

$$= C_1(Ay''_1 + By'_1 + Cy_1) + C_2(Ay''_2 + By'_2 + Cy_2)$$

$$= C_1 \cdot 0 + C_2 \cdot 0 = \text{右边}.$$

这个性质是线性齐次方程所特有的，称为**迭加原理**.

于是，由齐次方程(6-13)的两个特解 $y_1(x)$，$y_2(x)$，可构造出它的无穷多个解：$y = C_1 y_1 + C_2 y_2$.

这个解是否就是通解呢？不一定！还要看其中的两个任意常数是否是相互独立的，也就是看它们能否合并成一个任意常数，这一点是由 $y_1(x)$ 和 $y_2(x)$ 的关系决定的.

定理 2　设 $y_1(x)$ 和 $y_2(x)$ 是方程(6-13)的两个线性无关的特解，则

$$y(x) = C_1 y_1(x) + C_2 y_2(x)$$

是方程(6-13)的通解，其中 C_1, C_2 是任意常数.

$y_1(x)$ 和 $y_2(x)$ 线性无关，是指不存在不全为零的两个常数 k_1, k_2，使得 $k_1 y_1(x) + k_2 y_2(x) = 0$，即

$$\frac{y_1(x)}{y_2(x)} \neq \text{常数},$$

否则 $y_1(x)$ 和 $y_2(x)$ 线性相关. 如果 $y_1(x)$，$y_2(x)$ 线性相关，则

$$\frac{y_1(x)}{y_2(x)} = k(\text{常数}).$$

于是

$$y = C_1 y_1(x) + C_2 y_2(x) = (C_1 k + C_2) y_2(x) = C y_2(x).$$

上式实际只有一个任意常数，因此它不是方程(6-13)的通解.

二、二阶常系数齐次线性微分方程的解

根据式(6-13)所具有的线性常数系数特点，我们来探讨如何求解这类方程.

由于指数函数 $y = e^{\lambda x}$ 和它的各阶导数只相差一个常数因子，尝试方程(6-13)有如 $y = e^{\lambda x}$ 形式的解，选择适当的 λ 值，使得 $y = e^{\lambda x}$ 满足方程(6-13).

将 $y' = \lambda e^{\lambda x}$，$y'' = \lambda^2 e^{\lambda x}$ 代入方程(6-13)得

$$A\lambda^2 e^{\lambda x} + B\lambda e^{\lambda x} + Ce^{\lambda x} = 0,$$

$$e^{\lambda x}(A\lambda^2 + B\lambda + C) = 0,$$

由于 $e^{\lambda x} \neq 0$，所以

$$A\lambda^2 + B\lambda + C = 0. \qquad (6-14)$$

方程(6-14)称为二阶微分方程(6-13)的**特征方程**，如果将特征方程(6-14)中的常数项 C 看做 λ^0 的系数，那么特征方程的特点是：λ^2，λ，λ^0 的系数恰好与相应的微分方程(6-13)中 y''，y'，y 的系数对应相等.

特征方程(6-14)的根称为微分方程(6-13)的**特征根**.因此，找到微分方程(6-13)的一个特征根 λ，也就是找到了它的一个特解 $y = e^{\lambda x}$.由此可知，求解微分方程(6-13)的解其实就是求解代数方程(6-14)的根.

由代数知识，根据判别式 $B^2 - 4AC$ 的符号，方程(6-14)的特征根有三种不同的情况，下面分别进行讨论.

(1) 当 $B^2 - 4AC > 0$ 时，特征方程(6-14)有两个相异的实数根.

$$\lambda_1 = \frac{-B + \sqrt{B^2 - 4AC}}{2A}, \quad \lambda_2 = \frac{-B - \sqrt{B^2 - 4AC}}{2A}.$$

于是 $y_1 = e^{\lambda_1 x}$，$y_2 = e^{\lambda_2 x}$ 为常微分方程(6-13)的两个特解，且因为

$$\frac{y_2}{y_1} = e^{(\lambda_2 - \lambda_1)x} \neq \text{常数},$$

即 y_1，y_2 线性无关，方程(6-13)的通解为

$$y = C_1 e^{\lambda_1 x} + C_2 e^{\lambda_2 x}.$$

例 1 求常微分方程 $2y'' + 5y' + 2y = 0$.

解 原方程的特征方程为 $2\lambda^2 + 5\lambda + 2 = 0$，它有两个互不相等的实根 $\lambda_1 = -\frac{1}{2}$，$\lambda_2 = -2$，于是，所求通解为

$$y = C_1 e^{-\frac{1}{2}x} + C_2 e^{-2x}.$$

(2) 当 $B^2 - 4AC = 0$ 时，特征方程(6-14)有两个相同的实根.

$$\lambda_1 = \lambda_2 = -\frac{B}{2A}.$$

这样，只找到一个特解 $y_1 = e^{-\frac{B}{2A}x}$，为了求得方程(6-13)的通解，还得找到另外一个特解 y_2，且 $\frac{y_2}{y_1} \neq$ 常数.

假设 $\frac{y_2}{y_1}=\mu(x)$，这里的 $\mu(x)$ 是一个待定的函数，因为 y_2 也是原方程的一个解，那么

$$y_2=y_1\mu(x),\quad y'_2=\mu'(x)y_1+y'_1\mu(x),$$

$$y''_2=\mu''(x)y_1+2y'_1\mu'(x)+\mu(x)y''_1,$$

应该符合原方程，将它们代入(6-13)，并整理成关于 $u(x)$ 的方程得

$$A\mu''(x)y_1+(2Ay'_1+By_1)\mu'(x)+(Ay''_1+By'_1+Cy_1)\mu(x)=0.$$

由 $y_1=\mathrm{e}^{-\frac{B}{2A}x}$ 得到

$$y'_1=-\frac{B}{2A}\mathrm{e}^{-\frac{B}{2A}x}=-\frac{B}{2A}y_1,$$

所以 $(2Ay'_1+By_1)=0$，由 y_1 是常微分方程(6-13)的一个特解，得到 $(Ay''_1+By'_1+Cy_1)=0$，所以

$$A\mu''(x)y_1=0.$$

上式中的 $A\neq 0$，$y_1\neq 0$，那么 $\mu''(x)=0$，两次积分可得

$$\mu(x)=C_1x+C_2.$$

由于是特解，只需要取一个不等于常数的解，最简单的情况是 $\mu(x)=x$. 于是找到了另外一个特解

$$y_2=x\mathrm{e}^{-\frac{B}{2A}x}.$$

且 y_1，y_2 线性无关，从而就找到了(6-13)的通解

$$y=C_1\mathrm{e}^{-\frac{B}{2A}x}+C_2x\mathrm{e}^{-\frac{B}{2A}x}=(C_1+C_2x)\mathrm{e}^{-\frac{B}{2A}x}.$$

例 2 求解常微分方程 $4y''+20y'+25y=0$.

解 特征方程为 $4\lambda^2+20\lambda+25=0$，解得特征根为 $\lambda_1=\lambda_2=-\frac{5}{2}$，于是所求通解为

$$y=(C_1+C_2x)\mathrm{e}^{-\frac{5}{2}x}.$$

(3) 当 $B^2-4AC<0$ 时，特征方程(6-14)有一对共轭复数根.

$$\lambda_{1,2}=\frac{-B+\mathrm{i}\sqrt{B^2-4AC}}{2A}=\alpha\pm\mathrm{i}\beta.$$

因此，得到方程(6-13)的特解

$$y_1 = e^{(\alpha+i\beta)x}, \quad y_2 = e^{(\alpha-i\beta)x} \quad \left(\frac{y_1}{y_2} = e^{2i\beta x} \neq 常数\right).$$

于是，方程(6－13)的通解为

$$y = C_1 e^{\lambda_1 x} + C_2 e^{\lambda_2 x}.$$

但这解是复值形式，为了得到实值形式的解，利用欧拉公式 $e^{i\theta} = \cos\theta + i\sin\theta$ 将 y_1，y_2 改写成如下形式

$$y_1 = e^{(\alpha+i\beta)x} = e^{\alpha x}(\cos\beta x + i\sin\beta x),$$

$$y_2 = e^{(\alpha-i\beta)x} = e^{\alpha x}(\cos\beta x - i\sin\beta x).$$

y_1，y_2 共轭，进行以下运算得到两个实值函数

$$\tilde{y}_1 = \frac{1}{2}(y_1 + y_2) = e^{\alpha x}\cos\beta x, \quad \tilde{y}_2 = \frac{1}{2i}(y_1 - y_2) = e^{\alpha x}\sin\beta x.$$

由叠加原理，$\tilde{y}_1$，$\tilde{y}_2$ 也是方程(6－13)的解，且 $\frac{\tilde{y}_2}{\tilde{y}_1} = \tan\beta x \neq$ 常数，得实值通解

$$y = e^{\alpha x}(C_1\cos\beta x + C_2\sin\beta x).$$

例 3 解常微分方程 $y'' - 6y' + 13y = 0$.

解 特征方程为 $\lambda^2 - 6\lambda + 13 = 0$，解方程得 $\lambda_{1,2} = 3 \pm 2i$，这里 $\alpha = 3$，$\beta = 2$，于是，所求通解为

$$y = e^{3x}(C_1\cos 2x + C_2\sin 2x).$$

现将求解二阶常系数齐次线性微分方程(6－13)的过程归纳如下：

① 写出微分方程对应的特征方程；

② 求出特征方程的根；

③ 根据特征方程的根，按下表写出微分方程的通解；

④ 若问题是要求出初始条件的特解，再把初始条件代入通解之中，即可确定 C_1 和 C_2，从而获得满足初始条件的特解.

特征方程 $A\lambda^2 + B\lambda + C = 0$ 的根	微分方程 $Ay'' + By' + Cy = 0$ 的通解
不等实根 $\lambda_1 \neq \lambda_2$	$y = C_1 e^{\lambda_1 x} + C_2 e^{\lambda_2 x}$
相等实根 $\lambda_1 = \lambda_2$	$y = C_1 e^{\lambda_1 x} + C_2 x e^{\lambda_1 x}$
共轭复根 $\lambda_1 = \alpha + i\beta, \lambda_2 = \alpha - i\beta$	$y = e^{\alpha x}(C_1\cos\beta x + C_2\sin\beta x)$

思考与讨论

1. 设函数 $y_1=2e^x\sin x$ 和 $y_2=-e^x\sin x$ 都是某二阶常系数线性齐次方程的解，这两个解线性无关吗？能否找到另一个解 y_3，使 y_1 和 y_3 线性无关？

2. 方程 $Ay''+By'+Cy=f(x)$ 中，若 $f(x)\neq 0$，则其解的结构如何？

第五节　微分方程在医学上的应用

随着科学的发展，越来越多的学科需要精确化和解析化，在医学中也不例外. 但是人们在揭示这样的规律的过程中，总是离不开建立一些模型，以便研究起来更方便. 常微分方程就是建立医学数学模型时应用最为广泛的工具之一.

所谓**数学模型**，是指对于一个现实对象，基于某个特定的目的，根据其内在规律，作出必要的简化假设，然后运用适当的数学工具，得到的一个数学结构. 建立数学模型的方法和步骤可以简单表述如下：

模型准备. 在建模之前对实际问题作深入的了解，明确目标，收集已有的各种资料和数据.

模型假设. 实际问题复杂且涉及面广，将问题理想化、抽象化，去除次要的因素，把握问题的本质. 这是建模的关键一步.

模型构成. 在模型假设的基础上，建立数学变量，并利用适当的数学工具来表达各个变量之间的关系，建立相应的数学模型.

模型求解. 根据建立的模型，给出相应的数学解. 例如解方程，画图形，数值计算等等.

模型分析和检验. 将所得到的结果与实际情况作分析比较，用已有的数据去验证，判断模型的正确性.

目前，在预防医学、基础医学、临床医学中都有相当多的医药学数学模型，其中有的是数理逻辑的逻辑表达式，有的是一般的数学方程(例如代数方程、常微分方程、积分方程等)，也有变量之间相互关系的图像和表格等. 这里介绍几个常见的常微分方程模型在医学中的应用.

一、自然生长模型(logistic 方程)

该模型是一种描述生物种群增殖的数学模型. 现在以 $N(t)$ 表示时刻 t 种群

的个体总数，$N'(t)$表示时刻 t 种群增殖的速率. 将 t 时刻比值 $\dfrac{N'(t)}{N(t)}$ 称为相对增殖率. 假设 t 时刻种群中的出生率为 $B(t)$，死亡率为 $D(t)$，根据以上假设，有

$$\frac{N'(t)}{N(t)} = B - D.$$

在一定的环境条件下，当种群数量较小时，资源相对丰富，出生率增加，死亡率减少；相反地，出生率减少而死亡率增大. 现在假设出生率为 $B(t)$和死亡率为 $D(t)$都是种群个体总数 $N(t)$的线性函数，即

$$B(t) = a - bN(t),\quad D(t) = \alpha + \beta N(t),$$
$$B - D = (a-\alpha) - (b-\beta)N(t) = r - kN(t).$$

其中常数 $r > 0$，$k > 0$，于是相对增殖率可以表示为

$$\frac{N'(t)}{N(t)} = r - kN(t).$$

解此可分离变量的微分方程，

$$\frac{\mathrm{d}N}{N(r-kN)} = \mathrm{d}t,$$

即

$$\left(\frac{1}{N} + \frac{k}{r-kN}\right)\mathrm{d}N = r\mathrm{d}t.$$

上式积分得，$\ln N - \ln(r-kN) = rt + \ln C$，即

$$\frac{N}{r-kN} = C\mathrm{e}^{rt}.$$

假如在 $t=0$ 时刻种群的总数 $N(0) = N_0$，将此初始数值代入上式可以得到

$$N = \frac{r}{k + \dfrac{r-kN_0}{N_0}\mathrm{e}^{-rt}}. \tag{6-15}$$

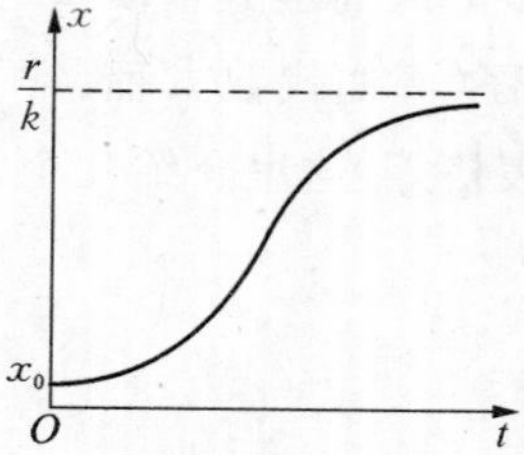

图 6-1

上式可知，当 $r < kN_0$，则 $N(t)$ 是时间 t 的单调减函数；当 $r > kN_0$，则 $N(t)$ 是时间 t 的单调增函数；当$t\to\infty$，有 $N\to\dfrac{r}{k}$，$N'\to 0$. $\dfrac{r}{k}$ 称为种群在一定环境下的平衡态式，(6-15) 称为自然生长方程，如图 6-1所

示.其曲线呈现S形,称**logistic 曲线**.

二、流行病传播模型

这里建立一种最简单的流行病模型——无移除流行病模型.这类流行病假设通过团体内部成员之间的接触而感染,感染者不因死亡、痊愈或者隔离而被移除;团体是封闭式的,即总人数 N,刚开始时可以假设只有一个感染者;团体成员之间接触机会均等.因此未感染者转化为已感染者的变化率与当时的未感染人数和已感染人数的乘积成正比.

现在建立模型,假设 t 时刻未感染的人数为 S,已感染人数为 I,根据上述假设可以得到如下常微分方程

$$\frac{\mathrm{d}S}{\mathrm{d}t}=-\alpha SI \quad (\alpha \text{ 为常数}),$$

$$S+I=N, I(0)=1,$$

通过解上述方程可以得到

$$\frac{\mathrm{d}S}{\mathrm{d}t}=-\alpha S(N-S),$$

$$\int\frac{\mathrm{d}S}{S(N-S)}=-\int\alpha\mathrm{d}t,$$

$$\frac{1}{N}\ln\frac{S}{N-S}=-\alpha t+C.$$

由初始条件解得 $C=\frac{1}{N}\ln(N-1)$,将 C 代入上式并整理得

$$S=-\frac{N(N-1)}{(N-1)+\mathrm{e}^{\alpha Nt}}. \qquad (6-16)$$

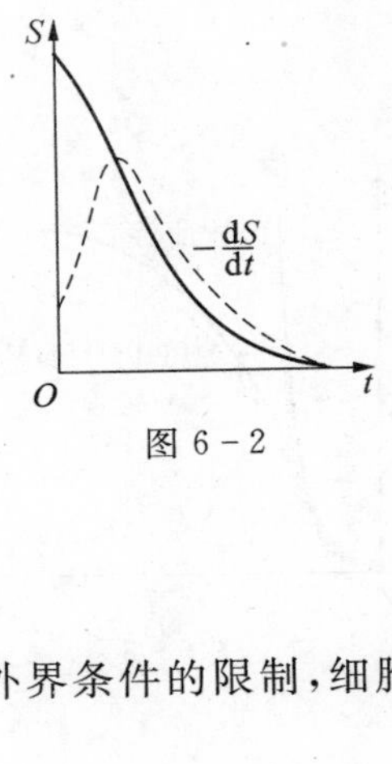

图 6-2

式(6-16)就是描述未感染人数随着时间变化的动态关系,其图形如图 6-2 所示.我们可以看到,当 $t\to\infty$, $S(t)\to 0$,表明所有的成员均被感染.因而对于无移除的流行病,最终的结果是所有成员均被感染,无一幸免.

三、肿瘤生长模型

根据实验的相关知识,细胞分裂的时候,如果没有外界条件的限制,细胞的

生长速率与当时细胞体积成正比，假设在 t 时刻细胞体积为 $V(t)$，则有

$$\frac{\mathrm{d}V}{\mathrm{d}t}=\beta V.$$

其中 β 为速率常数，假定在初始时刻 $t=t_0$ 时，$V=V_0$，于是 $V=V_0\mathrm{e}^{\beta(t-t_0)}$.

通常把细胞体积增大一倍所需要的时间，称为细胞的倍增时间. 由上述方程看出，它仅与速率常数 β 有关. 不过肿瘤的情况复杂，随着肿瘤的增大，倍增时间也不断地增加，肿瘤细胞的生长速率 β 不是常数，由医学研究可知，β 的变化率随着 β 的增加而减少，并且有 $\frac{\mathrm{d}\beta}{\mathrm{d}t}=-\alpha\beta$，其中 α 为非负常数. 因此肿瘤细胞的生长模型可表示为

$$\begin{cases}\dfrac{\mathrm{d}V}{\mathrm{d}t}=\beta V,\\[2mm] \dfrac{\mathrm{d}\beta}{\mathrm{d}t}=-\alpha\beta.\end{cases}\tag{6-17}$$

我们可以分两种情况来讨论上述模型.

(1) $\alpha=0$ 时，$\frac{\mathrm{d}\beta}{\mathrm{d}t}=0$，故 β 为常数，于是 $V=V_0\mathrm{e}^{\beta t}$. 这种情况下，肿瘤完全呈指数生长状态，生长速率为 β.

(2) $\alpha>0$ 时，由 $\frac{\mathrm{d}\beta}{\mathrm{d}t}=-\alpha\beta$，得 $\beta=\beta_0\mathrm{e}^{-\alpha t}$ $(t=t_0,\beta=\beta_0)$，代入式(6-17)

$$\frac{\mathrm{d}V}{\mathrm{d}t}=\beta_0 V\mathrm{e}^{-\alpha t},$$

解方程得

$$V=V_0\mathrm{e}^{\frac{\beta_0}{\alpha}(1-\mathrm{e}^{-\alpha t})}\quad(t=0,V=V_0).$$

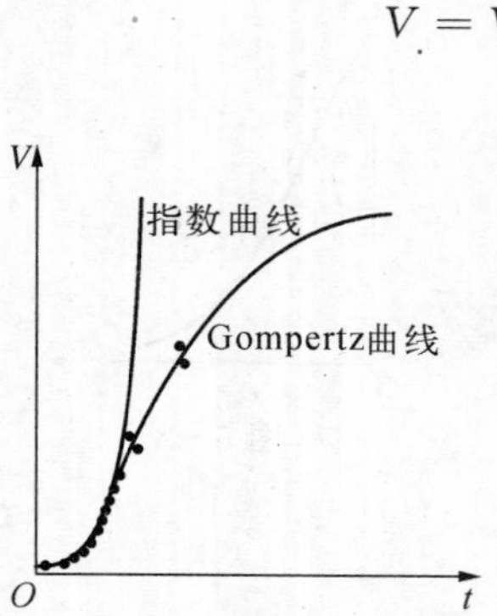

图 6-3

这就是肿瘤生长的数学模型，如图 6-3 所示，此图又称为高姆帕茨曲线. 以 $V=2V_0$ 代入上式得倍增时间

$$t_d=\frac{1}{\alpha}\ln\frac{\beta_0}{\beta_0-\alpha\ln 2}.$$

因为 $\lim\limits_{t\to\infty}V=V_0\mathrm{e}^{\frac{\beta_0}{\alpha}}$，说明随着时间的增长，肿瘤的增大逐渐减慢，最后趋于极限体积 $V_0\mathrm{e}^{\frac{\beta_0}{\alpha}}$.

习　题　六

1. 判断下列方程中哪些是微分方程，并指出微分方程的阶数.

(1) $y'+3y-5=2x$；

(2) $y^3+7y-6=5x$；

(3) $x'''+x=9$；

(4) $x^3(y''')^2+xy''+9xy'=0$；

(5) $x^2y''+xy'+4y=8$；

(6) $\sin x\,\mathrm{d}y=\cos y\,\mathrm{d}x$；

(7) $(xy+y^3)\mathrm{d}x-(x^3+2xy)\mathrm{d}y=0$；

(8) $\mathrm{e}^{x-2}y''-\mathrm{e}^{x-1}y'+\mathrm{e}^x y=0$；

(9) $\cos x\sin y\,\mathrm{d}y=\cos y\sin x\,\mathrm{d}x$.

2. 解下列微分方程.

(1) $y'-xy=0$；

(2) $(1-x)y'=a(y^2-y')$；

(3) $xy'-y\ln y=0$；

(4) $y'=\mathrm{e}^{x+y}$；

(5) $\dfrac{\mathrm{d}y}{\mathrm{d}x}=\dfrac{y}{x}+\tan\dfrac{y}{x}$；

(6) $y'=\dfrac{1}{x-y}+1$.

3. 解下列一阶线性微分方程.

(1) $y'-y\tan x=\sec x$；

(2) $(x+2)y'=3y+1$；

(3) $y'+y\cos x=\mathrm{e}^{-\sin x}$；

(4) $y'+\dfrac{y}{x}=\dfrac{\sin x}{x}$.

4. 解下列二阶微分方程.

(1) $y''=\mathrm{e}^x+1$；

(2) $y''=\dfrac{1}{1+x^2}$；

(3) $y''-\dfrac{1}{x}y'=x$；

(4) $y''=1+y'^2$.

5. 解下列二阶常系数线性齐次微分方程.

(1) $y''-3y'-10y=0$；

(2) $y''-4y'+4y=0$；

(3) $y''-6y'+13y=0$；

(4) $y''-4y=0$；

(5) $y''+4y'=0$，$y(0)=0$，$y'(0)=10$；

(6) $y''-5y'+6y=0$，$y(0)=\dfrac{1}{2}$，$y'(0)=1$.

第七章 多元函数微积分

前面所讨论的函数都只有一个自变量，称为一元函数. 在一些应用中还会遇到两个乃至多个自变量的函数，即多元函数. 一元函数微积分方法推广到二元函数时，会有些新的概念和方法，但由二元到多元时，则只是简单的拓广. 因此，本章主要以二元函数为主，学习多元函数微积分的基本概念、方法及其应用.

第一节 极限与连续

一、空间解析几何简介

1. 空间直角坐标系

过空间定点 O 作三条两两垂直的数轴 Ox, Oy, Oz，并以右手规则规定它们的方向，即以右手握住 Oz 轴，当右手的四个手指从 Ox 正向以 90° 角转向 Oy 轴正向时，大拇指的指向规定为 Oz 轴的正向(图 7-1). 这就构成了空间直角坐标系 $Oxyz$.

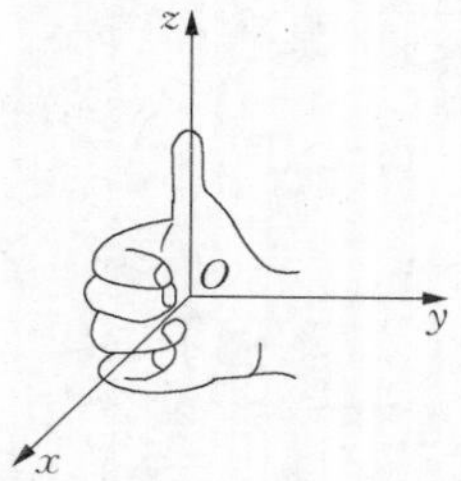

图 7-1

点 O 称为坐标原点，三条坐标轴分别为 x, y, z 轴(横、纵、竖轴)，每两条坐标轴所确定的平面 xOy, yOz, zOx 称为坐标面.

三个坐标面将整个空间分成八个部分，每一部分称为一个卦限，含 x, y, z 正半轴的那个卦限称为第一卦限，在 xOy 面上方，按逆时针依次为第二、第三、第四卦限. 在 xOy 面下方，第一卦限之下为第五卦限，其他按逆时针依次为第六、第七、第八卦限. 这八个卦限通常用字母 I、II、III、IV、V、VI、VII、VIII 表示.

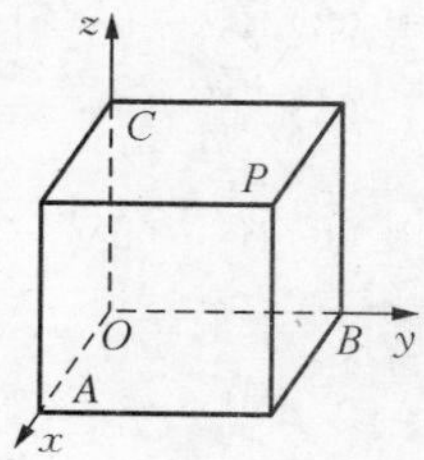

图 7-2

类似平面上的点与有序数组一一对应，空间中点 P 与三元有序数组(x, y, z)也是一一对应的关系(图 7-2). 对于任意一点 P，过 P 作垂直于坐标轴的三个平面，它们

分别与轴交于 A，B，C 三点，有向线段 OA，OB，OC 的值 x，y，z，就唯一确定了一个三元有序数组 (x, y, z)；反之，对于任意一个三元有序数组 (x, y, z)，使 OA，OB 和 OC 的值分别为 x，y，z，就在轴上唯一确定 A，B，C 三个点，过这三点且垂直于相应的轴的平面就在空间上唯一确定一点 P.

显然，原点为 $(0, 0, 0)$；x，y，z 轴上任意一点的坐标分别为 $(x, 0, 0)$、$(0, y, 0)$、$(0, 0, z)$；xOy，yOz，zOx 三个坐标面上任意一点的坐标分别为 $(x, y, 0)$、$(0, y, z)$、$(x, 0, z)$.

平面上两点间的距离公式推广到空间上的两点 $P_1(x_1, y_1, z_1)$ 和 $P_2(x_2, y_2, z_2)$，其距离公式为

$$|P_1P_2| = \sqrt{(x_2 - x_1)^2 + (y_2 - y_1)^2 + (z_2 - z_1)^2}.$$

2. *曲面及其方程*

例 1　求与定点 $A(1, 2, 0)$ 和 $B(2, 1, 1)$ 等距离的点的轨迹.

解　从几何上看，满足该条件的点的轨迹必定是一个平面，设动点为 $P(x, y, z)$，由两点间距离公式，得

$$\sqrt{(x-1)^2 + (y-2)^2 + (z-0)^2} = \sqrt{(x-2)^2 + (y-1)^2 + (z-1)^2},$$

整理，得平面方程

$$2x - 2y + 2z - 1 = 0.$$

(1) 平面. 方程

$$Ax + By + Cz + D = 0$$

称为平面的一般方程，其中 A，B，C，D 为常数，且 A，B，C 不同时为零. 显然 $x = a$，$y = b$，$z = c$ 等表示垂直于 x，y，z 轴的平面，缺少某个变量的方程表示过该轴或平行于该轴的平面，如方程 $x + y = 1$ 是平行于 z 轴的平面.

(2) 球面. 方程

$$(x - x_0)^2 + (y - y_0)^2 + (z - z_0)^2 = R^2$$

是标准球面方程，其球心在点 (x_0, y_0, z_0) 上，半径为 R.

(3) 柱面. 方程 $x^2 + y^2 = R^2$ 在空间直角坐标系中表示圆柱面：方程不含变量 z，这就是说只要 x，y 符合条件，z 可以取任意值. 其图形相当于"平行于 z 轴的直线 l（称母线）沿 xOy 坐标面上的曲线 $x^2 + y^2 = R^2$（称准线）划过的轨迹". 如图 7 - 3 所示.

注意：将母线在准线上划过的轨迹定义成柱面，那么平面是以直线为准线的柱面.

类似地，方程 $x^2=2y$ 在空间直角坐标系中，表示平行于 z 轴的直线 l 沿 xOy 面上的抛物线 $x^2=2y$ 划过的轨迹(图 7-4)，称为抛物柱面；方程 $x+z=1$ 表示平行于 y 轴的平面(图 7-5)，也是柱面.

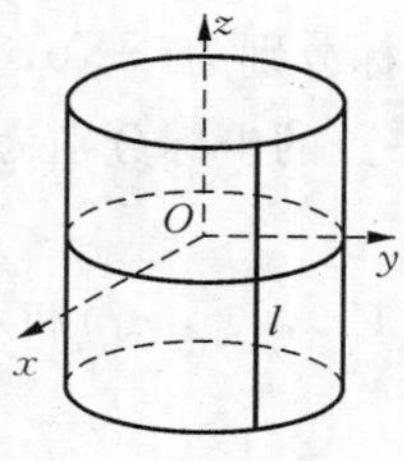

图 7-3

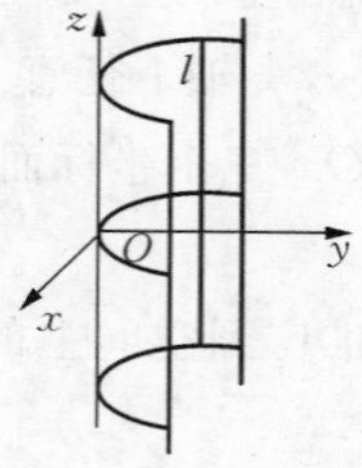

图 7-4

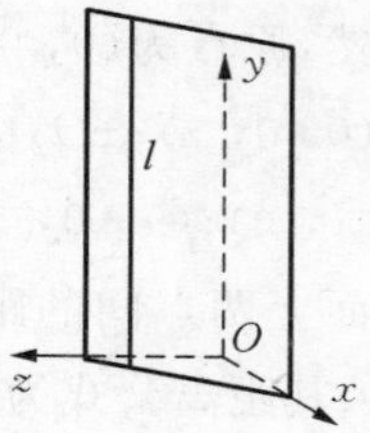

图 7-5

(4) 一般的二次曲面. 截痕法：垂直于坐标轴的平面与曲面的交线称为**截痕**，通过综合截痕的变化可以大致了解二次曲面的形状.

例 2 用截痕法分析下列方程所表示的曲面的形状.

(1) $z=2x^2+y^2$； (2) $z^2=2x^2+y^2$；

(3) $x^2+y^2=1+\frac{1}{4}z^2$.

解 (1) 令 $z=k\geqslant 0$，k 取不同值时，得到系列垂直于 z 轴的平面与曲面的交线(截痕)，这是一系列椭圆 $2x^2+y^2=k$；同理，在垂直于 x 轴的系列平面 $x=k$ 上得到一系列抛物线 $z-2k^2=y^2$；垂直于 y 轴的系列平面 $y=k$ 上得到系列抛物线 $z-k^2=2x^2$. 截痕中有椭圆、抛物线，称这种二次曲面为椭圆抛物面，如图 7-6 所示.

(2) 类似地，方程 $z^2=2x^2+y^2$ 表示的曲面如图 7-7 所示，称为椭圆锥面.

(3) 方程 $x^2+y^2=1+\frac{1}{4}z^2$，令 z 为任意常数，得到一系列圆；令 x 或 y 为任意常数，都得到一系列双曲线，所以这曲面称为旋转(圆) 双曲面. 如图 7-8 所示.

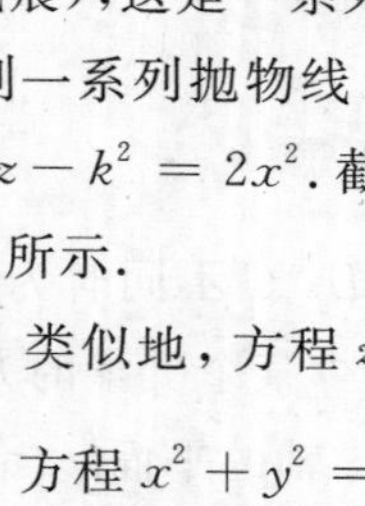

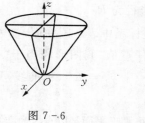

图 7-6

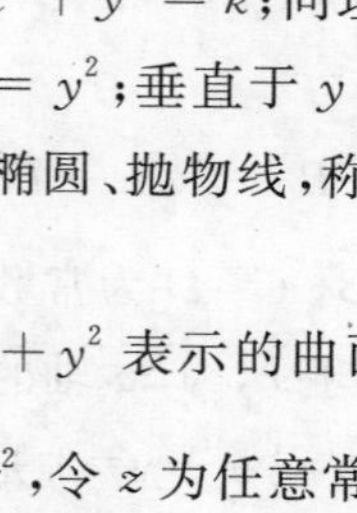

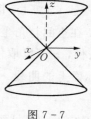

图 7-7

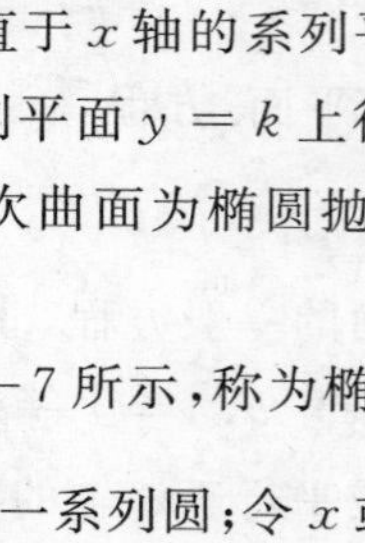

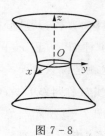

图 7-8

二、多元函数概念

正像在曲面的方程中所看到的那样，自然现象以及实际问题中经常会遇到多个变量之间的依赖关系.

例如，圆柱体的体积 V 和它的底半径 r、高 h 之间的关系为 $V=\pi r^2 h$.

又如，病人在进行补液时，补液量 N 与正常血容量 V、正常红细胞比容(单位容积血液中红细胞所占容积百分比)A 及病人红细胞比容 B 之间的关系为

$$N=V\left(1-\frac{A}{B}\right).$$

这里变量 V，N 分别依赖于两个、三个变量. 类似一元函数，我们给出以下二元函数的定义.

定义 1　设某一变化过程中有三个变量 x，y，z，如果对于变量 x，y 在允许范围内的每一对取值，按照一定的规律，变量 z 总有确定的值与之对应，则称变量 z 为变量 x，y 的**二元函数**，记为

$$z=f(x,\ y).$$

变量 x，y 的允许取值范围称为函数的定义域，x，y 称为自变量，z 称为因变量.

函数 $z=f(x,\ y)$ 在某点 $(x_0,\ y_0)$ 的值 z_0 叫做函数值，记为

$$f(x_0,\ y_0)=z_0 \quad 或 \quad z\Big|_{\substack{x=x_0\\y=y_0}}=z_0.$$

函数值的全体所构成的集合称为函数 f 的值域.

二元函数也就是方程 $z=f(x,\ y)$，它的定义域在几何上是坐标面 xOy 上的一个点集；它的值域，如本节开始部分所述，对应的点集在空间上形成一个曲面. 以下对定义域所对应的平面点集作必要的讨论.

例 3　函数 $z=\arcsin(x^2+y^2)$ 的定义域为 $x^2+y^2\leqslant 1$，它是圆 $x^2+y^2=1$ 以内所有点的集合. 如图 7-9 所示.

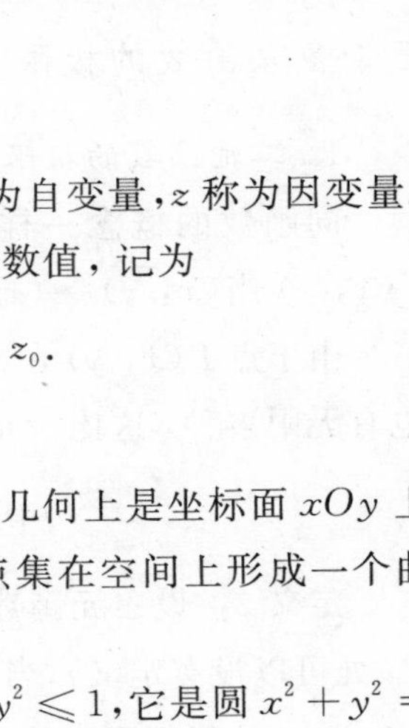

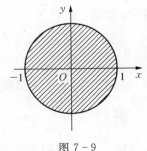

图 7-9

例 4　函数 $z=(\sqrt{x-y^2}+\sqrt{4-x})\ln(y^2-1)$ 的定义域为 $y^2\leqslant x\leqslant 4$，$|y|\geqslant 1$，它是抛物线 $x=y^2$ 与直线 $x=4$ 及 $y=\pm 1$ 所包围的两部分点集. 如图 7-10 所示.

点集 $\{(x,\ y)\mid x^2+y^2\leqslant 1\}$(图 7-9)，实际上包含两个部分，即

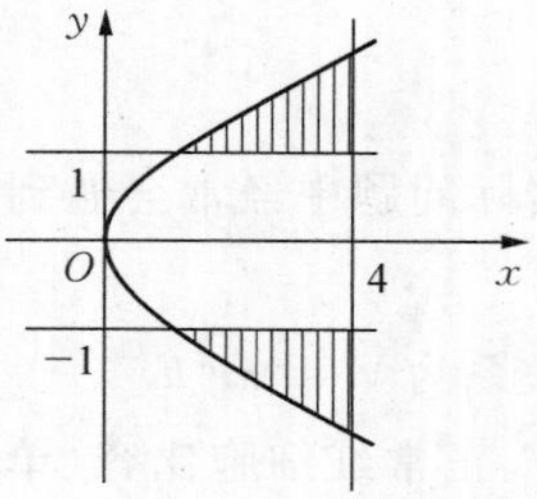

图 7-10

$$\{(x, y) \mid x^2 + y^2 < 1\},$$

其中的任意两点都能通过点集内的点连接，称它是连通的；

$$\{(x, y) \mid x^2 + y^2 = 1\},$$

称这点集为边界，含全部边界(点)在内的点集称为闭集，不含任何边界(点)的点集称为开集.

平面上，连通的开集称为**开区域(区域)**；连通的闭集称为**闭区域**. 能被圆心在原点、半径有限的圆包含的区域，称为**有界的**. 以某点为中心的一个圆形区域称为该点的**邻域**.

例 3 的定义域是一个有界闭区域；例 4 的定义域不是开区域，或说由两个有界闭区域构成；而点集 $\{(x, y) \mid x + y \geqslant 0\}$ 是无界闭区域.

类似地，可以定义三元函数 $u = f(x, y, z)$ 及 n 元函数 $y = f(x_1, x_2, \cdots, x_n)$，二元及二元以上的函数统称为多元函数.

三、多元函数的极限与连续性

1. 二元函数的极限

同函数的概念一样，极限的概念还是以二元为主，即讨论二元函数 $z = f(x, y)$ 当 $(x, y) \to (x_0, y_0)$，即 $P(x, y) \to P_0(x_0, y_0)$ 时的极限.

由于点 $P(x, y)$ 在 xOy 平面上变化，因此，$P \to P_0$ 的方向有任意多个，路径也有无限多种，这比一元函数要复杂得多，但它可以简单地等价于

$$|PP_0| = \sqrt{(x - x_0)^2 + (y - y_0)^2} \to 0.$$

定义 2 设二元函数 $z = f(x, y)$ 在点 $P_0(x_0, y_0)$ 的邻域内有定义(在点 P_0 处可以没有定义)，当点 $P(x, y)$ 以任何方式无限趋向 $P_0(x_0, y_0)$ 时，函数 $f(x, y)$ 的值都无限趋向于某一常数 A，则称 A 为函数 $f(x, y)$ 当 $P \to P_0$ 时的**极限**，记为

$$\lim_{(x, y) \to (x_0, y_0)} f(x, y) = A \quad 或 \quad \lim_{\substack{x \to x_0 \\ y \to y_0}} f(x, y) = A \quad 或 \quad \lim_{P \to P_0} f(x, y) = A.$$

为了区别于一元函数的极限，将二元函数的极限叫做**二重极限**.

例 5 证明 $\lim\limits_{(x, y) \to (0, 0)} (x^2 + y^2) \sin \dfrac{1}{x^2 + y^2} = 0.$

证 x, y 不同为零即在点(0, 0)附近，

$$f(x, y)=(x^2+y^2)\sin\frac{1}{x^2+y^2}$$

有定义.

当$(x, y)\to(0, 0)$时,

$$|PP_0|=\sqrt{(x-0)^2+(y-0)^2}=\sqrt{x^2+y^2}\to 0,$$

此时

$$|f(x, y)-0|=\left|(x^2+y^2)\sin\frac{1}{x^2+y^2}\right|\leqslant x^2+y^2=|PP_0|^2\to 0.$$

所以

$$\lim_{(x, y)\to(0, 0)} f(x, y)=\lim_{(x, y)\to(0, 0)}(x^2+y^2)\sin\frac{1}{x^2+y^2}=0.$$

注意:二重极限中,P 趋向 P_0 是指“以任何方式”.因此,某种特殊方式下,函数趋向于某一常数,乃至几种特殊方式下,函数趋向于同一常数,都不可以保证极限存在.但反过来,只要发现 P 以不同方式趋向 P_0 时,$f(x, y)$趋于不同的值,就可以断定函数极限不存在.

例如,极限$\lim\limits_{\substack{x\to 0\\ y\to 0}}\frac{xy}{x^2+y^2}$,不妨记$\frac{xy}{x^2+y^2}$为 $f(x, y)$,(x, y) 为 P,$(0, 0)$ 为 P_0.

P 沿 x 轴趋向 P_0 时,$y\equiv 0$,则 $f(x, y)=f(x, 0)=0$,所以 $f(x, y)\to 0$;P 沿 y 轴趋向 P_0 时,$x\equiv 0$,则 $f(x, y)=f(0, y)=0$,所以 $f(x, y)\to 0$.但实际上 $\lim\limits_{(x, y)\to(0, 0)} f(x, y)$ 不存在.因为当点 P 沿直线 $y=kx$ 趋向 P_0 时,有

$$\lim_{\substack{(x, y)\to(0, 0)\\ y=kx}}\frac{xy}{x^2+y^2}=\lim_{x\to 0}\frac{kx^2}{x^2+k^2y^2}=\frac{k}{1+k^2},$$

它随着 k 值的变化而变化.

多元函数的极限运算,有与一元函数类似的运算法则.

例 6　求 $\lim\limits_{(x, y)\to(0, 2)}\frac{\sin xy}{x}$.

解　$x\neq 0$ 即函数在$(0, 2)$附近有定义,由积的极限运算法则及极限 $\lim\limits_{x\to 0}\frac{\sin x}{x}=1$,有

$$\lim_{(x, y)\to(0, 2)}\frac{\sin xy}{x}=\lim_{(x, y)\to(0, 2)}\left[\frac{\sin xy}{xy}\cdot y\right]=\lim_{xy\to 0}\frac{\sin xy}{xy}\lim_{y\to 2} y=1\cdot 2=2.$$

2. 二元函数的连续性

定义 3 如果二元函数 $z=f(x, y)$ 满足：

(1) 在点 $P_0(x_0, y_0)$ 及其邻域有定义；

(2) $\lim\limits_{(x, y)\to(x_0, y_0)} f(x, y)$ 存在；

(3) $\lim\limits_{(x, y)\to(x_0, y_0)} f(x, y)=f(x_0, y_0)$.

则称函数 $f(x, y)$ 在点 $P_0(x_0, y_0)$ 处**连续**.

如果函数 $f(x, y)$ 在区域 D 内每一点都连续，称函数在 D 内连续，或 D 上的连续函数. 函数的不连续的点叫做函数的**间断点**.

二元函数的间断点可能形成一条或几条曲线，例如，函数 $z=\dfrac{x}{x^2-y^2}$ 在直线 $y=x$ 和 $y=-x$ 上间断；函数 $z=\sin\dfrac{1}{x^2+y^2-1}$ 在圆周 $x^2+y^2=1$ 上间断.

类似一元函数，多元初等函数是指可用一个解析式子表示的多元函数，与连续性相关的结论也可以推广过来. 例如，多元连续函数的和、差、积、商（分母不为零）是连续函数；其复合也是连续函数；一切多元初等函数在其定义区域内是连续的，定义区域是指包含在定义域内的区域或闭区域.

由多元函数的连续性，在函数有定义的点上，极限等于函数值. 例如，

$$\lim_{(x, y)\to(0, 0)} \frac{\sqrt{xy+1}-1}{xy}=\lim_{(x, y)\to(0, 0)} \frac{xy+1-1}{xy(\sqrt{xy+1}+1)}$$

$$=\lim_{(x, y)\to(0, 0)} \frac{1}{\sqrt{xy+1}+1}=\frac{1}{2}.$$

以上关于二元函数的极限与连续性概念以及相关的运算，可以相应地推广到 n 元函数 $y=f(x_1, x_2, \cdots, x_n)$ 上去.

思考与讨论

1. 能否用累次极限 $\lim\limits_{x\to x_0}\lim\limits_{y\to y_0} f(x, y)$ 或 $\lim\limits_{y\to y_0}\lim\limits_{x\to x_0} f(x, y)$ 计算二重极限 $\lim\limits_{\substack{x\to x_0\\ y\to y_0}} f(x, y)$？

2. 如果二元函数 $f(x, y)$ 在 (x_0, y_0) 连续，那么一元函数 $f(x, y_0)$ 在 x_0 处连续吗？

第二节　偏导数与全微分

一、偏导数的定义及其计算方法

对于多元函数，函数变化率同样是一个重要的概念，但这里自变量不止一个，情况就比一元函数复杂得多.如果仅考虑函数关于其中一个变量的变化率，问题就简单了.以二元函数 $z=f(x, y)$ 为例，固定其中一个变量，如 y（看做常数），函数就可以看做是另一个变量 x 的一元函数.这函数对 x 的导数，称为二元函数 $z=f(x, y)$ 对 x 的偏导数，定义如下.

定义 1　设函数 $z=f(x, y)$ 在点 (x_0, y_0) 及其邻域内有定义，当 y 固定在 y_0 而 x 在 x_0 处有增量 Δx 时，相应的函数的增量

$$f(x_0+\Delta x, y_0)-f(x_0, y_0)$$

称作点 (x_0, y_0) 处对 x 的**偏增量**，如果极限

$$\lim_{\Delta x\to 0}\frac{f(x_0+\Delta x, y_0)-f(x_0, y_0)}{\Delta x}$$

存在，则称此极限为函数 $z=f(x, y)$ 在点 (x_0, y_0) 处对 x 的**偏导数**，记为

$$\left.\frac{\partial z}{\partial x}\right|_{\substack{x=x_0\\ y=y_0}},\quad \left.\frac{\partial f}{\partial x}\right|_{\substack{x=x_0\\ y=y_0}},\quad z_x\Big|_{\substack{x=x_0\\ y=y_0}}\quad 或\quad f_x(x_0, y_0).$$

类似地，可定义函数 $z=f(x, y)$ 在点 (x_0, y_0) 处对 y 的偏导数，即

$$\left.\frac{\partial z}{\partial y}\right|_{\substack{x=x_0\\ y=y_0}}=\lim_{\Delta y\to 0}\frac{f(x_0, y_0+\Delta y)-f(x_0, y_0)}{\Delta y}.$$

如果函数 $z=f(x, y)$ 在区域 D 的任意一点有对 x（或 y）的偏导数，这个偏导数就是 x，y 的函数，它就称为函数 $z=f(x, y)$ 对 x（或 y）的**偏导函数**，记作

$$\frac{\partial z}{\partial x},\ \frac{\partial f}{\partial x},\ z_x,\ f_x(x, y)\quad 或\quad \frac{\partial z}{\partial y},\ \frac{\partial f}{\partial y},\ z_y,\ f_y(x, y).$$

所以，偏导数其实就是偏导函数在相应点的函数值.类似一元函数的导函数，以后在不至于引起混淆的地方也称偏导函数为偏导数.

同多元函数的极限一样，偏导数的定义也可以推广到二元以上的函数.

1. 偏导数的求法

从定义上看，偏导数的求法与一元函数的导数求法是一样的. 因此，一元函数的求导法则、求导公式在这里也都适用. 具体做法是，对某变量求导时，视其他变量为常数，将函数看成关于该变量的一元函数. 然后用一元函数的求导法则求导.

例 1 求 $z = x^2 + 3xy + y^2$ 在点(1, 2) 处的偏导数.

解 视 y 为常量，对 x 求导，得

$$\frac{\partial z}{\partial x} = 2x + 3y;$$

视 x 为常量，对 y 求导，得

$$\frac{\partial z}{\partial y} = 3x + 2y.$$

将点(1, 2)代入上面结果，得

$$\left.\frac{\partial z}{\partial x}\right|_{\substack{x=1\\y=2}} = 2 \times 1 + 3 \times 2 = 8; \quad \left.\frac{\partial z}{\partial y}\right|_{\substack{x=1\\y=2}} = 3 \times 1 + 2 \times 2 = 7.$$

例 2 求 $z = x^2 \sin 2y + \mathrm{e}^y$ 的偏导数.

解 $\dfrac{\partial z}{\partial x} = 2x \sin 2y$，$\dfrac{\partial z}{\partial y} = 2x^2 \cos 2y + \mathrm{e}^y$.

例 3 设 $z = x^y$，证明

$$\frac{x}{y} \cdot \frac{\partial z}{\partial x} + \frac{1}{\ln x} \cdot \frac{\partial z}{\partial y} = 2z.$$

证 因为 $\dfrac{\partial z}{\partial x} = yx^{y-1}$，$\dfrac{\partial z}{\partial y} = x^y \ln x$，所以

$$\frac{x}{y} \cdot \frac{\partial z}{\partial x} + \frac{1}{\ln x} \cdot \frac{\partial z}{\partial y} = \frac{x}{y} y x^{y-1} + \frac{1}{\ln x} x^y \ln x = x^y + x^y = 2z.$$

例 4 求 $u = \sqrt{x^2 + y^2 + z^2}$ 的偏导数.

解 视 y, z 为常量，对 x 求导，得

$$\frac{\partial u}{\partial x} = \frac{2x}{2\sqrt{x^2 + y^2 + z^2}} = \frac{x}{u},$$

由自变量的对称性，得

$$\frac{\partial u}{\partial y}=\frac{y}{u},\ \frac{\partial u}{\partial z}=\frac{z}{u}.$$

2. 偏导数的几何意义

二元函数 $z=f(x, y)$ 的图形是空间上的一张曲面. 固定 $y=y_0$ 时，该二元函数可视为一元函数 $z=f(x, y_0)$，相应地，几何上视为曲面 $z=f(x, y)$ 与平面 $y=y_0$ 的交线，这是一条平面曲线，如图 7-11 中的 $\overparen{APB}$.

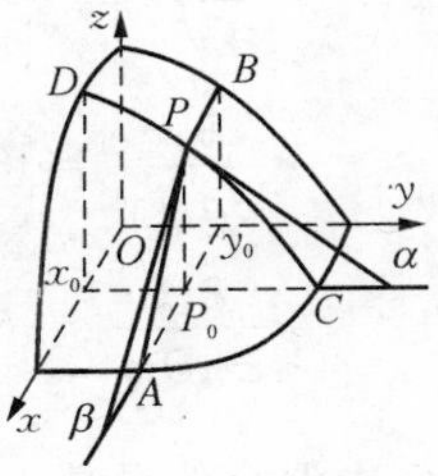

图 7-11

由此可见，二元函数 $z=f(x, y)$ 在点 (x_0, y_0) 处对 x 的偏导数 $f'_x(x_0, y_0)$，就是一元函数 $z=f(x, y_0)$ 在 x_0 处的导数，即平面曲线 $\overparen{APB}$ 在点 $P(x_0, y_0, z_0)$ 处的切线对于 x 轴的切线的斜率($f'_x(x_0, y_0)=\tan\beta$).

同理，二元函数 $z=f(x, y)$ 在点 (x_0, y_0) 处对 y 的偏导数 $f'_y(x_0, y_0)$，就是一元函数 $z=f(x_0, y)$ 在 y_0 处的导数，即平面曲线 $\overparen{CPD}$ 在点 $P(x_0, y_0, z_0)$ 处的切线对于 y 轴的切线的斜率($f'_y(x_0, y_0)=\tan\alpha$).

值得注意的是，一元函数在某点的导数存在，则它在该点必然连续. 但多元函数在某点即使各个偏导数都存在，也不能保证它在该点连续. 这是因为偏导数仅仅描述了 xOy 平面上动点沿着平行于坐标轴的方向趋向 P_0 时，函数的变化情况. 而动点以其他方式趋向 P_0 时，情况未知.

二、高阶偏导数

设函数 $z=f(x, y)$ 在区域 D 内具有偏导数

$$\frac{\partial z}{\partial x}=f_x(x, y),\quad \frac{\partial z}{\partial y}=f_y(x, y).$$

一般这两个偏导数在区域 D 内仍是 x, y 的函数，如果它们也存在偏导数，则称此偏导数为函数 $z=f(x, y)$ 的**二阶偏导数**，按照对变量求导次序的不同有下列四个二阶偏导数：

$$\frac{\partial}{\partial x}\left(\frac{\partial z}{\partial x}\right)=\frac{\partial^2 z}{\partial x^2}=f_{xx}(x, y),\quad \frac{\partial}{\partial y}\left(\frac{\partial z}{\partial x}\right)=\frac{\partial^2 z}{\partial x\partial y}=f_{xy}(x, y),$$

$$\frac{\partial}{\partial x}\left(\frac{\partial z}{\partial y}\right)=\frac{\partial^2 z}{\partial y\partial x}=f_{yx}(x, y),\quad \frac{\partial}{\partial y}\left(\frac{\partial z}{\partial y}\right)=\frac{\partial^2 z}{\partial x^2}=f_{yy}(x, y).$$

其中二、三两个偏导数称为**混合偏导数**,同样可定义三阶、四阶及 n 阶偏导数. 二阶及二阶以上的偏导数统称为**高阶偏导数**.

例 5 求函数 $z=x^2y^3+\sin xy$ 的二阶偏导数.

解
$$\frac{\partial z}{\partial x}=2xy^3+y\cos xy,\quad \frac{\partial z}{\partial y}=3x^2y^2+x\cos xy,$$
$$\frac{\partial^2 z}{\partial x^2}=2y^3-y^2\sin xy,\quad \frac{\partial^2 z}{\partial y^2}=6x^2y-x^2\sin xy,$$
$$\frac{\partial^2 z}{\partial x\partial y}=6xy^2+\cos xy-xy\sin xy,$$
$$\frac{\partial^2 z}{\partial y\partial x}=6xy^2+\cos xy-xy\sin xy.$$

本例中混合偏导数 $\frac{\partial^2 z}{\partial x\partial y}$, $\frac{\partial^2 z}{\partial y\partial x}$ 相等.

定理 1 若函数 $z=f(x,y)$ 的两个二阶混合偏导数 $\frac{\partial^2 z}{\partial x\partial y}$, $\frac{\partial^2 z}{\partial y\partial x}$ 在区域 D 内连续,则在该区域内这两个二阶混合偏导数相等.

即二阶混合偏导数在连续的条件下与求导次序无关. 定理证明从略.

三、全微分

由偏导数的定义知道,二元函数对某个变量的偏导数,仅仅是因变量对于该自变量的变化率,因为另一个自变量是固定的. 由一元函数微分学中的知识,有

$$f(x+\Delta x,y)-f(x,y)\approx f_x(x,y)\Delta x,$$
$$f(x,y+\Delta y)-f(x,y)\approx f_y(x,y)\Delta y.$$

以上两式左端分别是二元函数对 x, y 的偏增量,而右端分别叫做二元函数对 x, y 的**偏微分**. 但实际问题需要讨论多元函数各个自变量都获得增量时因变量的增量.

设函数 $z=f(x,y)$ 在点 (x,y) 的某邻域内有定义,$P(x+\Delta x,y+\Delta y)$ 为这邻域内任意一点,则

$$\Delta z=f(x+\Delta x,y+\Delta y)-f(x,y)$$

称为函数在点 P 对应于自变量增量 Δx, Δy 的**全增量**.

全增量的计算一般比较复杂,同一元函数一样,我们希望用自变量增量 Δx, Δy 的线性函数来近似代替,从而引入以下定义.

定义 2　设函数 $z=f(x,y)$ 在点 (x,y) 的某邻域内有定义，如果函数在点 (x,y) 的全增量

$$\Delta z=f(x+\Delta x,y+\Delta y)-f(x,y)$$

可以表示为

$$\Delta z=A\Delta x+B\Delta y+o(\rho).$$

其中常数 A，B 不依赖 Δx，Δy 仅与 x，y 有关，$o(\rho)$ 为 $\rho=\sqrt{(\Delta x)^2+(\Delta y)^2}$ 的高阶无穷小，则称函数在点 (x,y) **可微**，$A\Delta x+B\Delta y$ 称为函数在点 (x,y) 的**全微分**，记作 $\mathrm{d}z$，即

$$\mathrm{d}z=A\Delta x+B\Delta y.$$

如果函数在区域 D 内每点都可微，则称这函数**在 D 内可微**.

前面已经指出，多元函数在某点的偏导数存在，并不能保证函数在该点连续. 但由上述定义可知，函数 $z=f(x,y)$ 在点 (x,y) 可微分，那么函数在该点必定连续.

事实上，假设函数 $z=f(x,y)$ 在点 (x,y) 可微分，则由定义知

$$\Delta z=A\Delta x+B\Delta y+o(\rho).$$

注意到 $\rho\to 0$ 时，$\Delta x\to 0$，$\Delta y\to 0$，且 A，B 为不依赖于 Δx，Δy 的常数，那么

$$\lim_{\rho\to 0}\Delta z=0.$$

结合全增量的定义 $\Delta z=f(x+\Delta x,y+\Delta y)-f(x,y)$，有

$$\lim_{(\Delta x,\Delta y)\to(0,0)}f(x+\Delta x,y+\Delta y)=\lim_{\rho\to 0}[f(x,y)+\Delta z]=f(x,y).$$

这就是说函数 $z=f(x,y)$ 在点 (x,y) 连续.

定理 2　如果函数 $z=f(x,y)$ 在点 (x,y) 可微分，则函数在该点的偏导数 $\dfrac{\partial z}{\partial x}$，$\dfrac{\partial z}{\partial y}$ 必定存在，且函数在该点的全微分为

$$\mathrm{d}z=\frac{\partial z}{\partial x}\mathrm{d}x+\frac{\partial z}{\partial y}\mathrm{d}y.$$

证　设函数 $z=f(x,y)$ 在点 $P(x,y)$ 可微分，于是对点 P 的某邻域内任意一点 $P_1(x+\Delta x,y+\Delta y)$，总有

$$f(x+\Delta x,y+\Delta y)-f(x,y)=A\Delta x+B\Delta y+o(\rho).$$

A，B，ρ 意义如前述，特别地，对于 $\Delta y=0$ 上式也是成立的，即

$$f(x+\Delta x, y)-f(x, y)=A\Delta x+o(|\Delta x|),$$

上式两端各除以 Δx,再对 $\Delta x\to 0$ 取极限,得

$$\lim_{\Delta x\to 0}\frac{f(x+\Delta x, y)-f(x, y)}{\Delta x}=A.$$

从而偏导数 $\frac{\partial z}{\partial x}$ 存在,且等于 A. 同理可证 $\frac{\partial z}{\partial y}=B$. 证毕.

定理给出了全微分定义中的常数 A, B,它表明二元函数的全微分 $\mathrm{d}z$ 实际上是两个偏微分之和,通常称此为二元函数的微分符合**叠加原理**.

定理还表明,可微必定可导(指各偏导数存在). 但反过来,可导不一定可微!只有在各偏导数 $\frac{\partial z}{\partial x}$, $\frac{\partial z}{\partial y}$ 连续的情况下,函数才可以微分,且

$$\mathrm{d}z=\frac{\partial z}{\partial x}\mathrm{d}x+\frac{\partial z}{\partial y}\mathrm{d}y.$$

这里受篇幅所限,对此不作详细讨论.

例 6 求函数 $z=\arctan\frac{y}{x}$ 的全微分.

解

$$\frac{\partial z}{\partial x}=\frac{1}{1+\left(\frac{y}{x}\right)^2}\left(-\frac{y}{x^2}\right)=-\frac{y}{x^2+y^2},$$

$$\frac{\partial z}{\partial y}=\frac{1}{1+\left(\frac{y}{x}\right)^2}\cdot\frac{1}{x}=\frac{x}{x^2+y^2},$$

所以

$$\mathrm{d}z=-\frac{y}{x^2+y^2}\mathrm{d}x+\frac{x}{x^2+y^2}\mathrm{d}y.$$

微分的叠加原理也可以推广. 例如,若三元函数 $u=f(x, y, z)$ 的全微分存在,则

$$\mathrm{d}u=\frac{\partial u}{\partial x}\mathrm{d}x+\frac{\partial u}{\partial y}\mathrm{d}y+\frac{\partial u}{\partial z}\mathrm{d}z.$$

例 7 求函数 $u=x+\sin\frac{y}{2}+\mathrm{e}^{yz}$ 的全微分.

解 因为

$$\frac{\partial u}{\partial x}=1,\quad \frac{\partial u}{\partial y}=\frac{1}{2}\cos\frac{y}{2}+ze^{yz},\quad \frac{\partial u}{\partial z}=ye^{yz},$$

所以

$$du=dx+\left(\frac{1}{2}\cos\frac{y}{2}+ze^{yz}\right)dy+ye^{yz}dz.$$

思考与讨论

1. 二元函数在某点的两个一阶偏导数都存在，该函数在这点连续吗？

2. 二元函数在某点可微分，它在该点的两个一阶偏导数是否一定存在？反过来呢？

第三节　多元复合函数与隐函数的偏导数

如上节所述，多元函数对某个变量求偏导时，其他变量都被看做是常数，因此，求偏导完全是用一元函数的求导办法，对多元复合函数与隐函数也不例外．但以下方法有时是必须的，或者更方便些．

一、多元复合函数的求导法则

设 $z=f(u,v)$，而 $u=u(x,y)$，$v=v(x,y)$，则称 $z=f[u(x,y),v(x,y)]$ 是通过中间变量 u，v 关于 x，y 的**二元复合函数**．

定理1　设函数 $u=u(x,y)$，$v=v(x,y)$ 在点(x,y)处有对 x 及 y 的偏导数，函数 $z=f(u,v)$ 在对应点(u,v)处有连续偏导数，则复合函数 $z=f[u(x,y),v(x,y)]$ 在点(x,y)处的两个偏导数存在，且

$$\frac{\partial z}{\partial x}=\frac{\partial z}{\partial u}\frac{\partial u}{\partial x}+\frac{\partial z}{\partial v}\frac{\partial v}{\partial x},$$

$$\frac{\partial z}{\partial y}=\frac{\partial z}{\partial u}\frac{\partial u}{\partial y}+\frac{\partial z}{\partial v}\frac{\partial v}{\partial y}.$$

证明从略．

特别地，如果上述中间变量只是一元函数 $u=u(x)$，$v=v(x)$ 时，就有

$$\frac{dz}{dx}=\frac{\partial z}{\partial u}\frac{du}{dx}+\frac{\partial z}{\partial v}\frac{dv}{dx},$$

通常称$\frac{dz}{dx}$为**全导数**. 这里 z 是 u, v 的二元函数, z 对 u, v 的导数是偏导数, 而 z, u, v 都是 x 的一元函数, 它们对 x 的导数是全导数, 理解这点很重要.

对于中间变量或自变量多于或少于两个的其他情形, 公式类似.

例 1 设 $z=u\ln v$, 而 $u=x^2-y^2$, $v=xy$, 求 $\frac{\partial z}{\partial x}$, $\frac{\partial z}{\partial y}$.

解 $\frac{\partial z}{\partial x}=\frac{\partial z}{\partial u}\frac{\partial u}{\partial x}+\frac{\partial z}{\partial v}\frac{\partial v}{\partial x}=\ln v\cdot 2x+\frac{u}{v}y=2x\ln(xy)+\frac{x^2-y^2}{x}$,

$$\frac{\partial z}{\partial y}=\frac{\partial z}{\partial u}\frac{\partial u}{\partial y}+\frac{\partial z}{\partial v}\frac{\partial v}{\partial y}=\ln v\cdot(-2y)+\frac{u}{v}\cdot x$$
$$=-2y\ln(xy)+\frac{x^2-y^2}{y}.$$

例 2 设 $z=uv+\sin t$, 而 $u=e^t$, $v=\cos t$, 求全导数 $\frac{dz}{dt}$.

解 $\frac{dz}{dt}=\frac{\partial z}{\partial u}\frac{du}{dt}+\frac{\partial z}{\partial v}\frac{dv}{dt}=ve^t-u\sin t+\cos t$

$$=e^t\cos t-e^t\sin t+\cos t=e^t(\cos t-\sin t)+\cos t.$$

例 3 设 $z=f(u,x,y)=e^{u^2+x^2+y^2}$, 而 $u=x^2\sin y$, 求 $\frac{\partial z}{\partial x}$, $\frac{\partial z}{\partial y}$.

解 不妨设 $z=e^{u^2+v^2+w^2}$, 而 $u=x^2\sin y$, $v=x$, $w=y$, 则

$$\frac{\partial z}{\partial x}=\frac{\partial z}{\partial u}\frac{\partial u}{\partial x}+\frac{\partial z}{\partial v}\frac{dv}{dx}+\frac{\partial z}{\partial w}\frac{dw}{dx}$$
$$=2ue^{u^2+v^2+w^2}2x\sin y+2ve^{u^2+v^2+w^2}\cdot 1+2we^{u^2+v^2+w^2}\cdot 0$$
$$=2x(2x^2\sin^2 y+1)e^{x^4\sin^2 y+x^2+y^2},$$

$$\frac{\partial z}{\partial y}=\frac{\partial z}{\partial u}\frac{\partial u}{\partial y}+\frac{\partial z}{\partial v}\frac{dv}{dy}+\frac{\partial z}{\partial w}\frac{dw}{dy}$$
$$=2ue^{u^2+v^2+w^2}x^2\cos y+2ve^{u^2+v^2+w^2}\cdot 0+2we^{u^2+v^2+w^2}\cdot 1$$
$$=2(x^4\sin y\cos y+y)e^{x^4\sin^2 y+x^2+y^2}.$$

一般地，如果函数的复合过程不像定理 1 那么规整，我们就像本例这样设置中间变量，使问题简单化.

例 4　设 $w = f(x+y+z,\ xyz)$，f 具有一阶连续偏导数，求 $\dfrac{\partial w}{\partial x}$.

解　令 $u = x+y+z$，$v = xyz$，则 $w = f(u,\ v)$ 为表示方便，在求复合函数的偏导数时，有时会引入记号

$$f'_1(u,\ v) = f_u(u,\ v),\quad f''_{12}(u,\ v) = f_{uv}(u,\ v),$$

这里下标 1 表示对第一个变量 u 求偏导数，下标 2 表示对第二个变量 v 求偏导数. 由复合函数的求导法则，有

$$\frac{\partial w}{\partial x} = \frac{\partial f}{\partial u}\frac{\partial u}{\partial x} + \frac{\partial f}{\partial v}\frac{\partial v}{\partial x} = f'_1 + f'_2 \cdot yz.$$

全微分形式的不变性　上节讨论定理 2 时曾作说明：二元函数各偏导数连续时可微. 设 $z = f(u,\ v)$ 具有连续偏导数，$u = u(x,\ y)$，$v = v(x,\ y)$ 也都有连续偏导数，则

$$\begin{aligned} \mathrm{d}z &= \frac{\partial z}{\partial u}\mathrm{d}u + \frac{\partial z}{\partial v}\mathrm{d}v = \frac{\partial z}{\partial u}\left(\frac{\partial u}{\partial x}\mathrm{d}x + \frac{\partial u}{\partial y}\mathrm{d}y\right) + \frac{\partial z}{\partial v}\left(\frac{\partial v}{\partial x}\mathrm{d}x + \frac{\partial v}{\partial y}\mathrm{d}y\right) \\ &= \left(\frac{\partial z}{\partial u}\frac{\partial u}{\partial x} + \frac{\partial z}{\partial v}\frac{\partial v}{\partial x}\right)\mathrm{d}x + \left(\frac{\partial z}{\partial u}\frac{\partial u}{\partial y} + \frac{\partial z}{\partial v}\frac{\partial v}{\partial y}\right)\mathrm{d}y \\ &= \frac{\partial z}{\partial x}\mathrm{d}x + \frac{\partial z}{\partial y}\mathrm{d}y. \end{aligned}$$

可见，全微分总是等于各变量的偏微分之和，而不管这组变量是中间变量 u，v 还是自变量 x，y. 这种形式上的一致性，叫做**全微分形式的不变性**.

二、隐函数的求导公式

在一元函数中已经介绍过用复合函数的求导法则来求由方程 $F(x,\ y) = 0$ 所确定的隐函数 $y = f(x)$ 的导数，这里通过多元函数求偏导数的方法，给出隐函数的求导公式.

若将 $F(x,\ y)$ 看成 x，y 的二元函数，而 y 又是 x 的函数 $y = f(x)$，于是 $F(x,\ y) = 0$ 就成为 $F[x,\ f(x)] = 0$. 利用全导数公式，将上式两边对 x 求导，有

$$\frac{\partial F}{\partial x}+\frac{\partial F}{\partial y}\frac{\mathrm{d}y}{\mathrm{d}x}=0,$$

即

$$\frac{\mathrm{d}y}{\mathrm{d}x}=-\frac{\dfrac{\partial F}{\partial x}}{\dfrac{\partial F}{\partial y}}=-\frac{F_x}{F_y}\quad\left(\frac{\partial F}{\partial y}\neq 0\right).$$

对于三元方程 $F(x, y, z)=0$ 所确定的隐函数 $z=f(x, y)$，采用同样的方法得到

$$\frac{\partial z}{\partial x}=-\frac{F_x}{F_z},\quad \frac{\partial z}{\partial y}=-\frac{F_y}{F_z}.$$

例 5 求由方程 $z=\mathrm{e}^{xy}+\mathrm{e}^z$ 所确定的隐函数 $z=f(x, y)$ 的偏导数.

解 令 $F(x, y, z)=\mathrm{e}^{xy}-z+\mathrm{e}^z=0$，则

$$\frac{\partial F}{\partial x}=y\mathrm{e}^{xy},\quad \frac{\partial F}{\partial y}=x\mathrm{e}^{xy},\quad \frac{\partial F}{\partial z}=-1+\mathrm{e}^z,$$

故

$$\frac{\partial z}{\partial x}=-\frac{F_x}{F_z}=\frac{y\mathrm{e}^{xy}}{1-\mathrm{e}^z},\quad \frac{\partial z}{\partial y}=-\frac{F_y}{F_z}=\frac{x\mathrm{e}^{xy}}{1-\mathrm{e}^z}.$$

例 6 设 $x^2+y^2=1$，求 $\dfrac{\mathrm{d}y}{\mathrm{d}x}$，$\dfrac{\mathrm{d}^2y}{\mathrm{d}x^2}$ 以及它们在点(0, 1)的值.

解 这里令 $F(x, y)=x^2+y^2-1$，则

$$\frac{\mathrm{d}y}{\mathrm{d}x}=-\frac{F_x}{F_y}=-\frac{x}{y},$$

则

$$\left.\frac{\mathrm{d}y}{\mathrm{d}x}\right|_{\substack{x=0\\y=1}}=0,$$

$$\frac{\mathrm{d}^2y}{\mathrm{d}x^2}=-\frac{y-xy'}{y^2}=-\frac{y-x\left(-\dfrac{x}{y}\right)}{y^2}=-\frac{y^2+x^2}{y^3}=-\frac{1}{y^3},$$

则

$$\left.\frac{\mathrm{d}^2y}{\mathrm{d}x^2}\right|_{\substack{x=0\\y=1}}=-1.$$

思考与讨论

1. 以下关于函数 $z=f(x,y)$ 的四个命题,请列出它们的关系(这里记 (x_0, y_0) 为 P_0).

(1) z 在 P_0 点连续;　(2) z 在 P_0 点的(两个)偏导数连续;

(3) z 在 P_0 点可微;　(4) z 在 P_0 点的(两个)偏导数存在.

2. 在隐函数的求导法则中,F_x 表示函数 $F(x,y)$ 对 x 的偏导数,这时对包含在 y 中的变量 x 也求导吗?

第四节　多元函数的极值

一、二元函数的极值

定义　设 (x_0, y_0) 是二元函数 $z=f(x,y)$ 的定义域 D 内部的点,如果对于 (x_0, y_0) 的某邻域内的任何异于 (x_0, y_0) 的点 (x,y),都有

$$f(x,y)<f(x_0, y_0) \quad 或 \quad f(x,y)>f(x_0, y_0),$$

则称函数在点 (x_0, y_0) 有**极大值**或**极小值**(统称**极值**)$f(x_0, y_0)$,而 (x_0, y_0) 称为**极大值点**或**极小值点**(统称**极值点**).

例 1　函数 $z=-\sqrt{x^2+y^2}$ 在点(0, 0)处有极大值. 因为在点(0, 0)的任何邻域内异于(0, 0)的点,函数值都为负,而点(0, 0)处的函数值为零. 从几何上看,点(0, 0, 0)是位于 xOy 面下方的锥面 $z=-\sqrt{x^2+y^2}$ 的顶点.

例 2　函数 $z=3xy$ 在点(0, 0)处不能取得极值. 因为点(0, 0)的任何邻域内异于(0, 0)的点,其函数值既可能取正值也可能取负值,而点(0, 0)处的函数值为零.

二元函数极值的概念也可以推广到 n 元函数上.

二元函数的极值问题,一般可以用偏导数解决,以下两个定理叙述了偏导数与极值的关系.

定理 1(极值存在的必要条件)　如果函数 $z=f(x,y)$ 在点 (x_0, y_0) 处取得极值,且两个一阶偏导数存在,则有

$$f'_x(x_0, y_0)=0, \quad f'_y(x_0, y_0)=0.$$

证 不妨设函数 $z=f(x, y)$ 在点 (x_0, y_0) 处取得极大值，按定义，在点 (x_0, y_0) 的某一邻域内任何异于 (x_0, y_0) 的点 (x, y)，都满足

$$f(x, y) \leqslant f(x_0, y_0).$$

这里，如果将 $f(x, y_0)$ 看做是关于 x 的一元函数，那么 $x=x_0$ 就是一元函数 $f(x, y_0)$ 处取得极大值的点，因而必定有

$$\left.\frac{\mathrm{d}}{\mathrm{d}x} f(x, y_0)\right|_{x=x_0}=0,$$

即 $f'_x(x_0, y_0)=0$. 同理可证 $f'_y(x_0, y_0)=0$.

类似地，如果三元函数 $u=f(x, y, z)$ 在点 (x_0, y_0, z_0) 具有偏导数，则它在点 (x_0, y_0, z_0) 具有极值的必要条件是

$$f'_x(x_0, y_0, z_0)=0, \quad f'_y(x_0, y_0, z_0)=0, \quad f'_z(x_0, y_0, z_0)=0.$$

使函数 $f(x, y)$ 的两个一阶偏导数都为零的点称为函数的**驻点**.

定理 1 仅表明，具有偏导数的函数，其极值点的偏导数为零. 因此必须注意：

(1) 偏导数不存在的点可能是极值点. 如例 2 中，函数 $z=-\sqrt{x^2+y^2}$ 在极值点 $(0, 0)$ 处的两个偏导数都不存在.

(2) 偏导数为零的点不一定是极值点. 如例 3 中，点 $(0, 0)$ 是函数 $z=xy$ 的驻点，但不是极值点.

这样，偏导数不存在的点、偏导数为零的点都是可能的极值点.

对于驻点是否为极值点的问题，以下定理 2 通过二阶偏导数可以部分地回答.

定理 2(极值存在的充分条件) 设函数 $z=f(x, y)$ 在点 (x_0, y_0) 的某邻域内具有连续的二阶偏导数，且 $f'_x(x_0, y_0)=0$, $f'_y(x_0, y_0)=0$. 令

$$A=f''_{xx}(x_0, y_0), \quad B=f''_{xy}(x_0, y_0), \quad C=f''_{yy}(x_0, y_0),$$

则

(1) 当 $B^2-AC<0$ 时，若 $A>0$, $f(x_0, y_0)$ 是极小值，若 $A<0$, $f(x_0, y_0)$ 是极大值；

(2) 当 $B^2-AC>0$ 时，$f(x_0, y_0)$ 不是极值；

(3) 当 $B^2-AC=0$ 时，$f(x_0, y_0)$ 是否为极值，需要另作讨论.

综合定理 1、定理 2，对于具有二阶连续偏导数的函数 $z=f(x, y)$，其极值的求法可归结为以下步骤：

（1）解方程组

$$\begin{cases} f'_x(x, y) = 0, \\ f'_y(x, y) = 0, \end{cases}$$

得所有实数解，列出所有驻点；

（2）求二阶偏导数，对每一个驻点，算出对应的 A, B, C 的值，并根据 $B^2 - AC$ 的符号判断驻点是否为极值点；

（3）求出极值点的函数值.

例 3　求函数 $f(x, y) = x^3 - y^3 + 3x^2 + 3y^2 - 9x$ 的极值.

解　解方程组

$$\begin{cases} f'_x(x, y) = 3x^2 + 6x - 9 = 0 \\ f'_y(x, y) = -3y^2 + 6y = 0 \end{cases} \Rightarrow \begin{cases} x = 1, -3 \\ y = 0, 2 \end{cases}$$

得驻点 $(1, 0)$，$(1, 2)$，$(-3, 0)$，$(-3, 2)$.

求函数的二阶导数

$$f''_{xx}(x, y) = 6x + 6,\quad f''_{xy}(x, y) = 0,\quad f''_{yy}(x, y) = -6y + 6.$$

在点 $(1, 0)$ 处：$AC - B^2 = 12 \cdot 6 > 0$，且 $A > 0$，函数有极小值，$f(1, 0) = 5$；

在点 $(1, 2)$ 处：$AC - B^2 = 12 \cdot (-6) < 0$，$f(1, 2)$ 不是函数的极值；

在点 $(-3, 0)$ 处：$AC - B^2 = -12 \cdot 6 < 0$，$f(-3, 0)$ 不是函数的极值；

在点 $(-3, 2)$ 处：$AC - B^2 = -12 \cdot (-6) > 0$，且 $A < 0$，函数有极大值，$f(-3, 2) = 31$.

与一元函数类似，我们也可以通过极值来求函数的最大值和最小值.

二元函数的最大、最小值，可能在区域 D 的内部取得，也可能在区域 D 的边界上取得. 方法是，在区域 D 的内部，找到所有可能的极值点，然后比较它们的函数值；至于在区域 D 的边界上找可能的极值点，下面条件极值一节将予以解决.

实际问题中，如果根据问题的性质，可以确定最大、最小值一定在 D 的内部取得，而且函数在 D 内部有且只有一个驻点，那么可以肯定该驻点必定是函数 $f(x, y)$ 在 D 上的最大、最小值点.

例 4　做一个体积为 V 的长方体有盖水箱，问如何选择尺寸才能使用料最省？

解　设水箱的长、宽分别为 x, y，则高为 $\dfrac{V}{xy}$，此水箱所用材料的表面积为

$$A=2\left(xy+y\cdot\frac{V}{xy}+x\cdot\frac{V}{xy}\right)=2\left(xy+\frac{V}{x}+\frac{V}{y}\right)\quad(x>0,\ y>0),$$

材料面积 A 是 x，y 的二元函数，也就是目标函数，下面求其极大(小)值点. 令

$$A_x=2\left(y-\frac{V}{x^2}\right)=0,\quad A_y=2\left(x-\frac{V}{y^2}\right)=0.$$

解上面方程组得

$$x=\sqrt[3]{V},\quad y=\sqrt[3]{V}.$$

现实情况是，水箱用料面积的最小值肯定存在，而且这最小值一定在开区域 $D=\{(x,\ y)\mid x>0,\ y>0\}$ 内取得，现在 $(\sqrt[3]{V},\ \sqrt[3]{V})$ 是 D 内唯一的驻点，所以它就是最小值点，即当水箱的长、宽、高都为 $\sqrt[3]{V}$ 时，所用材料最省.

二、条件极值

上面给出的求二元函数 $f(x,\ y)$ 的极值的方法中，自变量 x，y 是相互独立的，即自变量除了定义域的限制外，不受其他条件的约束，称这类极值为**无条件极值**，简称**极值**. 反之，求极值的时候，自变量还有附加的约束条件 $g(x,\ y)=0$，则称为**条件极值**.

例如上面的例 4，若将表面积 A 看成是 x，y，z 的三元函数，则自变量有约束条件 $V=xyz$，这是条件极值，通过约束条件消去 z，此时 A 变成 x，y 的二元函数，而 x，y 是相互独立的，这是无条件极值.

不是所有问题都像例 4 那样，条件极值轻易地就转化成了无条件极值. 以下的拉格朗日乘数法就是求解条件极值的方法.

拉格朗日乘数法 要找函数 $z=f(x,\ y)$ 在附加条件 $g(x,\ y)=0$ 下的可能的极值点，可以通过如下步骤：

(1) 作拉格朗日函数

$$L(x,\ y)=f(x,\ y)+\lambda g(x,\ y).$$

其中 λ 为常数，称为拉格朗日常数；

(2) 求函数 $L(x,\ y)$ 对 x，y 的偏导数，并令其为零，再与 $g(x,\ y)=0$ 联立，得

$$\begin{cases}L'_x=f'_x(x,\ y)+\lambda g'_x(x,\ y)=0,\\ L'_y=f'_y(x,\ y)+\lambda g'_y(x,\ y)=0,\\ g(x,\ y)=0.\end{cases}$$

由方程组解出 x, y, λ，得到函数 $f(x, y)$ 在条件 $g(x, y)=0$ 下的可能的极值点.

至于如何确定所求得的点是否为极值点，则只能由实际问题本身的性质来判定.

例 5 求表面积为 a^2，而体积为最大的长方体的体积.

解 设长方体的棱分别为 x, y, z，则问题就是在约束条件

$$g(x, y, z)=2xy+2yz+2xz-a^2=0$$

下，求函数

$$V=xyz \quad (x>0, y>0, z>0)$$

的最大值，作拉格朗日函数

$$L(x, y, z)=xyz+\lambda(2xy+2yz+2xz-a^2),$$

对 $L(x, y, z)$ 求 x, y, z 的偏导数，并使之为零，再与 $g(x, y, z)=0$ 联立，得

$$\begin{cases} yz+2\lambda(y+z)=0, \\ xz+2\lambda(x+z)=0, \\ xy+2\lambda(y+x)=0, \\ 2xy+2yz+2xz-a^2=0. \end{cases}$$

因 x, y, z 都不为零，由方程组的前三式得

$$\frac{x}{y}=\frac{x+z}{y+z}, \quad \frac{y}{z}=\frac{x+y}{x+z}.$$

解之得 $x=y=z$，代入方程组的第四式得

$$x=y=z=\frac{\sqrt{6}}{6}a.$$

根据问题本身的性质，可以肯定，最大的体积是

$$V=\left(\frac{\sqrt{6}}{6}a\right)^3=\frac{\sqrt{6}}{36}a^3.$$

例 6 设有一圆板占有平面区域 $\{(x, y) \mid x^2+y^2 \leqslant 1\}$，该圆板被加热，已知点 (x, y) 的温度 $T(x, y)=x^2+2y^2-x$，求该圆板的最热点与最冷点.

分析： 这是一个条件极值与无条件极值综合的问题，最热或最冷点可能在圆板的边界，这时 x, y 的约束条件为 $x^2+y^2=1$，是条件极值；最热或最冷点也

可能在圆板的内部，这时 $x^2+y^2<1$，这只是对 x，y 定义域的限制，x，y 之间并无约束.

解 求函数 $T(x, y)=x^2+2y^2-x$ 在 $D=\{(x, y)\mid x^2+y^2\leqslant 1\}$ 内的最大、最小值.

(1) 在区域 D 的内部 $\{(x, y)\mid x^2+y^2<1\}$，求 $T(x, y)$ 的无条件极值，

$$T_x=2x-1=0,\quad T_y=4y=0,$$

得可疑的极值点 $\left(\frac{1}{2}, 0\right)$（该点在区域 D 的内部）.

(2) 在区域 D 的边界 $\{(x, y)\mid x^2+y^2=1\}$ 上，求 $T(x, y)$ 的条件极值，

$$L(x, y)=x^2+2y^2-x+\lambda(x^2+y^2-1),$$

上式对 x，y 求导并联合约束条件 $x^2+y^2=1$ 得

$$\begin{cases}L_x=2x-1+2\lambda x=0, & (1)\\ L_y=4y+2\lambda y=0, & (2)\\ x^2+y^2-1=0. & (3)\end{cases}$$

解(2)得 $y=0$ 或 $\lambda=-2$，代入(1)、(3)得可疑极值点 $(\pm 1, 0)$，$\left(-\frac{1}{2}, \pm\frac{\sqrt{3}}{2}\right)$.

(3) 比较各可疑极值点的函数值（不必也无法判断各点是否为极值点）.

$$T\left(\frac{1}{2}, 0\right)=-\frac{1}{4},\quad T(-1, 0)=2,$$

$$T(1, 0)=0,\quad T\left(-\frac{1}{2}, \pm\frac{\sqrt{3}}{2}\right)=\frac{9}{4}.$$

问题本身最热、最冷的点肯定存在，圆板的最冷点是 $\left(\frac{1}{2}, 0\right)$，最热点是 $\left(-\frac{1}{2}, \pm\frac{\sqrt{3}}{2}\right)$.

思考与讨论

1. 定理 2 中，A，C 分别表示函数在点 (x_0, y_0) 处对 x，y 的二阶偏导数，能否用 C 的正负来判断 $f(x_0, y_0)$ 是否为极值呢？

2. 拉格朗日乘数法中,求得函数 $z=f(x,y)$ 在条件 $g(x,y)=0$ 下的可能的极值点,这极值点是驻点吗？若是,是谁的驻点？能用定理 2 来判断它是否为极值点吗？

第五节　二 重 积 分

一元函数微分学的概念与思想方法可以推广到多元函数,我们知道一元函数的积分是某种形式的和的极限,这种和的极限的概念推广到定义在区域上的多元函数,便得到重积分.

一、二重积分的概念和性质

同一元函数一样,多元函数积分学也来自几何、物理学上的实际应用.

1. 曲顶柱体的体积

设有一立体,它的底是 xOy 平面上的有界闭区域 D,它的侧面是以 D 的边界曲线为准线,而母线平行于 z 轴的柱面,它的顶是曲面 $z=f(x,y)$,这里假定 $f(x,y)\geqslant 0$,且在 D 上连续(图 7 - 12),称为**曲顶柱体**,下面讨论怎样定义并计算这曲顶柱体的体积.

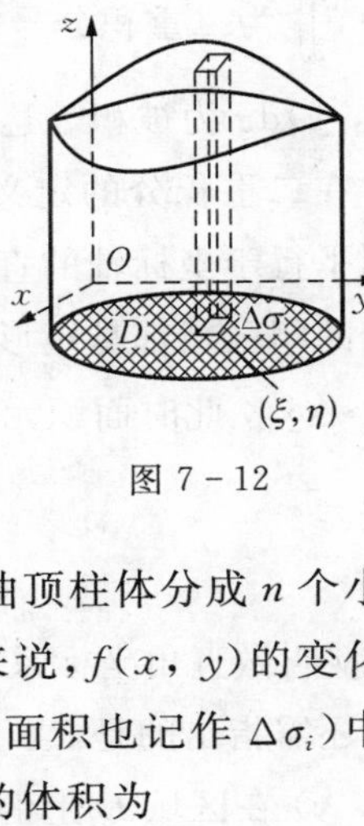

图 7 - 12

我们知道,平顶柱体的高是不变的,其体积＝底面积×高,如果能使曲顶柱体的顶变“平”,问题就好办了,为此,我们采用类似一元函数中求曲边梯形面积的方法与步骤.

(1) 分割.如图 7 - 12 所示,用一组曲线网把 D 分成 n 个小闭区域 $\Delta\sigma_1,\Delta\sigma_2,\cdots,\Delta\sigma_n$,分别以这些小闭区域的边界为准线,作母线平行于 z 轴的柱面,将原来的曲顶柱体分成 n 个小的曲顶柱体,各 $\Delta\sigma_i$ 很小时,因 $f(x,y)$ 连续,对某个 $\Delta\sigma_i$ 来说,$f(x,y)$ 的变化很小,细曲顶柱体近似平顶,我们在每个 $\Delta\sigma_i$(这小闭区域的面积也记作 $\Delta\sigma_i$)中任取一点 (ξ_i,η_i),以 $f(\xi_i,\eta_i)$ 为高而底为 $\Delta\sigma_i$ 的平顶柱体的体积为

$$f(\xi_i,\eta_i)\Delta\sigma_i\quad(i=1,2,\cdots,n).$$

(2) 求和.对上述 n 个小柱体的体积求和,得到大的曲顶柱体体积 V 的近似值

$$V\approx\sum_{i=1}^{n}f(\xi_i,\eta_i)\Delta\sigma_i.$$

(3) 取极限. 令 $n\to\infty$ 或使各 $\Delta\sigma_i$ 中最大者的直径入趋于零,所得的极限值定义为该曲顶柱体的体积,即

$$V=\lim_{\lambda\to 0}\sum_{i=1}^{n}f(\xi_i,\ \eta_i)\Delta\sigma_i.$$

2. 二重积分的概念

定义 1 设 $f(x,\ y)$是定义在有界闭区域 D 上的二元连续函数,将 D 任意分割成 n 个小闭区域 $\Delta\sigma_1,\ \Delta\sigma_2,\ \cdots,\ \Delta\sigma_n$,其中 $\Delta\sigma_i$ 表示第 i 个小闭区域,也表示其面积,在每个 $\Delta\sigma_i$ 上任取一点$(\xi_i,\ \eta_i)$,作乘积 $f(\xi_i,\ \eta_i)\Delta\sigma_i\ (i=1,\ 2,\ \cdots,\ n)$,并作和 $\sum\limits_{i=1}^{n}f(\xi_i,\ \eta_i)\Delta\sigma_i$,如果各 $\Delta\sigma_i$ 中最大者的直径 λ 趋于零时,这和式的极限总存在,则称此极限为二元函数 $f(x,\ y)$在闭区域 D 上的**二重积分**,记作 $\iint\limits_D f(x,\ y)\mathrm{d}\sigma$,即

$$\iint\limits_D f(x,\ y)\mathrm{d}\sigma=\lim_{\lambda\to 0}\sum_{i=1}^{n}f(\xi_i,\ \eta_i)\Delta\sigma_i.$$

其中,$\iint$ 为二重积分号;D 为积分区域;$f(x,\ y)$ 为被积函数;$\mathrm{d}\sigma$ 为**面积元素**;$f(x,\ y)\mathrm{d}\sigma$ 为被积表达式;$x,\ y$ 为积分变量.

在二重积分的定义中对闭区域 D 的划分是任意的,特别地,在直角坐标系中用平行于坐标轴的直线网来划分 D,则除了包含边界点的一些小闭区域外,其余的闭区域都是矩形的小闭区域,若以 Δx_i,Δy_j 表示其边长,则面积 $\Delta\sigma_k=\Delta x_i\cdot\Delta y_j$,此时面积元素 $\mathrm{d}\sigma=\mathrm{d}x\mathrm{d}y$,而把二重积分记作

$$\iint\limits_D f(x,\ y)\mathrm{d}x\mathrm{d}y,$$

$\mathrm{d}x\mathrm{d}y$ 叫做直角坐标系下的面积元素.

还需指出的是,当 $f(x,\ y)$ 在闭区域 D 上连续时,上述和式的极限存在,即 $f(x,\ y)$ 在区域 D 上的二重积分存在,以后,我们总假定 $f(x,\ y)$ 在闭区域 D 上是连续的.

几何意义:如果 $f(x,\ y)\geqslant 0$,则曲顶柱体在 xOy 面的上方,二重积分即为柱体的体积;若 $f(x,\ y)\leqslant 0$,曲顶柱体在 xOy 面的下方,二重积分是负的,其绝对值是柱体的体积;若 $f(x,\ y)$ 在 D 的部分区域是正的,部分区域是负的,则二重积分就是 xOy 面上方柱体的体积减去下方柱体的体积.

3. 二重积分的性质

二重积分具有与一元函数定积分类似的性质.

性质 1　积分号里的常数因子可以提到积分号的外面

$$\iint_D kf(x, y)\mathrm{d}\sigma = k\iint_D f(x, y)\mathrm{d}\sigma.$$

性质 2　有限个函数代数和的积分等于各函数积分的代数和

$$\iint_D [f(x, y) \pm g(x, y)]\mathrm{d}\sigma = \iint_D f(x, y)\mathrm{d}\sigma \pm \iint_D g(x, y)\mathrm{d}\sigma.$$

性质 3　如果闭区域 D 被有限条曲线分割成有限个部分闭区域,则 D 上的积分等于各部分闭区域上积分的和. 例如,D 被分成了两个闭区域 D_1, D_2,则

$$\iint_D f(x, y)\mathrm{d}\sigma = \iint_{D_1} f(x, y)\mathrm{d}\sigma + \iint_{D_2} f(x, y)\mathrm{d}\sigma.$$

性质 4　如果在 D 上总有 $f(x, y) \leqslant g(x, y)$,则

$$\iint_D f(x, y)\mathrm{d}\sigma \leqslant \iint_D g(x, y)\mathrm{d}\sigma.$$

性质 5　设 M, m 分别是函数 $f(x, y)$ 在 D 上的最大和最小值,σ 是 D 的面积,则

$$m\sigma \leqslant \iint_D f(x, y)\mathrm{d}\sigma \leqslant M\sigma.$$

性质 6(二重积分中值定理)　如果 $f(x, y)$ 在有界闭区域 D 上连续,σ 是 D 的面积,则在 D 内至少存在一点 (ξ, η),使得

$$\iint_D f(x, y)\mathrm{d}\sigma = f(\xi, \mu)\sigma.$$

这个性质的几何意义是:在 D 内至少能找到一点 (ξ, η),其高度 $f(\xi, \eta)$ 就是曲顶柱体的平均高度.

二、二重积分的计算

用定义计算二重积分,对少数特别简单的被积函数与积分区域是可行的,而对一般的函数和积分区域来说,这不是切实可行的办法. 但本质上讲,二重积分没有新的积分方法,它是通过连续的两次单积分(即一元函数定积分)来实现的,称为**二次积分法**.

1. 利用直角坐标系计算二重积分

如果平面区域 D 能够表示成 $a \leqslant x \leqslant b$, $\varphi_1(x) \leqslant y \leqslant \varphi_2(x)$，则称这样的区域为 X 型区域，如图 7 - 13 所示.

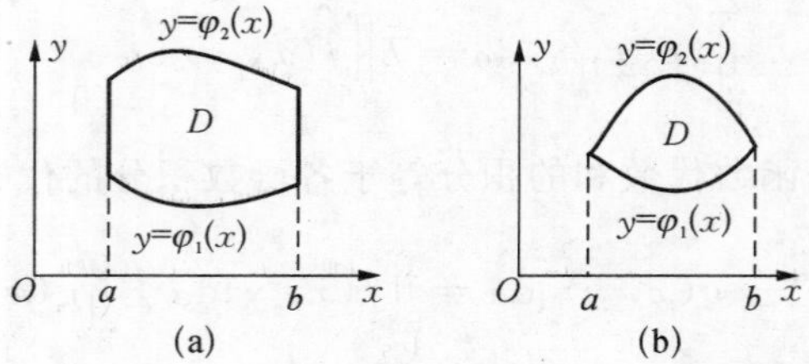

图 7 - 13

如果平面区域 D 能够表示成 $c \leqslant y \leqslant d$, $\psi_1(y) \leqslant x \leqslant \psi_2(y)$，则称这样的区域为 Y 型区域，如图 7 - 14 所示.

注意：任何垂直于 x 轴的直线与 D 的边界相交不多于两点时，区域 D 才可以表示成 X 型区域，或者说 D 是 X 型区域. Y 型区域与此类似.

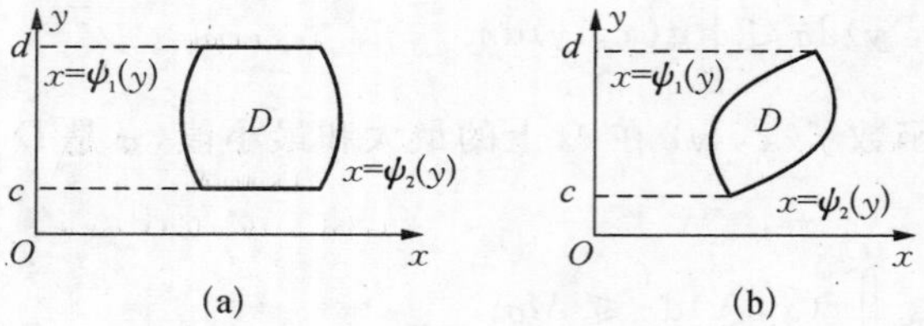

图 7 - 14

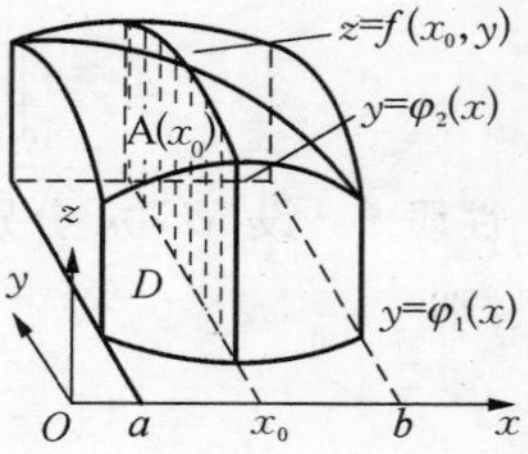

图 7 - 15

按照二重积分的几何意义，当 $f(x, y) > 0$ 时，$\iint\limits_D f(x, y)\mathrm{d}\sigma$ 的值等于以 D 为底，以曲面 $z = f(x, y)$ 为顶的曲顶柱体的体积. 假定积分区域是 X 型的，且 $\varphi_1(x)$, $\varphi_2(x)$ 连续(图 7 - 15)，下面计算这曲顶柱体的体积.

首先计算截面的面积，在区间 $[a, b]$ 上任意取定一点 x_0，用过 x_0 且平行于 yOz 面的平面截曲顶柱体，得到底边区间为 $[\varphi_1(x_0), \varphi_2(x_0)]$，顶边曲线为 $z = f(x_0, y)$ 的曲边梯形(图中阴影部分)，该截面面积为

$$A(x_0) = \int_{\varphi_1(x_0)}^{\varphi_2(x_0)} f(x_0, y)\mathrm{d}y,$$

一般地，上述截面过 $[a, b]$ 内任意定点 x 时，其面积为

$$A(x) = \int_{\varphi_1(x)}^{\varphi_2(x)} f(x, y)\mathrm{d}y.$$

其次用微元法求曲顶柱体体积,在 $x+\mathrm{d}x$ 处再用一平行于 yOz 面的平面截曲顶柱体,由于 $\mathrm{d}x$ 很小,可以认为曲顶柱体在 x, $x+\mathrm{d}x$ 两处有相同的截面,这样在 x 处就截得一个底面积为 $A(x)$、厚度为 $\mathrm{d}x$ 的柱体薄片,相应的体积微元为 $\mathrm{d}V=A(x)\mathrm{d}x$, 由于 x 是 $[a, b]$ 内的任意一点,由定积分的微元法知,曲顶柱体的体积为

$$V=\int_a^b A(x)\mathrm{d}x=\int_a^b\left[\int_{\varphi_1(x)}^{\varphi_2(x)}f(x, y)\mathrm{d}y\right]\mathrm{d}x.$$

也就是

$$\iint_D f(x, y)\mathrm{d}\sigma=\int_a^b\left[\int_{\varphi_1(x)}^{\varphi_2(x)}f(x, y)\mathrm{d}y\right]\mathrm{d}x.$$

上面右端的积分叫做先对 y、后对 x 的**二次积分**,简单地说,先固定 x,对变量 y 做定积分,再将积分结果 $A(x)$ 对 x 做定积分. 这二次积分也记为

$$\iint_D f(x, y)\mathrm{d}\sigma=\int_a^b\mathrm{d}x\int_{\varphi_1(x)}^{\varphi_2(x)}f(x, y)\mathrm{d}y.$$

上述讨论中,我们先假定了 $f(x, y)\geqslant 0$,实际上这二次积分公式不受此条件约束.

如果积分区域是 Y 型区域(图 7-14),即

$$c\leqslant y\leqslant d,\quad \psi_1(y)\leqslant x\leqslant \psi_2(y).$$

其中函数 $\psi_1(y)$, $\psi_2(y)$ 在 $[c, d]$ 上连续,那么就有

$$\iint_D f(x, y)\mathrm{d}\sigma=\int_c^d\left[\int_{\psi_1(y)}^{\psi_2(y)}f(x, y)\mathrm{d}x\right]\mathrm{d}y,$$

或者写为

$$\iint_D f(x, y)\mathrm{d}\sigma=\int_c^d\mathrm{d}y\int_{\psi_1(y)}^{\psi_2(y)}f(x, y)\mathrm{d}x.$$

这就是把二重积分化为先对 x, 后对 y 的二次积分公式.

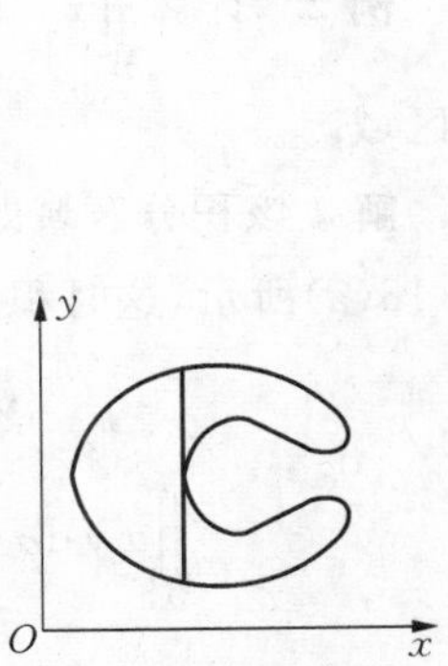

图 7-16

若积分区域 D 既是 X 型又是 Y 型的区域,则可根据需要选择适当的二次积分形式;若积分区域 D 既非 X 型又非 Y 型,可以将它分解成若干个 X 或 Y 型的区域(图 7-16),函数在 D 上的积分为各区域积分的和.

例 1 计算 $\iint_D xy\,\mathrm{d}\sigma$, 其中 D 是由直线 $y=1$, $x=2$, $y=x$ 所围成的区域.

显然,积分区域 D 既是 X 型又是 Y 型的,如图 7-17 所示.

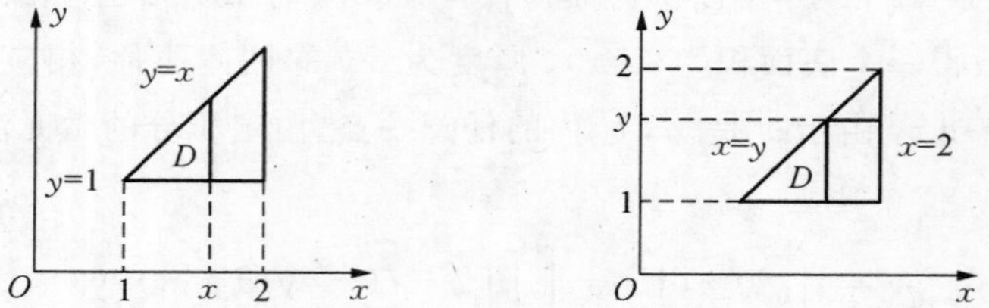

图 7-17

解法一 将 D 看做 X 型区域,在$[1, 2]$内任意固定 x,则 $\varphi_1(x)=1$, $\varphi_2(x)=x$,

$$\iint_D xy\,\mathrm{d}\sigma=\int_1^2\left[\int_1^x xy\,\mathrm{d}y\right]\mathrm{d}x=\int_1^2\left[x\,\frac{1}{2}y^2\right]_1^x\mathrm{d}x=\int_1^2\frac{1}{2}(x^3-x)\,\mathrm{d}x$$

$$=\left[\frac{1}{8}x^4-\frac{1}{4}x^2\right]_1^2=\frac{9}{8}.$$

解法二 将 D 看做 Y 型区域,在$[1, 2]$内任意固定 y,则 $\psi_1(y)=y$, $\psi_2(y)=2$,

$$\iint_D xy\,\mathrm{d}\sigma=\int_1^2\left[\int_y^2 xy\,\mathrm{d}x\right]\mathrm{d}y=\int_1^2\left[x\,\frac{1}{2}y^2\right]_1^x\mathrm{d}x=\int_1^2\left(2y-\frac{1}{2}y^3\right)\mathrm{d}y$$

$$=\left[y^2-\frac{1}{8}y^4\right]_1^2=\frac{9}{8}.$$

例 2 计算 $\iint\limits_D xy\,\mathrm{d}\sigma$,其中 D 是由抛物线 $y^2=x$ 及直线 $y=x-2$ 所围成的闭区域.

解 该积分区域既是 X 型又是 Y 型的,显然当作 Y 型区域更方便些,如图 7-18(a)所示,这时积分区域 D 可以表示为

$$y\in[-1, 2],\ y^2\leqslant x(y)\leqslant y+2,$$

$$\iint_D xy\,\mathrm{d}\sigma=\int_{-1}^2\left[\int_{y^2}^{y+2}xy\,\mathrm{d}x\right]\mathrm{d}y=\int_{-1}^2 y\left[\frac{1}{2}x^2\right]_{y^2}^{y+2}\mathrm{d}y$$

$$=\frac{1}{2}\int_{-1}^2[y(y+2)^2-y^5]\,\mathrm{d}y$$

$$=\frac{1}{2}\left[\frac{1}{4}y^4+\frac{4}{3}y^3+2y^2-\frac{1}{6}y^6\right]=\frac{45}{8}.$$

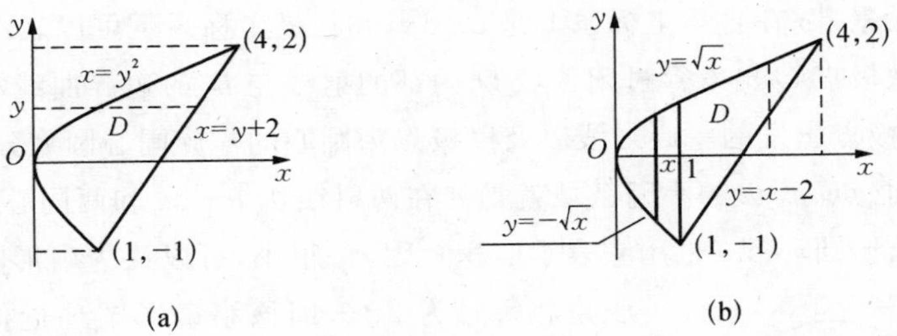

图 7 - 18

若将积分区域当作 X 型，如图 7 - 18(b)所示，则因对变量 y 积分时下限的不同，需要用直线 $x=1$ 将其分成 D_1 和 D_2 左右两个部分.

$$D_1: 0\leqslant x\leqslant 1,\ -\sqrt{x}\leqslant y(x)\leqslant \sqrt{x},$$

$$D_2: 1\leqslant x\leqslant 4,\ x-2\leqslant y(x)\leqslant \sqrt{x},$$

根据二重积分的性质 3，有

$$\iint_D xy\,\mathrm{d}\sigma=\iint_{D_1}xy\,\mathrm{d}\sigma+\iint_{D_2}xy\,\mathrm{d}\sigma=\int_0^1\mathrm{d}x\int_{-\sqrt{x}}^{\sqrt{x}}xy\,\mathrm{d}y+\int_1^4\mathrm{d}x\int_{x-2}^{\sqrt{x}}xy\,\mathrm{d}y.$$

例 3　改变二次积分 $\int_0^1\left[\int_y^1 \mathrm{e}^{-x^2}\mathrm{d}x\right]\mathrm{d}y$ 的积分次序，并求其值.

解　实际上 $\int \mathrm{e}^{-x^2}\mathrm{d}x$ 是不可积的，但从题中的积分表达式可以看出，积分区域 D 由直线 $x=1$，$y=0$ 与 $y=x$ 围成(图 7 - 19)，它的 X 型区域可表示为

$$D=\{(x,\ y)\mid 0\leqslant x\leqslant 1,\ 0\leqslant y(x)\leqslant x\},$$

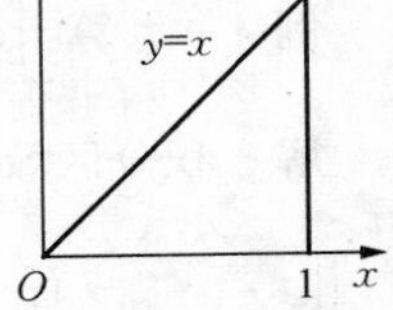

图 7 - 19

所以

$$\int_0^1\left[\int_y^1 \mathrm{e}^{-x^2}\mathrm{d}x\right]\mathrm{d}y=\int_0^1\left[\int_0^x \mathrm{e}^{-x^2}\mathrm{d}y\right]\mathrm{d}x=-\frac{1}{2}\int_0^1 \mathrm{e}^{-x^2}\mathrm{d}(-x^2)$$

$$=\int_0^1 x\mathrm{e}^{-x^2}\mathrm{d}x=-\frac{1}{2}\left[\mathrm{e}^{-x^2}\right]_0^1=\frac{1}{2}\left(1-\frac{1}{\mathrm{e}}\right).$$

2. 利用极坐标系计算二重积分

在积分区域为圆、扇形、圆环等形状或被积函数形如 $f(x^2+y^2)$ 的形式时，在直角坐标系下计算二重积分一般比较复杂，甚至无法计算. 但在极坐标系下计算却比较方便，极坐标系下的二重积分依然是通过二次积分实现的.

面积元素 $d\sigma$ 在直角坐标系下是 $dxdy$，它在极坐标系下可以表示为 $\rho d\theta d\rho$.

假定从极点 O 出发穿过闭区域 D 内部的射线与 D 的边界曲线相交不多于两点. 用从极点出发的一族射线以及以极点为圆心的一族同心圆划分区域 D. 这样，D 内部含点 (ρ, θ) 的小闭区域就是夹在两射线 θ，$\theta+d\theta$ 和两同心圆 ρ，$\rho+d\rho$ 之间的小扇形圆环 $d\sigma$（也用它表示面积），因 $d\rho$ 很小，可以认为扇形圆环的两弧长度相等且为 $\rho d\theta$，即该小扇形圆环近似一个小矩形，其面积 $d\sigma=\rho d\theta d\rho$. 当所有的小扇形圆环都很小时，可以认为 $d\sigma=\rho d\theta d\rho$ 对区域 D 上的任意一点都成立，如图 7-20 所示.

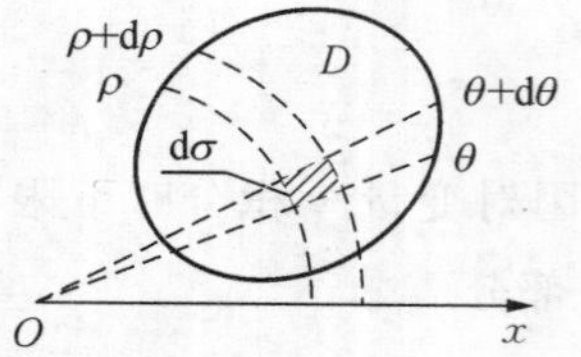

图 7-20

以 $x=\rho\cos\theta$，$y=\rho\sin\theta$，$d\sigma=\rho d\rho d\theta$ 作代换，即得极坐标下的二重积分公式

$$\iint_D f(x, y)d\sigma=\iint_D f(\rho\cos\theta, \rho\sin\theta)\rho d\theta d\rho.$$

积分区域 D 在极坐标系下，一般表示为

$$\alpha\leqslant\theta\leqslant\beta,\quad \varphi_1(\theta)\leqslant\rho(\theta)\leqslant\varphi_2(\theta).$$

相应地，极坐标系下的二次积分就是

$$\int_\alpha^\beta\left[\int_{\varphi_1(\theta)}^{\varphi_2(\theta)} f(\rho\cos\theta, \rho\sin\theta)\rho d\rho\right]d\theta \quad 或 \quad \int_\alpha^\beta d\theta\int_{\varphi_1(\theta)}^{\varphi_2(\theta)} f(\rho\cos\theta, \rho\sin\theta)\rho d\rho.$$

例 4 计算 $\iint_D e^{-x^2-y^2}dxdy$，其中区域 $D=\{(x, y)\mid 0\leqslant x^2+y^2\leqslant a^2\}$.

解 积分区域 D 如图 7-21 所示，其极坐标表表示 $0\leqslant\rho\leqslant a$，$0\leqslant\theta\leqslant 2\pi$，则

$$\iint_D e^{-x^2-y^2}dxdy=\iint_D e^{-\rho^2}\rho d\rho d\theta=\int_0^{2\pi}\left[\int_0^a e^{-\rho^2}\rho d\rho\right]d\theta=\int_0^{2\pi}\left[-\frac{1}{2}e^{-\rho^2}\right]_0^a d\theta$$

$$=\frac{1}{2}(1-e^{-a^2})\int_0^{2\pi}d\theta=\pi(1-e^{-a^2}).$$

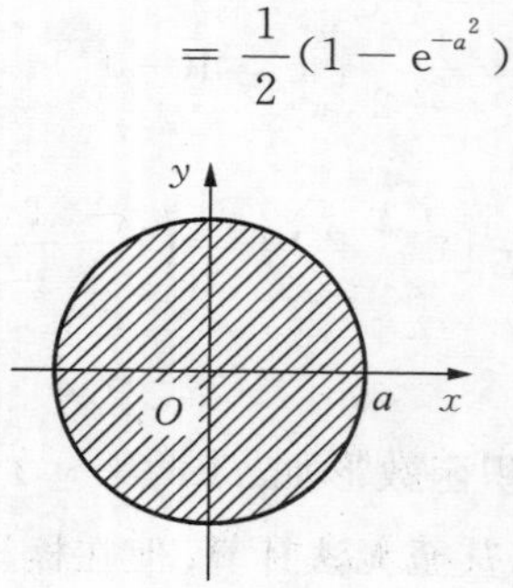

图 7-21

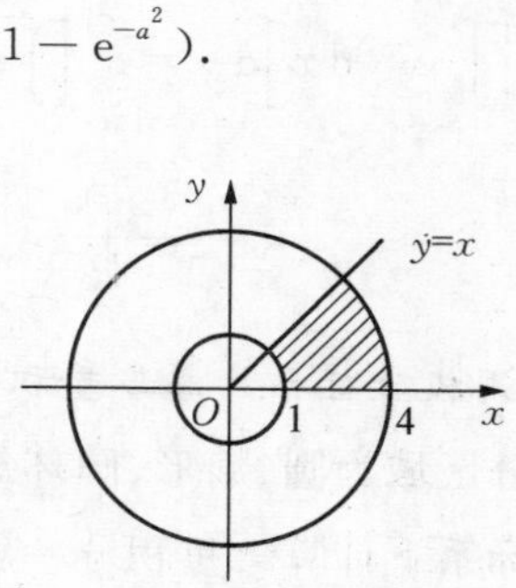

图 7-22

例 5　计算 $\iint\limits_D \arctan\dfrac{y}{x}\mathrm{d}\sigma$，其中 D 是由圆周 $x^2+y^2=1$，$x^2+y^2=4$ 及直线 $y=0$，$y=x$ 围成的在第一象限内的闭区域.

解　积分区域 D 如图 7-22 所示，在极坐标系中可以表示为

$$0\leqslant\theta\leqslant\frac{\pi}{4},\quad 1\leqslant\rho\leqslant 2,$$

$$\iint\limits_D \arctan\frac{y}{x}\mathrm{d}\sigma=\iint\limits_D \arctan\frac{\rho\sin\theta}{\rho\cos\theta}\rho\,\mathrm{d}\rho\mathrm{d}\theta=\int_0^{\frac{\pi}{4}}\theta\,\mathrm{d}\theta\int_1^2\rho\,\mathrm{d}\rho$$

$$=\left[\frac{1}{2}\rho^2\right]_1^2\left[\frac{1}{2}\theta^2\right]_0^{\frac{\pi}{4}}=\frac{3}{64}\pi^2.$$

例 6　计算二重积分 $\int_0^{2a}\mathrm{d}x\int_0^{\sqrt{2ax-x^2}}(x^2+y^2)\mathrm{d}y$.

解　从积分限可以看出，积分区域 D 是圆周 $(x-a)^2+y^2=a^2$ 与 x 轴围成的在第一象限内的闭区域(图 7-23)，结合被积函数的形式，极坐标系下积分比较方便，

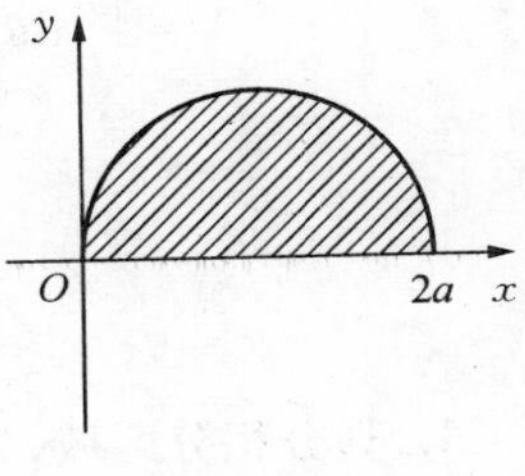

图 7-23

$$D=\left\{(\rho,\theta)\,\middle|\,0\leqslant\theta\leqslant\frac{\pi}{2},\ 0\leqslant\rho\leqslant 2a\cos\theta\right\}.$$

$$\text{原式}=\int_0^{\frac{\pi}{2}}\mathrm{d}\theta\int_0^{2a\cos\theta}\rho^2\rho\,\mathrm{d}\rho=4a^4\int_0^{\frac{\pi}{2}}\cos^4\theta\,\mathrm{d}\theta=4a^4\int_0^{\frac{\pi}{2}}\left(\frac{1+\cos 2\theta}{2}\right)^2\mathrm{d}\theta$$

$$=a^4\left[\theta+\sin 2\theta+\frac{1}{2}\theta+\frac{1}{8}\sin 4\theta\right]_0^{\frac{\pi}{2}}=\frac{3}{4}\pi a^4.$$

从二重积分的几何意义容易知道，当 $f(x,y)\geqslant g(x,y)$，$(x,y)\in D$ 时，分别以 $z=f(x,y)$，$z=g(x,y)$ 为曲面的顶和底的立体的体积为

$$V=\iint\limits_D[f(x,y)-g(x,y)]\mathrm{d}\sigma.$$

其中 D 是立体在 xOy 面上的投影区域.

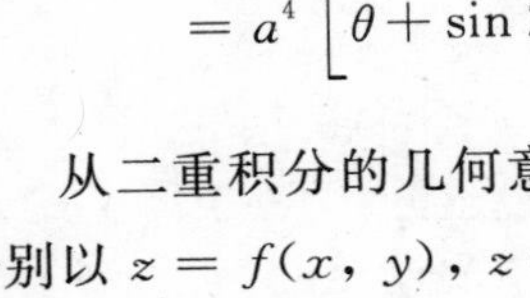

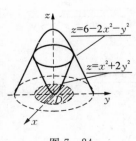

图 7-24

例 7　求由曲面 $z=x^2+2y^2$ 及 $z=6-2x^2-y^2$ 所围成的立体的体积.

解　如图 7-24 所示，立体的顶、底分别为曲面

$$z=6-2x^2-y^2,\quad z=x^2+2y^2,$$

从两曲面的方程中消去 z 得到待求立体在 xOy 面上的投影区域为 $x^2+y^2\leqslant 2$（图中阴影 D），极坐标系下

$$D=\{(\rho,\theta)\mid 0\leqslant\theta\leqslant 2\pi,\ 0\leqslant\rho\leqslant\sqrt{2}\},$$

而所围立体的高为两曲面的竖坐标之差，即

$$f(x,y)=(6-2x^2-y^2)-(x^2+2y^2)=6-3x^2-3y^2.$$

于是

$$V=\iint_D(6-3x^2-3y^2)\mathrm{d}\sigma=\iint_D(6-3\rho^2)\rho\,\mathrm{d}\rho\,\mathrm{d}\theta$$

$$=\int_0^{2\pi}\mathrm{d}\theta\int_0^{\sqrt{2}}(6\rho-3\rho^3)\mathrm{d}\rho=2\pi\left[3\rho^2-\frac{3}{4}\rho^4\right]_0^{\sqrt{2}}=6\pi.$$

思考与讨论

1. 划分积分区域，为何要求任何垂直于轴的直线与区域的边界相交不多于两点？

2. 二重积分计算的核心问题是什么？怎样用二重积分表示平面区域 D 的面积？

习　题　七

1. 求函数的定义域 D，并画出区域 D 的草图.

(1) $z=\sqrt{\dfrac{x^2+y^2}{x^2-y^2}}$；　　(2) $z=\dfrac{xy}{x^2-y^2}$；

(3) $z=xy+\sqrt{x-\sqrt{y}}$；　　(4) $f(x,y)=\dfrac{1}{\sqrt{16-x^2-y^2}}$.

2. 求下列函数的极限.

(1) $\lim\limits_{\substack{x\to 0\\ y\to 0}}\dfrac{xy}{x^2+y^2+3}$；　　(2) $\lim\limits_{\substack{x\to 0\\ y\to 0}}\dfrac{2-\sqrt{xy+4}}{xy}$；

(3) $\lim\limits_{\substack{x\to 3\\ y\to 0}}\dfrac{x\sin(xy)}{y}$；　　(4) $\lim\limits_{\substack{x\to 1\\ y\to 1}}\dfrac{x^4-y^4}{x^2-y^2}$；

(5) $f(x,y)=\begin{cases}(x+y)\sin\dfrac{1}{x}, & x\neq 0\\ 0, & x=0\end{cases}$，求 $\lim\limits_{\substack{x\to 0\\ y\to 0}} f(x,y)$.

3. 求下列函数的间断点.

(1) $z=\ln\dfrac{1}{\sqrt{(x-1)^2+(y-2)^2}}$；(2) $z=\dfrac{1}{\sin x\sin y}$.

4. 求下列函数的一阶偏导数.

(1) $z=\arctan\dfrac{y}{x}$；　(2) $z=\dfrac{x}{y}e^{2x+y}$；

(3) $u=\ln(x^2+y^2+z^2)$；　(4) $z=\sin\dfrac{x}{y}\cos\dfrac{y}{x}$；

(5) $z=\ln\ln(x+\ln y)$；　(6) $z=(1+x)^y$.

5. 求下列函数在指定点的偏导数.

(1) $z=\sin(2x+4y)$ 在点 $\left(\dfrac{\pi}{2},\dfrac{\pi}{4}\right)$；

(2) $z=x+y-\sqrt{x^2+y^2}$ 在点(3，4).

6. 求下列函数的 $\dfrac{\partial^2 z}{\partial x^2}$，$\dfrac{\partial^2 z}{\partial y^2}$，$\dfrac{\partial^2 z}{\partial x\partial y}$.

(1) $z=x^4+y^4-4x^2y^2$；　(2) $z=\cos^2(ax+by)$.

7. 求下列函数的全微分.

(1) $z=xy+\dfrac{x}{y}$；　(2) $z=e^{\frac{y}{x}}$；

(3) $u=x^{yz}$；　(4) $z=\dfrac{x+y}{x-y}$.

8. 求函数 $z=\dfrac{y}{x}$ 当 $x=2$，$y=1$，$\Delta x=0.1$，$\Delta y=-0.2$ 时的全增量和全微分.

9. 求下列复合函数的偏导数或全导数.

(1) $z=u^2\ln v$，而 $u=\dfrac{x}{y}$，$v=3x-2y$；

(2) $z=\arcsin(x-y)$，而 $x=3t$，$y=4t^3$；

(3) $u=\dfrac{e^{ax}(y-z)}{a^2+1}$，而 $y=a\sin x$，$z=\cos x$；

(4) $z = \operatorname{arccot}(xy)$，而 $y = e^x$.

10. 求下列函数的一阶偏导数(其中 f 具有一阶连续偏导数).

(1) $u = f(x, xy, xyz)$；　　(2) $u = f(x^2 - y^2, e^{xy})$.

11. 设 $z = \dfrac{y}{f(x^2 - y^2)}$，其中 $f(u)$ 为可导函数，验证

$$\frac{1}{x}\frac{\partial z}{\partial x} + \frac{1}{y}\frac{\partial z}{\partial y} = \frac{z}{y^2}.$$

12. 求隐函数的导数.

(1) $\ln\sqrt{x^2 + y^2} = \arctan\dfrac{y}{x}$，求 $\dfrac{dy}{dx}$；

(2) $\dfrac{x}{z} = \ln\dfrac{z}{y}$，求 $\dfrac{\partial z}{\partial x}$ 及 $\dfrac{\partial z}{\partial y}$；

(3) $2\sin(x + 2y - 3z) = x + 2y - 3z$，求 $\dfrac{\partial z}{\partial x} + \dfrac{\partial z}{\partial y}$.

13. 求下列函数的极值.

(1) $f(x, y) = 4(x - y) - x^2 - y^2$；

(2) $f(x, y) = (6x - x^2)(4y - y^2)$；

(3) $f(x, y) = e^{2x}(x + 2y + y^2)$.

14. 有两种药 A, B 联合使用治疗某病的疗效由以下公式评估，

$$R = x^2y^2(a - 2x - y),$$

其中 x, y 分别为药 A, B 的剂量，a 为常数，问 x, y 取何值时疗效 R 最大.

15. 形状为椭球 $4x^2 + y^2 + 4z^2 \leqslant 16$ 的空间探测器进入地球大气层，其表面开始受热，1 小时后在探测器的点 (x, y, z) 处的温度 $T = 8x^2 + 4yz - 16z + 600$，求探测器表面最热的点.

16. 更换下列二次积分的积分次序.

(1) $\int_0^1 dy\int_y^{\sqrt{y}} f(x, y)dx$；　　(2) $\int_0^2 dy\int_{y^2}^{2y} f(x, y)dx$；

(3) $\int_1^e dx\int_0^{\ln x} f(x, y)dy$；　　(4) $\int_0^{\pi} dx\int_0^{\sin x} f(x, y)dy$.

17. 选取适当的坐标计算二重积分.

(1) $\iint\limits_D x\sqrt{y}\,d\sigma$，其中 D 是由两条抛物线 $y = \sqrt{x}$，$y = x^2$ 所围成的闭区域；

(2) $\iint\limits_{D} xy^2 \mathrm{d}\sigma$，其中 D 是由圆周 $x^2+y^2=4$ 及 y 轴所围成的右半闭区域；

(3) $\iint\limits_{D} \dfrac{x^2}{y^2} \mathrm{d}\sigma$，其中 D 是由直线 $x=2$，$y=x$ 及曲线 $xy=1$ 轴所围成的闭区域；

(4) $\iint\limits_{D} \sqrt{x^2+y^2} \mathrm{d}\sigma$，其中 D 是圆环形闭区域 $\{(x, y) \mid a^2 \leqslant x^2+y^2 \leqslant b^2\}$；

(5) $\iint\limits_{D} \sqrt{R^2-x^2-y^2} \mathrm{d}\sigma$，其中 D 是 $x^2+y^2=Rx$ 所围成的区域.

18. 设平面薄片所占的闭区域 D 由直线 $x+y=2$，$y=x$ 和 x 轴所围成，它的面密度 $u(x, y)=x^2+y^2$，求该薄片的质量.

19. 求由球面 $x^2+y^2+z^2=4a^2$ 与柱面 $x^2+y^2=2ay$ 所围成的立体的体积(指含在柱体内的部分).

20. 求由旋转抛物面 $z=x^2+y^2$，圆柱面 $x^2+y^2=1$ 及坐标面 $z=0$ 在二、三、四卦限内围成的立体的体积.

第八章 概率论基础

在客观世界中普遍存在着一些偶然现象(或称随机现象),对于这种现象,我们无法利用“因果关系”加以严格控制或准确地预测. 例如,远距离射击一个较小的目标,可能击中,也可能击不中,每次射击的结果是随机的;抛掷一枚硬币,其结果可能是徽花向上,可能是徽花向下,其结果也是随机的. 但大量的随机现象背后,这种偶然性始终受事物内部隐藏的必然性所支配. 如多次抛掷硬币得到徽花向上大致占一半,这种在个别试验中呈现出不确定性,但在大量的重复试验中又呈现出统计规律性的现象就是所谓的**随机现象**. 概率论就是用数学的方法研究随机现象的一门科学. 随着现代科学技术的发展,它在各个学科领域中得到了越来越广泛的应用. 医学统计是分析医学中随机变量的,所以概率论也是医学统计的理论依据.

本章基于医疗、卫生、检验及卫生管理等专业特点,对概率论的概念、理论和方法进行阐述.

第一节 随机事件与概率

一、随机试验和随机事件

下面举一些试验的例子.

E_1:抛掷一枚硬币,观察徽花向上 F、徽花向下 R 出现的情况.

E_2:抛掷一枚硬币三次,观察徽花向上 F、徽花向下 R 出现的情况.

E_3:掷一颗骰子,观察出现的点数.

这些试验就有共同的以下特点,归纳起来,就得到概率中试验的概念.

定义 1 一个试验如果满足下述条件:

(1) 试验可以在相同的条件下重复进行;

(2) 试验的所有可能结果是明确的,(在试验之前)就可知道的,并且不止一个;

(3) 每次试验总是恰好出现这些可能结果中的一个，但在试验之前无法预知，称这样的试验为**随机试验**，也简称**试验**，今后讨论的试验都是指随机试验.

由于随机试验的所有可能结果是明确的，我们称所有这些结果所构成的集合为试验的**样本空间**，记为 U. 样本空间的元素，即 U 的每一个结果，称为**样本点**.

上述试验 E_1, E_2, E_3 的样本空间分别为

U_1: $\{F, R\}$

U_2: $\{FFF, FFR, FRF, RFF, FRR, RFR, RRF, RRR\}$

U_3: $\{1, 2, 3, 4, 5, 6\}$

定义 2　称随机试验 E 的样本空间 U 的子集为**随机事件**，简称**事件**. 通常用大写英文字母 A, B, C, …表示. 每次试验中，当且仅当这一子集中的一个样本点出现时，称这一**事件发生**.

特别地，由一个样本点组成的单点集，称为**基本事件**，样本空间 U 本身称为**必然事件**，它在试验的结果中一定会发生. 不包含任何样本点的空集 V 称为**不可能事件**，它在试验中一定不会发生.

例如，在试验 E_3 中，$A=\{1, 3, 5\}$, $B=\{2, 4, 6\}$ 都是随机事件，分别表示掷出的点数为奇数、偶数. 当掷出的点数为 1 时，称事件 A 发生了；为 2 时称事件 B 发生了.

又如，在试验 E_1 中有两个基本事件 $\{F\}$, $\{R\}$，而试验 E_3 有 6 个基本事件 $\{1\}$, $\{2\}$, …, $\{6\}$.

二、事件的关系和运算

事件即集合，因而事件间的关系与运算自然按照集合间的关系与运算来处理.

1. 事件的包含与相等

定义 3　$A \subset B$，称事件 B 包含事件 A，表示事件 A 的发生必然导致事件 B 的发生. 如图 8-1 所示.

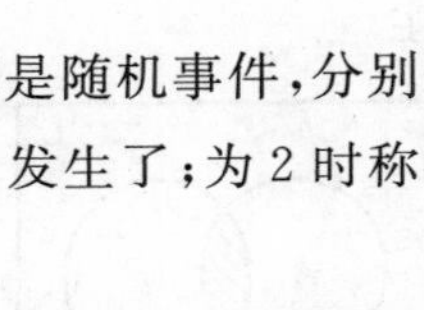

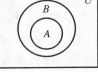

图 8-1

例如，对胃癌患者施行根治手术，A="存活 5 年"，B="存活期至少 3 年"，则 $A \subset B$.

定义 4　$A=B$，称事件 A 与 B 相等，表示事件 A 与 B 中任一事件的发生必然导致另一事件的发生. 这时 $A \subset$

B，同时 $B \subset A$.

2. 和(并)事件与差事件

定义 5 $A+B$，称为事件 A 与 B 的**和事件**，表示两事件 A 与 B 中至少有一事件发生. 也记为 $A \cup B$. 如图 8-2 所示，表示 $A+B$ 的三种情形，即 A 发生 B 不发生；B 发生 A 不发生；A，B 同时发生.

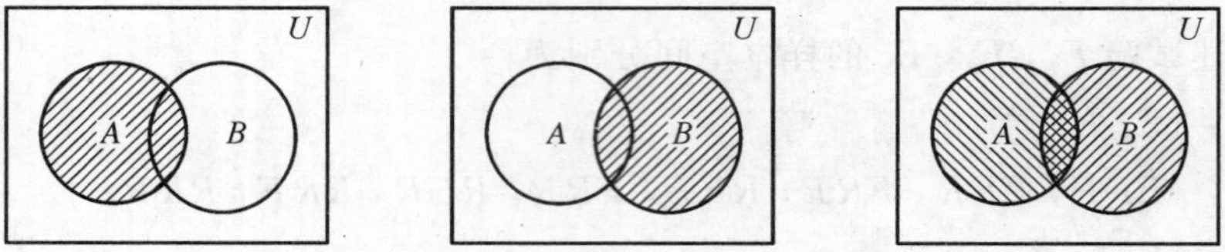

图 8-2

类似地，$\sum_{k=1}^{n} A_k \left(\bigcup_{k=1}^{n} A_k\right)$ 称作事件 A_1，A_2，…，A_n 的和事件，表示 n 个事件中至少有一事件发生.

定义 6 $A-B$，称作事件 A 与 B 的**差事件**，表示事件 A 发生事件 B 不发生.

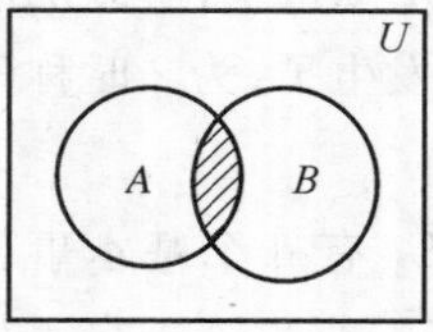

图 8-3

3. 积(交)事件

定义 7 AB 称作事件 A 与 B 的**积事件**，表示两事件 A 与 B 同时发生. 如图 8-3 所示.

类似地，$\prod_{k=1}^{n} A_k \left(\bigcap_{k=1}^{n} A_k\right)$ 称作事件 A_1，A_2，…，A_n 的积事件，表示 n 个事件同时发生.

例如，甲乙两人同时射击一个目标，若设 A="甲没有击中目标"，B="乙没有击中目标"，C="目标没有被击中"，则 $C = AB$.

4. 互不相容事件(互斥事件)

定义 8 $AB = V$ 称事件 A 与 B 是互不相容的(互斥的)，表示两事件 A 与 B 不可能同时发生. 如图 8-4 所示.

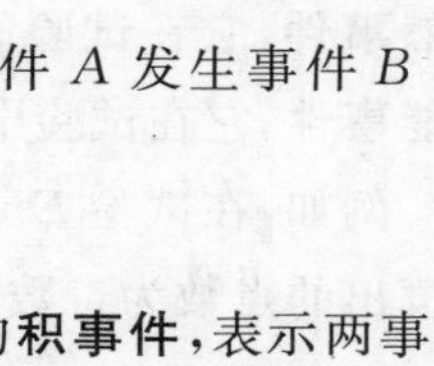

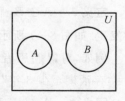

图 8-4

类似地，若 $A_iA_j = V\ (1 \leqslant i < j \leqslant n)$，则称事件 A_1，A_2，…，A_n 是互不相容的.

例如，随机试验的所有的基本事件之间，彼此是互不相容的.

5. 对立事件

定义 9　$A+B=U$ 且 $AB=V$，称事件 A 与 B 是对立的(或称互逆的)，表示两事件 A 与 B 有且仅有一个事件发生. 通常记 A 的对立事件为 $\bar{A}$，A，B 互为对立事件，记作 $B=\bar{A}$ 或 $A=\bar{B}$. 如图 8-5 所示.

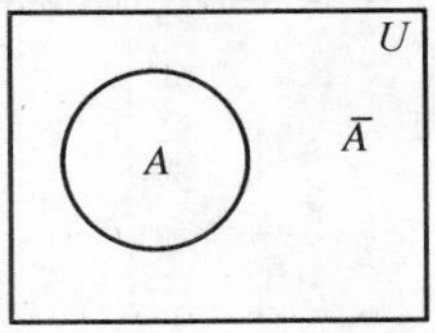

图 8-5

例如，一射手在一次射击中，$A=$“目标被击中”，则事件“目标没有被击中”是事件 A 的对立事件，记为 $\bar{A}$.

对立事件必定互斥，但互斥事件不一定对立.

6. 完备事件组

定义 10　若 $\sum_{k=1}^{n} A_k=U$，且 $A_iA_j=V\ (1\leqslant i<j\leqslant n)$ 时，则称事件组 A_1，A_2，…，A_n 为**互不相容的完备事件组(完备群)**.

显然，随机试验的所有基本事件构成互不相容的完备群.

7. 事件的运算法则

上述事件的关系，不难证明有以下的一些性质：

(1) $A+B=B+A$　　(加法交换律)

(2) $A+(B+C)=(A+B)+C$　　(加法结合律)

(3) $A(B+C)=AB+AC$　　(分配律)

请读者思考以下事件的运算：$A+A$；$A+U$；$A+V$；$A+\bar{A}$；AA；AU；AV.

三、概率

1. 频率与概率

设随机事件 A 在 n 次试验中发生了 m 次，则比值 $\frac{m}{n}$ 叫做随机事件 A 的**相对频率**(简称**频率**)，记作

$$f_n(A)=\frac{m}{n}.$$

显然，对任何随机事件 A 有 $0\leqslant f_n(A)\leqslant 1$. 其中 $f_n(U)=1$，$f_n(V)=0$.

以下抛掷硬币的试验中，n 表示抛掷次数，m 表示徽花向上的次数，$f_n(A)=\frac{m}{n}$ 表示徽花向上的频率.

实验序号	$n=5$		$n=50$		$n=500$	
	m	$f_n(A)$	m	$f_n(A)$	m	$f_n(A)$
1	2	0.4	22	0.44	251	0.502
2	3	0.6	25	0.50	249	0.498
3	1	0.2	21	0.42	256	0.512
4	5	1.0	25	0.50	253	0.506
5	1	0.2	24	0.48	251	0.502
6	2	0.4	21	0.42	246	0.492
7	4	0.8	18	0.36	244	0.488
8	2	0.4	24	0.38	258	0.516
9	3	0.6	27	0.54	262	0.524
10	3	0.6	31	0.62	247	0.494

从上表可以看出，当抛掷硬币的次数较少时，徽花向上的频率是不稳定的.但随着抛掷硬币的次数增加，频率越来越明显地呈现出稳定性.抛掷500次时，徽花向上的频率大致在0.5这个数附近摆动.

由频率的稳定性可以看出，随机事件发生的可能性大小可以用一个常数来表示.这个常数是一个小于1的正数，通常称作随机事件A的**概率**，记为$P(A)$.显然，任何随机事件A的概率满足$0 \leqslant P(A) \leqslant 1$.其中$P(U)=1$，$P(V)=0$.

在上面的抛掷硬币试验中，我们可以认为徽花向上这个事件的概率为0.5.

事件的概率是事物的客观属性，只有少数特殊的情况下可以直接计算.一般地，我们总是用多次重复试验中事件A的频率去近似估计它的概率.反之，事件A的概率已知时，可以以一定程度的可靠性来预测和检验事件A在n试验中所发生次数，即频率.

2. 概率的古典定义

一些特殊试验的事件概率是可以直接计算的，这种计算是以下述概率的古典定义为基础的.例如，前述试验E_1，E_2，E_3具有以下共同的特点：

(1) 试验的样本空间中只包含有限个样本点，即基本事件；

(2) 试验中每个基本事件发生的可能性相同.

具有以上两个特点的试验是大量存在的，称这种试验为**等可能概型**或**古典概型**.

定义 11 概率的古典定义(亦称古典概型)

设等可能概型的基本事件总数为N，事件A包含M个基本事件，则将A所包

含的基本事件数 M 与基本事件总数 N 的比值叫做事件 A 的概率，记作 $P(A)$，即

$$P(A)=\frac{M}{N}=\frac{\text{事件}A\text{包含基本事件个数}}{\text{基本事件总数}}.$$

例如，试验 E_3 中，出现 3 点记为事件 A_3，则 $P(A_3)=\frac{1}{6}$.

例 1 一袋中有 10 个大小和材质相同的球，其中有 6 个白球，4 个红球. 现从中任取两个球，求都是白球的概率.

解 基本事件总数 $N=C_{10}^2=45$. 设 A=“取出两个球都是白球”，则它所包含的基本事件个数 $M=C_6^2=15$. 因此，所求事件的概率为

$$P(A)=\frac{15}{45}=\frac{1}{3}.$$

例 2 在 100 支针剂中，有 2 支是次品，随机地抽取 5 支，问 5 支都是合格品的概率是多大？5 支中恰有 1 支是次品的概率是多大？

解 设 A=“5 支都是合格品”，B=“5 支中恰有 1 支次品”，基本事件总数 $N=C_{100}^5$，A 所包含的基本事件数 $M=C_{98}^5$，B 所包含的基本事件个数 $M=C_{98}^4\cdot C_2^1$，因此所求事件的概率为

$$P(A)=\frac{C_{98}^5}{C_{100}^5}=0.9020,\quad P(B)=\frac{C_{98}^4\cdot C_2^1}{C_{100}^5}=0.096.$$

思考与讨论

1. 射击 5 次，记 A=\{恰好命中一次\}，B=\{首发就命中\}，判断下列关系中哪些是正确的：

(1) $B=\bar{A}$；　(2) $A+B=U$；

(3) $A\supset B$；　(4) $AB=V$；

(5) $A=B$；　(6) $A\subset B$；

(7) $AB\neq V$.

2. 若 A 与 B 互不相容且 $\bar{A}$ 与 $\bar{B}$ 亦互不相容，则 A 和 B 是相互对立的吗？

3. 若 A 与 B 是相互对立的，是否也有 AC 和 BC 相互对立？

4. 概率的统计意义是用频率 $f_n(A)$ 来描述，是否 $\lim\limits_{n\to\infty}f_n(A)=P(A)$ 成立？

第二节　概率基本公式

一、概率加法公式

1. 互不相容事件的概率加法定理

定理 1　互不相容事件 A 与 B 的和的概率等于它们其概率的和，即

$$P(A+B)=P(A)+P(B).$$

以古典概型说明：设样本空间中含有 N 个基本事件，事件 A，B 分别包含其中的 M_1 和 M_2 个基本事件. 因 A 与 B 互不相容，所以 $A+B$ 的基本事件共有 M_1+M_2 个，于是

$$P(A+B)=\frac{M_1+M_2}{N}=\frac{M_1}{N}+\frac{M_2}{N}=P(A)+P(B),$$

即

$$P(A+B)=P(A)+P(B).$$

推论 1　有限个互不相容事件和的概率，等于这些事件概率的和

$$P(A_1+A_2+\cdots+A_n)=P(A_1)+P(A_2)+\cdots+P(A_n).$$

显然，$P(A)+P(\bar{A})=1$；若事件 A_1，A_2，…，A_n 构成互不相容的完备群，则 $\sum\limits_{i=1}^{n}P(A_i)=1$.

例 1　一批针剂共 50 支，其中 45 支是合格品，5 支是次品，从这批针剂中任取 3 支，求其中有次品的概率.

解　"取出的 3 支针剂中有次品"这一事件记为 A，而有 1 支、2 支、3 支次品的事件分别记为 A_1，A_2，A_3. 显然，A_1，A_2，A_3 是互不相容的，且 $A=A_1+A_2+A_3$.

基本事件总数为 C_{50}^3，A_1，A_2，A_3 的基本事件数分别为 $C_5^1\cdot C_{45}^2$，$C_5^2\cdot C_{45}^1$，C_5^3，则

$$P(A_1)=\frac{C_5^1\cdot C_{45}^2}{C_{50}^3}=0.2525,\quad P(A_2)=\frac{C_5^2\cdot C_{45}^1}{C_{50}^3}=0.0230,$$

$$P(A_3)=\frac{C_5^3}{C_{50}^3}=0.0005.$$

由概率加法定理

$$P(A_1)+P(A_2)+P(A_3)=0.2760.$$

另解，事件 A 的对立事件 $\bar{A}$ ＝“取出 3 支针剂全部是合格品”，所以

$$P(\bar{A})=\frac{C_{45}^3}{C_{50}^3}=0.7240,$$

$$P(A)=1-P(\bar{A})=1-0.7240=0.2760.$$

2. 概率加法定理

定理 2　设 A，B 为任意两事件，则 $P(A+B)=P(A)+P(B)-P(AB)$.

显然，定理 1 是该定理中 $AB=V$ 的特殊情形.

推论 2　设 $A_1, A_2, \cdots, A_n$ 为任意有限个事件，则

$$P(A_1+A_2+\cdots+A_n)=\sum_{i=1}^{n}P(A_i)-\sum_{1\leqslant i\leqslant j\leqslant n}P(A_iA_j)+\sum_{1\leqslant i\leqslant j\leqslant k\leqslant n}P(A_iA_jA_K)-\cdots+(-1)^{n-1}P(A_1A_2\cdots A_n).$$

例如，任意三个事件 A_1, A_2, A_3 的和的概率为

$$P(A_1+A_2+A_3)=P(A_1)+P(A_2)+P(A_3)-P(A_1A_2)-P(A_2A_3)-P(A_1A_3)+P(A_1A_2A_3).$$

二、条件概率与乘法公式

1. 条件概率

定义 1　如果在事件 B 已经发生的条件下，计算事件 A 的概率，则这种概率叫做事件 B 已发生的条件下事件 A 发生的概率，记作 $P(A\mid B)$.

例如，一盒中装有红、蓝两色的玻璃、木质球数目如下表，任取一球，求已知取到的球是蓝色的情况下，这球是玻璃球的概率.

	玻　璃	木　质	合　计
红　色	2	3	5
蓝　色	4	7	11
合　计	6	10	16

分析：设 B＝“取得蓝色球”，A＝“取得玻璃球”，则 AB ＝“蓝色的玻璃球”，命题“已知取到的球是蓝色的情况下，这球是玻璃球”实际上相当于取球时红色球根本不存在. 于是

$$P(A\mid B)=\frac{4}{11},$$

容易求得

$$P(B)=\frac{11}{16},\quad P(AB)=\frac{4}{16}.$$

我们发现

$$\frac{4}{11}=\frac{4/16}{11/16}.$$

如果设试验的基本事件总数为 n，事件 B，AB 所含的基本事件数分别为 m，k，那么

$$P(A\mid B)=\frac{k}{m}=\frac{k/n}{m/n}=\frac{P(AB)}{P(B)}.$$

2. 概率乘法定理

定理 3 两事件积的概率等于其中一事件的概率与另外一事件在前一事件已发生的条件下的条件概率的乘积

$$P(AB)=P(B)P(A\mid B)=P(A)P(B\mid A).$$

推论 3 有限个事件积的概率等于这些事件的概率的乘积，其中每一个事件的概率是在它前面的一切事件都已发生的条件下的条件概率：

$$P(A_1A_2\cdots A_n)=P(A_1)P(A_2\mid A_1)P(A_3\mid A_1A_2)\cdots P(A_n\mid A_1A_2\cdots A_{n-1}).$$

例 2 100 个零件中有 90 个合格品，10 个次品. 每次从中任取一个零件，取出后不再放回去，问第三次才取得合格品的概率.

解 设 $A_k=$“第 k 次取出的零件是次品”($k=1, 2, 3$)，则 $A_1A_2A_3=$“第三次才取得合格品”，而

$$P(A_1)=\frac{10}{100},\quad P(A_2\mid A_1)=\frac{9}{99},\quad P(A_3\mid A_1A_2)=\frac{90}{98}.$$

于是

$$\begin{aligned}P(A_1A_2A_3)&=P(A_1)P(A_2\mid A_1)P(A_3\mid A_1A_2)\\&=\frac{10}{100}\cdot\frac{9}{99}\cdot\frac{90}{98}=0.0084.\end{aligned}$$

三、全概率公式和贝叶斯公式

1. 随机事件的独立性

定义 2 如果事件 B 的发生不影响事件 A 的发生，即 $P(A\mid B)=P(A)$，则

称事件 A 对事件 B 是独立的，否则，称为不独立的.

例如，一袋中有 5 个白球、3 个黑球，从中连续取出两球. 假定(1) 第一次取出的球仍放回去；(2) 第一次取出的球不放回. 设事件 B="第一次取出的是白球"，事件 A="第二次取出的是白球"，则在(1)中，A 对 B 是独立的，(2)中 A 对 B 是不独立的.

事实上，如果事件 A 对事件 B 是独立的，则事件 B 对事件 A 也是独立的.

因为

$$P(B)P(A \mid B) = P(AB) = P(A)P(B \mid A),$$

则当 $P(A \mid B) = P(A) > 0$ 时，有

$$P(B) = P(B \mid A).$$

因此，若事件 A 对 B 独立(或事件 B 对 A 独立)，则称事件 A 与 B 相互独立.

定理 4　如果两事件 A 与 B 相互独立，则 $P(AB) = P(A)P(B)$.

推论 4　有限个事件 $A_1, A_2, \cdots, A_n$ 相互独立，则

$$P(A_1 A_2 \cdots A_n) = P(A_1) \cdot P(A_2) \cdot \cdots \cdot P(A_n).$$

推论 5　若事件 A 与 B 相互独立，则 A 与 $\bar{B}$, $\bar{A}$ 与 B, $\bar{A}$ 与 $\bar{B}$ 相互独立.

例 3　甲、乙两射手同时向一个目标进行射击. 甲命中率为 0.6，乙命中率为 0.5，求目标被击中的概率.

解　设 A = "甲击中目标"，B = "乙击中目标"，C = "目标被击中"，则

$$\begin{aligned} P(C) = P(A+B) &= P(A) + P(B) - P(AB) \\ &= 0.6 + 0.5 - 0.6 \times 0.5 = 0.8. \end{aligned}$$

该题还可以这样解：设 $\bar{C}$ = "目标没有被击中"，则

$$P(\bar{C}) = P(\bar{A}\bar{B}) = P(\bar{A})P(\bar{B}) = (1-0.6)(1-0.5) = 0.2,$$

所以

$$P(C) = 1 - P(\bar{C}) = 1 - 0.2 = 0.8.$$

例 4　某药厂的针剂车间灌装一批注射液，需经过四道工序，从长期生产经验知道，由于割据时掉入玻璃屑而成废品的概率是 0.4%；由于灌装时污染剂液而成废品的概率为 0.1%；由于洗涤不洁而成废品的概率为 0.2%；由于封口不严而成废品的概率为 0.6%. 求四道工序全部合格的概率.

解　四道工序彼此之间没有相互影响，即造成废品的四个因素是相互独立

的，所以

$$P=(1-0.4\%)(1-0.1\%)(1-0.2\%)(1-0.6\%)=98.71\%.$$

2. 全概率公式

当计算一些比较复杂的概率时，往往必须同时利用概率的加法与乘法定理.

设事件 $A_1, A_2, \cdots, A_n$ 是 n 个互不相容的完备群，且 $P(A_i)>0\ (i=1, 2, \cdots, n)$，则事件 B 的概率

$$P(B)=P(A_1)P(B\mid A_1)+P(A_2)P(B\mid A_2)+\cdots+P(A_n)P(B\mid A_n).$$

如图 8-6 所示，事实上，由于 $A_1, A_2, \cdots, A_n$ 互不相容，且 $\sum\limits_{k=1}^{n}A_k=U$，所以

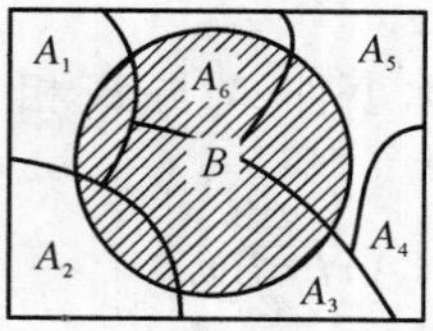

图 8-6

$$B=BU=B\sum_{k=1}^{n}A_k=\sum_{k=1}^{n}BA_k,$$

$$P(B)=\sum_{k=1}^{n}P(BA_k)=\sum_{k=1}^{n}P(A_k)P(B\mid A_k).$$

称公式 $P(B)=\sum\limits_{k=1}^{n}P(A_k)P(B\mid A_k)$ 为**全概率公式**.

例 5 设某医院仓库中有 10 盒同样规格的 X 光片，已知其中有 5 盒、3 盒、2 盒依次是甲、乙、丙厂生产的. 且甲、乙、丙三厂生产该种 X 光片的次品率依次为 $\frac{1}{10}, \frac{1}{15}, \frac{1}{20}$，从这 10 盒中任取一盒，再从这盒中任取一张 X 光片，求取得合格品的概率.

解 设 A_1, A_2, A_3 依次表示取得的这盒 X 光片是甲、乙、丙厂生产的. 设 B="取得的 X 光片为合格品"，于是

$$P(A_1)=\frac{5}{10},\quad P(A_2)=\frac{3}{10},\quad P(A_3)=\frac{2}{10},$$

$$P(B\mid A_1)=\frac{9}{10},\quad P(B\mid A_2)=\frac{14}{15},\quad P(B\mid A_3)=\frac{19}{20},$$

按全概率公式，有

$$\begin{aligned}P(B)&=P(A_1)P(B\mid A_1)+P(A_2)P(B\mid A_2)+P(A_3)P(B\mid A_3)\\&=\frac{5}{10}\cdot\frac{9}{10}+\frac{3}{10}\cdot\frac{14}{15}+\frac{2}{10}\cdot\frac{19}{20}=0.92.\end{aligned}$$

例 6 某药厂生产一批针剂，每 100 支为一批，在进行质量检验时，从每批

中任取 10 支检查. 如果发现其中有次品，则认为这批产品不合格，假定每批针剂中的次品数量最多不超过 4 个，并且具有如下概率分布，求该批针剂通过检查的概率.

一批针剂中次品数	0	1	2	3	4
概　率	0.1	0.2	0.4	0.2	0.1

解 设事件 $A_i =$ "一批针剂中有 i 个次品" $(i=0, 1, 2, 3, 4)$，按上表，各事件的概率为 $P(A_0)=0.1$，$P(A_1)=0.2$，$P(A_2)=0.4$，$P(A_3)=0.2$，$P(A_4)=0.1$.

设事件 $B =$ "这批产品通过检查"，即抽得的 10 支针剂全是合格品，于是

$$P(B \mid A_0)=1, \quad P(B \mid A_1)=C_{99}^{10}/C_{100}^{10}=0.900,$$

$$P(B \mid A_2)=C_{98}^{10}/C_{100}^{10}=0.809, \quad P(B \mid A_3)=C_{97}^{10}/C_{100}^{10}=0.727,$$

$$P(B \mid A_4)=C_{96}^{10}/C_{100}^{10}=0.652.$$

按全概率公式求得 B 的概率为

$$P(B)=\sum_{i=0}^{4} P(A_i)P(B \mid A_i)=0.8142.$$

3. 逆概率公式

上面的问题是当且仅当 n 个互不相容完备群 $A_1, A_2, \cdots, A_n$ 中的任一事件发生时，事件 B 才可能发生，且事件 A_i 的概率 $P(A_i)$ 及 $P(B \mid A_i)$ $(i=1, 2, \cdots, n)$ 可以求出. 现在我们再进行一次试验，如果事件 B 已发生，则对于事件 A_i 的概率应给予重新的估计，也就是计算事件 A_i 在事件 B 已发生的条件下的条件概率 $P(A_i \mid B)$ $(i=1, 2, \cdots, n)$.

例 7 如果例 5 中抽到的 X 光片是合格品，求所抽到的那一盒依次是甲厂、乙厂、丙厂生产的概率.

解 仍用例 5 中的记号，现在已知，

$$P(A_1)=\frac{5}{10}, \quad P(A_2)=\frac{3}{10}, \quad P(A_3)=\frac{2}{10},$$

$$P(B \mid A_1)=\frac{9}{10}, \quad P(B \mid A_2)=\frac{14}{15}, \quad P(B \mid A_3)=\frac{19}{20}.$$

我们的问题是求 $P(A_1 \mid B)$，$P(A_2 \mid B)$，$P(A_3 \mid B)$. 由乘法定理，

$$P(A_1B)=P(A_1)P(B\mid A_1)=P(B)P(A_1\mid B),$$

因此

$$P(A_1\mid B)=\frac{P(A_1)P(B\mid A_1)}{P(B)}$$

$$=\frac{P(A_1)P(B\mid A_1)}{P(A_1)P(B\mid A_1)P(A_2)P(B\mid A_2)P(A_3)P(B\mid A_3)}$$

$$=\frac{\frac{5}{10}\cdot\frac{9}{10}}{\frac{5}{10}\cdot\frac{9}{10}+\frac{3}{10}\cdot\frac{4}{15}+\frac{2}{10}\cdot\frac{19}{20}}=\frac{45}{92}\approx 0.489.$$

同理可得

$$P(A_2\mid B)=\frac{28}{92}\approx 0.304,\quad P(A_3\mid B)=\frac{19}{92}\approx 0.207.$$

一般地,如果事件 B 与 n 个事件 $A_1, A_2, \cdots, A_n$ 满足全概率公式中的条件,根据乘法定理,$P(A_i)P(B\mid A_i)=P(B)P(A_i\mid B)$,可得

$$P(A_i\mid B)=\frac{P(A_i)P(B\mid A_i)}{P(B)}.$$

再按全概率公式将 $P(B)$ 代入,得

$$P(A_i\mid B)=\frac{P(A_i)P(B\mid A_i)}{P(A_1)P(B\mid A_1)+P(A_2)P(B\mid A_2)+\cdots+P(A_n)P(B\mid A_n)}.$$

其中 $i=1, 2, \cdots, n$,此公式称为**贝叶斯公式**(亦称**逆概率公式**).

例 8 例 6 中,求通过检查的各批针剂中,恰有 i 个次品的概率($i=0, 1, 2, 3, 4$).

解 根据贝叶斯公式所求的概率分别是

$$P(A_0\mid B)=\frac{0.1\times 1}{0.8142}=0.123,\quad P(A_1\mid B)=\frac{0.2\times 0.9}{0.8142}=0.221.$$

同理

$$P(A_2\mid B)=0.397,\quad P(A_3\mid B)=0.179,\quad P(A_4\mid B)=0.080.$$

由此可知,通过检查的各批针剂中次品数的概率分布见下表.

一批针剂中次品数	0	1	2	3	4
概　率	0.123	0.221	0.397	0.179	0.080

把这个概率分布表与检查前的概率分布表相比较，显然可见

$$P(A_i \mid B) < P(A_i) \quad (i = 0, 1, 2, 3, 4).$$

这是因为没有次品的各批针剂必然通过检查，次品较少的各批针剂较易通过检查，而次品较多的各批针剂较难通过检查，所以通过检查后的各批针剂中次品数的概率分布就与检查前有所不同了.

四、伯努利概型

设某人打靶，命中率为0.7，现独立地重复射击5次，求“恰有2次命中”的概率.

射击的所有可能结果只有击中和没击中两种，击中率为0.7，没有击中的概率为1－0.7，射击5次中恰有2次命中，则就有3次不中，因此

$$P(\text{“恰有 2 次射中的概率”}) = C_5^2\, 0.7^2\,(1-0.7)^3.$$

同理，恰有 k 次命中的概率为

$$P(\text{“恰有 } k \text{ 次射中的概率”}) = C_5^k 0.7^k\,(1-0.7)^{5-k} \quad (k = 0, 1, 3, 4, 5).$$

一般地，在相同条件下进行 n 次重复试验，每次试验中，随机事件 A 只有两种可能结果，即发生或者不发生. 假设每次试验的结果与其他各次试验无关，即事件 A 的概率 $P(A)$ 在整个试验序列中始终保持不变，这样的一系列试验叫做**独立试验序列**.

独立试验序列是伯努利首先研究的，若以 A 与 $\bar{A}$ 表示每次试验中相互对立的两个事件，并设 $P(A) = p$, $P(\bar{A}) = 1 - p = q$. 则有以下定理：

定理 5　在独立试验序列中，如果事件 A 的概率为 $p\ (0 < p < 1)$，则在 n 次试验中事件 A 恰发生 m 次的概率

$$P_n(m) = C_n^m p^m q^{n-m} \quad (p + q = 1).$$

由于 n 次试验的所有可能结果就是事件 A 发生 $0, 1, 2, \cdots, n$ 次，且这些结果互不相容，因此 $\sum\limits_{m=0}^{n} P_n(m) = 1$，由二项式定理也有

$$\sum_{m=0}^{n} P_n(m) = \sum_{m=0}^{n} C_n^m p^m q^{n-m} = (p+q)^n = 1.$$

概率 $P_n(m)$ 就是二项式 $(p+q)^n$ 展开式中的项，故称概率 $P_n(m)$ 的这种分布为**二项分布**.

例 9 某批产品的次品率为 20%，进行重复抽样检查，共取 5 个样品，求"恰有 3 个次品"的概率.

解 已知 $n=5$, $p=0.2$, $q=0.8$ 所求的概率为

$$P_5(3)=C_5^3\cdot 0.2^3\cdot 0.8^2=0.0512.$$

例 10 一定的条件下，已知某药品对某一疾病的治愈率为 50%，求在 10 个服用此药的患者中有 8 个及以上获得治愈效果的概率.

解 $p=50\%=0.5$, $q=0.5$，则

$$P_{10}(8)=C_{10}^8\cdot(0.5)^8\cdot(0.5)^2=\frac{45}{1024},$$

同理

$$P_{10}(9)=\frac{10}{1024},\ P_{10}(10)=\frac{1}{1024},$$

所以

$$P=P_{10}(8)+P_{10}(9)+P_{10}(10)=\frac{45}{1024}+\frac{10}{1024}+\frac{1}{1024}$$

$$=\frac{56}{1024}\approx 0.05.$$

这个概率很小，可以认为要使 8 个以上的患者获得良好的效果很难达到.

思考与讨论

1. 设 $P(A)P(B)>0$，下列论断中哪些是正确的?

(1) 若 A 和 B 互不相容，则 A 和 B 相互独立.

(2) 若 A 和 B 相互对立，则 A 和 B 相互独立.

(3) 若 A 和 B 相互独立，则 A 和 B 互不相容.

(4) 若 A 和 B 相互独立，则 A 和 B 相互对立.

2. 设 $P(B)>0$，事件 A 和 B 满足什么关系时，下列等式成立?

(1) $P(A\mid B)=0$; (2) $P(A\mid B)=P(A)/P(B)$;

(3) $P(A\mid B)=1$.

3. 证明或举反例.

(1) $P(A\mid B)\leqslant P(A)\Rightarrow P(B\mid A)\leqslant P(B)$;

$P(A\mid B)\leqslant P(A)\Rightarrow P(A\mid \bar{B})\geqslant P(A)$.

(2) 若 $P(A \mid B) \leqslant P(A)$ 且 $P(C \mid A) \leqslant P(C) \Rightarrow P(A \mid C) \leqslant P(A)$.

第三节　随机变量及其概率分布

一、随机变量

1. 随机变量的定义

概率论所要考察的是从数量的角度来研究随机现象的统计规律性.为此,有必要把随机试验的每一个可能结果与一个实数联系起来,随机变量正是为满足这种需要而引入的量.

例如,一批产品共 100 件,其中合格品 95 件,次品 5 件,从中任取 10 件,问"取得的次品数"是多少(简称"次品数")?

若以 ξ 表示"次品数",则在本试验中,它可以取 0,1,2,3,4,5 等数值,可见 ξ 是变量;但实验之前 ξ 到底取这六个数值中的哪一个,那是无法预知的,即它在试验中的取值是随机的,通常称这个变量为随机变量.

定义 1　随机现象在一定条件下的每一可能的结果 ω 都对应着唯一的实数 $\xi(\omega)$,称实值变量 $\xi(\omega)$ 为**随机变量**.随机变量通常用希腊字母 ξ, η 等表示(或用大写英文字母 X,Y 等表示).

随机变量的引进是概率论中的一个转折点,从此对随机事件的研究转变为对随机变量的研究.以前,我们只是孤立地研究随机试验的一个或几个事件,现在我们就能通过随机变量将各事件联系起来,进而去研究随机试验的全部结果.不仅如此,随机变量的引入,使我们有可能借助微积分等数学工具,对试验进行深入的研究.

(1) 加工一个零件要求误差为±0.5 mm,误差可以看做是随机变量.

(2) 在毒性试验中,给大白鼠注射一定剂量的药物后可能死亡,也可能存活.用 0 表示死亡,1 表示存活,则大白鼠用药后的状态是一个随机变量,它的取值为 0,1.

(3) 一个袋中有 6 个大小和材质相同的球,并依次标号 1,2,2,2,3,3.从中任取一球,则取得的球的号码是一个随机变量,它的取值是 1,2,3.

随机变量可分为两大类.一类随机变量的可能取值可以一一列举出来,如(2),(3)称之为**离散型随机变量**.另一类随机变量,如(1)它可能的取值是布满某一个区间,称之为**连续型随机变量**.

2. 分布函数

为了研究随机变量的理论分布，我们引进随机变量分布函数的概念.

定义 2 设 ξ 是一个随机变量(离散型或连续型)，x 是任意一个实数，称函数

$$F(x)=P(\xi\leqslant x)\quad(-\infty<x<\infty)$$

为 ξ 的**概率分布函数**，简称**分布函数**.

有了分布函数，对随机变量的研究就被转化成对函数的研究. 而随机变量 ξ 是在 $F(x)$ 的定义域内取值时的. 因此，可以对它进行各种运算，研究起来很方便.

分布函数的性质：

(1) $0\leqslant F(x)\leqslant 1,\quad -\infty<x<\infty$；

(2) 对于实数 x_1，x_2 则 $F(x_1)$，$F(x_2)$ 分别表示随机事件 $\xi\leqslant x_1$ 及 $\xi\leqslant x_2$ 的概率：

$$F(x_1)=P(\xi\leqslant x_1),\quad F(x_2)=P(\xi\leqslant x_2),$$

设 $x_1<x_2$，则事件 $\xi\leqslant x_2$ 是两个互不相容事件 $\xi\leqslant x_1$ 与 $x_1<\xi\leqslant x_2$ 的和，由加法定理有

$$P(\xi\leqslant x_2)=P(\xi\leqslant x_1)+P(x_1<\xi\leqslant x_2),$$

$$P(x_1<\xi\leqslant x_2)=P(\xi\leqslant x_2)-P(\xi\leqslant x_1)=F(x_2)-F(x_1).$$

这说明随机变量 ξ 落在区间 $(x_1, x_2]$ 内的概率等于分布函数 $F(x)$ 在该区间上的增量.

(3) 由性质(2)知 $P(x_1<\xi\leqslant x_2)\geqslant 0$，所以 $F(x_2)-F(x_1)\geqslant 0$，即 $F(x_2)\geqslant F(x_1)$. 由此可见，分布函数是单调增函数.

(4) 当随机变量 ξ 可以取任何值时，有

$$\lim_{x\to-\infty}F(x)=0,\quad \lim_{x\to+\infty}F(x)=1.$$

二、离散型随机变量及其概率分布

1. 离散型随机变量

研究离散型随机变量 ξ，不仅需要知道 ξ 的一切可能取值 $x_1, x_2, \cdots, x_n, \cdots$，而且还需要知道取得这些值的概率 $P(x_1), P(x_2), \cdots, P(x_n), \cdots$.

通常可以列出概率分布表：

ξ	x_1	x_2	…	x_n	…
$P(\xi=x_i)$	$P(x_1)$	$P(x_2)$	…	$P(x_n)$	…

如果随机变量 ξ 只能取有限个值 x_1, x_2, …, x_n,则因随机变量事件 x_1, x_2, …, x_n 构成互不相容的完备群,那么 $\sum\limits_{i=1}^{n} p(x_i)=1$;如果随机变量 ξ 可能取得无穷多个值,则 $\sum\limits_{i=1}^{\infty} p(x_i)=1$,即级数 $\sum\limits_{i=1}^{\infty} p(x_i)=1$ 是收敛的并且和等于 1.

随机变量 ξ 的概率分布也可以用一个式子来表示,即

$$P(\xi_i)=p_i \quad (i=1,\ 2,\ \cdots).$$

在 n 次独立试验序列 $P_n(m)=C_n^m p^m q^{n-m}$ $(p+q=1,\ m=0,\ 1,\ 2,\ \cdots,\ n)$ 中,随机变量 ξ 是二项分布.

在直角坐标系中,用横坐标轴上的点表示随机变量的可取值 x_1, x_2, …, x_n, …,用纵坐标轴上的点表示随机变量取得这些值的概率 $P(x_1)$, $P(x_2)$, …, $P(x_n)$, …,再用折线把这些点 $(x_i,\ P(x_i))$ 联结起来,就得到随机变量 ξ 的概率分布图,如图 8-7 所示.

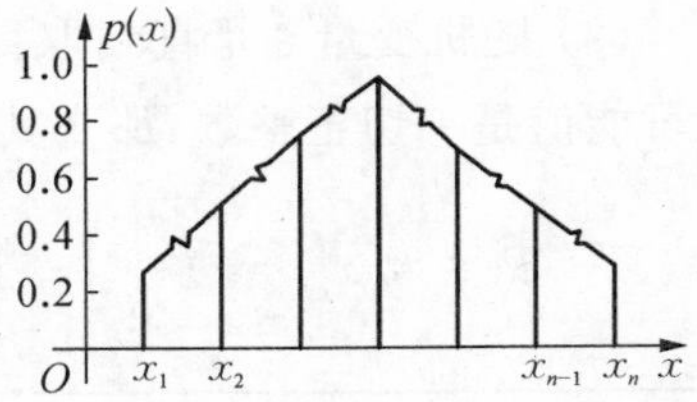

图 8-7

在数理统计中,我们把所研究的对象的全体称为总体,而把组成总体的每个单元称为个体.受人力物力所限,我们往往只能从总体中随机地抽出一部分个体来进行研究,从而对总体 ξ 的特征作出判断,从总体中抽取部分个体的过程叫抽样,所抽出来的部分个体称为样本.进行一次抽样后就得到一组观测值 x_1, x_2, …, x_n,类似上述概率分布表,得到频率分别表

ξ	x_1	x_2	…	x_n
$W(\xi=x_i)$	$W(x_1)$	$W(x_2)$	…	$W(x_n)$

其中 $W(x_i)$ 表示随机变量 ξ 的观测值 x_i 出现的频率.设 N 为观测次数,m_i 为观测值 x_i 出现的次数(称频数),则频率 $W(x_i)=m_i/N$.

通常把频率分布叫做随机变量的统计分布,而把概率分布叫做随机变量的理论分布.如果观测次数很大,则随机变量取得某一数值的频率接近相应的概率,即随机变量的统计分布与其理论分布大致相同.

例 1 一袋中有 1 个白球和 4 个红球，每次从中任取一个球，直至取得白球为止，求取球次数的概率分布，假定：

(1) 每次取出的红球不再放回去；

(2) 每次取出的红球仍放回去.

解 (1) 设随机变量 ξ 是直到取得白球的取球次数，由于每次取出的红球不再放回去，所以 ξ 的可能值是 1,2,3,4,5. 且

$$P(\xi=1)=\frac{1}{5},\quad P(\xi=2)=\frac{4}{5}\cdot\frac{1}{4},\quad P(\xi=3)=\frac{4}{5}\cdot\frac{3}{4}\cdot\frac{1}{3},$$

$$P(\xi=4)=\frac{4}{5}\cdot\frac{3}{4}\cdot\frac{2}{3}\cdot\frac{1}{2},\quad P(\xi=5)=\frac{4}{5}\cdot\frac{3}{4}\cdot\frac{2}{3}\cdot\frac{1}{2}\cdot 1,$$

则概率分布表如下.

ξ	1	2	3	4	5
$P(\xi=x_i)$	0.2	0.2	0.2	0.2	0.2

(2) 随机变量 ξ 是直到取得白球的次数，由于每次取得红球仍放回，因此 ξ 的可能值是一切正整数，那么其分布函数以及概率分布表为

$$P(\xi=x_i)=\left(\frac{4}{5}\right)^{i-1}\left(\frac{1}{5}\right)=0.2\times 0.8^{i-1}\quad (i=1,2,\cdots).$$

ξ	1	2	…	n	…
$P(\xi=x_i)$	0.2	0.2×0.8	…	$0.2\times 0.8^{n-1}$	…

2. 离散型随机变量分布函数

如果离散型随机变量的概率分布已知，我们可以很容易的求出它的分布函数

$$F(x)=P(\xi\leqslant x)=\sum_{x_i\leqslant x}p(\xi=x_i)=\sum_{x_i\leqslant x}p(x_i).$$

例 2 随机变量 ξ 的概率分布如下表，写出 ξ 的分布函数.

ξ	0	1	2	3
$P(\xi=x_i)$	0.1	0.2	0.4	0.3

解 由于 ξ 的取值只能是 0,1,2,3，而 $F(x)$ 中的 x 可以取任何实数，因此当

$x<0$ 时,是不可能事件.由概率的有限可加性得

$$F(x)=\begin{cases}0, & x\in(-\infty,0] \\ 0.1, & x\in[0,1) \\ 0.1+0.2, & x\in[1,2) \\ 0.1+0.2+0.4, & x\in[2,3) \\ 0.1+0.2+0.4+0.3, & x\in[3,+\infty)\end{cases}=\begin{cases}0, & x\in(-\infty,0], \\ 0.1, & x\in[0,1), \\ 0.3, & x\in[1,2), \\ 0.7, & x\in[2,3), \\ 1, & x\in[3,+\infty).\end{cases}$$

分布函数 $y=F(x)$ 的图形如图 8-8 所示.

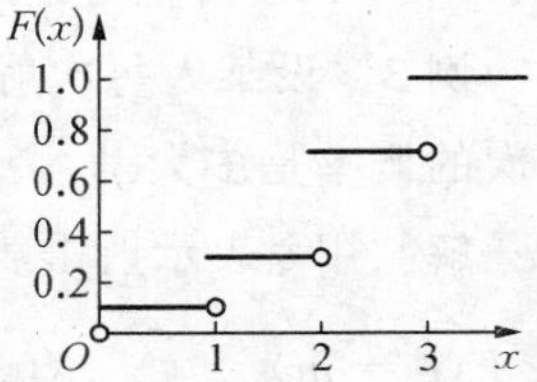

图 8-8

3. 常见的离散型概率分布

(1) 0-1 分布

如果随机变量 ξ 只可能取 0,1 两个值,概率分布如下表,其中 $0<p<1$, $q=1-p$, 则称 ξ 服从参数为 p 的 0-1 分布,也叫**二点分布**.

ξ	0	1
$P(\xi=x_i)$	q	p

该分布很简单,如果试验只有两个相互独立的结果 A 与 $\bar{A}$,就构成一个 0-1 分布,如人的性别,产品的合格与不合格等事件.

(2) 二项分布

如果随机变量 ξ 的概率分布为

$$p(\xi=m)=C_n^m p^m q^{n-m} \quad (m=0,1,2,\cdots,n),$$

其中 $0<p<1$, $p+q=1$, 则称 ξ 服从参数为 n, p 的**二项分布**,记作 $\xi\sim B(n,p)$. 显然 $n=1$ 时,二项分布就是二点分布.

分布函数 $F(x)=P(\xi\leqslant x)=\sum\limits_{m=0}^{x}C_n^m p^m q^{n-m}$ 表示 n 次独立重复试验下,事件 A 出现的次数不大于 x 的概率.

(3) 泊松分布

如果随机变量 ξ 的概率分布为

$$p(\xi=m)=\frac{\lambda^m}{m!}e^{-\lambda} \quad (m=0,1,2,\cdots;\lambda>0),$$

则称 ξ 服从参数为 λ 的**泊松(possion)分布**,记作 $\xi\sim p(\lambda)$.

在二项分布中当 n 很大、p 很小时,求概率一般用泊松公式近似地代替.

定理 1 设随机变量 ξ 服从二项分布，概率分布 $P(\xi=m)=C_n^m p^m q^{n-m}$ $(m=0,1,2,\cdots,n)$，则有

$$\lim_{n\to\infty} p(\xi=m)=\frac{\lambda^m}{m!}\mathrm{e}^{-\lambda}.$$

其中 $\lambda=np>0$ 是常数.

也就是说二项分布，当 $n\to\infty$ 时的极限就是泊松分布，一般情况下，在 $n\geqslant 30$，$p\leqslant 0.1$ 时，就可以用泊松公式近似代替二项分布公式计算.

例 3 设某人每次射击的命中率为 0.001，他射击了 4000 次，求命中不少于两次的概率是多大.

解 用 ξ 表示射击 4000 次命中的次数，则 $\xi\sim B(4000,0.001)$，即

$$P(\xi=m)=C_{4000}^m(0.001)^m(1-0.001)^{4000-m}\quad(m=0,1,\cdots,4000),$$

$$\begin{aligned}P(\xi\geqslant 2)&=1-P(\xi<2)=1-[P(\xi=0)+P(\xi=1)]\\&=1-[C_{4000}^0(0.001)^0(0.999)^{4000}+C_{4000}^1(0.001)^1(0.999)^{3999}].\end{aligned}$$

二项分布公式计算很麻烦. 由于 n 很大，p 很小，现在用泊松公式计算，$\lambda=np=4000\times 0.001=4$，查附表，$m=0$，$p=0.018\,316$；$m=1$，$p=0.073\,263$，所以

$$\begin{aligned}P(\xi\geqslant 2)&=1-[P(\xi=0)+P(\xi=1)]\\&=1-0.018\,316-0.073\,263\\&\approx 0.908\,421.\end{aligned}$$

三、连续型随机变量及其概率分布

1. 连续型随机变量

连续型随机变量 ξ 的所有可能取值是某个区间内的任一值，这些值构成了不可数的无穷集合. 因此不可能像离散型随机变量那样，逐一讨论它在某些点 x_0 的概率. 事实上，对于连续性随机变量 ξ，尽管 $\xi=x_0$ 也是试验的基本事件，且不一定是不可能事件，但我们还是认为

$$P(\xi=x_0)=0,$$

这很容易理解，比如测量某一零件的尺寸时，受物理或技术因素的影响，我们总是说零件的尺寸是多少米 ± 多少毫米. 换句话说，对于连续型随机变量，我们只研究 ξ 落在某区间的概率，而不研究它落在某一点的概率.

2. 连续型随机变量分布函数

连续型随机变量的分布函数 $F(x)$ 是连续函数，它的图形 $y=F(x)$ 是位于直线 $y=0$ 与 $y=1$ 之间的单调上升的连续曲线，如图 8-9 所示.

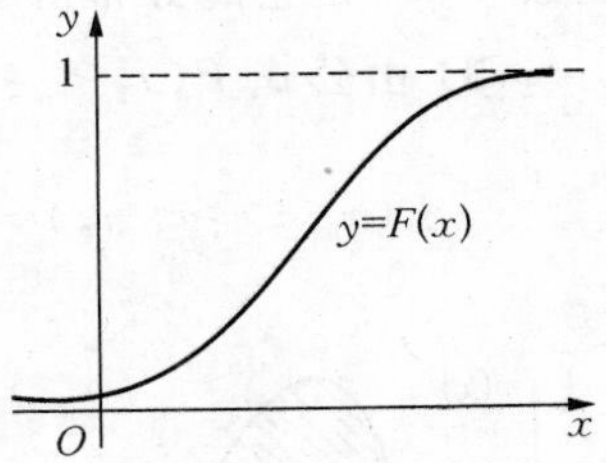

图 8-9

前面已经指出，对于连续型随机变量有 $P(\xi=x_0)=0$，因此计算连续型随机变量 ξ 落在某一区间内的概率时，可以不必区别该区间是开区间还是闭区间，即

$$P(x_1<\xi<x_2)=P(x_1\leqslant\xi\leqslant x_2)=P(x_1<\xi\leqslant x_2)$$
$$=P(x_1\leqslant\xi<x_2)=F(x_2)-F(x_1).$$

分布密度函数的定义

在离散型随机变量中，对 ξ 的一切可能取值 $x_1, x_2, \cdots, x_n, \cdots$ 以及它取得这些值的概率 $P(x_1), P(x_2), \cdots, P(x_n), \cdots$，可以用概率分布来表示. 由前述讨论，对连续型随机变量 ξ 不可能用类似的方法，为此我们介绍概率分布密度的概念.

设 x 为随机变量 ξ 可能取值范围中的任意一点，考虑随机变量 ξ 落在区间 $(x, x+\Delta x)$ 内的概率 $P(x<\xi<x+\Delta x)$，把比值

$$\frac{P(x<\xi<x+\Delta x)}{\Delta x}$$

叫做随机变量 ξ 落在区间上的平均概率分布密度. 当 $\Delta x\to 0$ 时，如果以上比值的极限存在，那么称这极限为连续型随机变量 ξ 在 x 点处的**概率分布密度或分布密度**，记作

$$\varphi(x)=\lim_{\Delta x\to 0}\frac{P(x<\xi<x+\Delta x)}{\Delta x}.$$

分布密度的图形 $y=\varphi(x)$ 通常叫做分布曲线. 如图 8-10 所示.

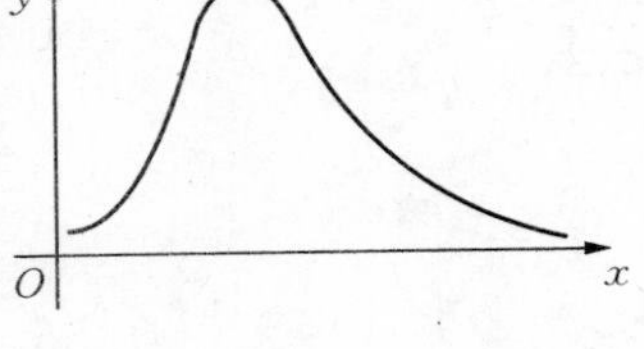

图 8-10

分布密度的性质

(1) $\varphi(x)\geqslant 0$ 是非负函数，分布曲线位于 x 轴上方.

(2) $\varphi(x)=\lim\limits_{\Delta x\to 0}\dfrac{P(x<\xi<x+\Delta x)}{\Delta x}=\lim\limits_{\Delta x\to 0}\dfrac{F(x+\Delta x)-F(x)}{\Delta x}=F'(x)$，

即

$$\varphi(x)=F'(x).$$

连续型随机变量 ξ 的分布密度 $\varphi(x)$ 是它的分布函数 $F(x)$ 的导函数，分布函数 $F(x)$ 是它的分布密度 $\varphi(x)$ 的一个原函数.

(3) 由公式 $P(x_1 < \xi < x_2) = F(x_2) - F(x_1)$ 及牛顿-莱布尼茨公式可得

$$P(x_1 < \xi < x_2) = \int_{x_1}^{x_2} \varphi(x)\mathrm{d}x \approx \varphi(x)\Delta x \quad (\Delta x = x_2 - x_1).$$

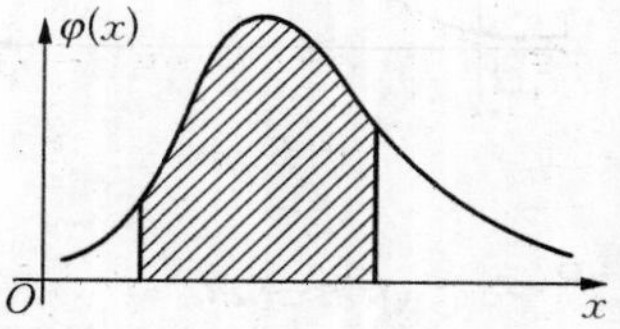

图 8 - 11

连续型随机变量 ξ 落在区间 (x_1, x_2) 内的概率等于分布密度在该区间上的定积分，或者说等于分布曲线 $\varphi(x)$ 在区间 $[x_1, x_2]$ 上的曲边梯形面积. 而当 $|\Delta x| = |x_2 - x_1|$ 很小时，这概率又近似等于其自身的微分 $\varphi(x)\Delta x$ (称 $\varphi(x)\Delta x$ 为**概率微分**)，如图 8 - 11 所示.

(4) 如果随机变量的一切可能值都在区间 $[a, b]$ 内，则 $\int_a^b \varphi(x)\mathrm{d}x = 1$. 一般地，若随机变量 ξ 可以取任何实数，则 $\int_{-\infty}^{+\infty} \varphi(x)\mathrm{d}x = 1$.

即分布曲线 $\varphi(x)$ 与 x 轴之间的平面图形的面积等于 1.

(5) $F(x) = P(-\infty < \xi \leqslant x) = \int_{-\infty}^{x} \varphi(x)\mathrm{d}x$，连续型随机变量的分布函数 $F(x)$ 等于它的分布密度在区间 $(-\infty, x)$ 上的广义积分.

(6) 连续型随机变量 ξ 取得某一实数值时概率等于零.

例 4 已知随机变量 ξ 的分布密度

$$\varphi(x) = \begin{cases} x, & 0 \leqslant x < 1, \\ 2 - x, & 1 \leqslant x < 2, \\ 0, & \text{其他}, \end{cases}$$

求其分布函数 $F(x)$.

解 当 $x < 0$ 时，

$$F(x) = \int_{-\infty}^{x} \varphi(x)\mathrm{d}x = \int_{0}^{x} \varphi(x)\mathrm{d}x = 0;$$

当 $0 \leqslant x < 1$ 时，

$$F(x) = \int_{-\infty}^{x} \varphi(x)\mathrm{d}x = \int_{0}^{x} \varphi(x)\mathrm{d}x = \int_{0}^{x} x\mathrm{d}x = \frac{1}{2}x^2;$$

当 $1 \leqslant x < 2$ 时，

$$F(x)=\int_{-\infty}^{x}\varphi(x)\mathrm{d}x=\int_{0}^{x}\varphi(x)\mathrm{d}x=\int_{0}^{1}\varphi(x)\mathrm{d}x+\int_{1}^{x}\varphi(x)\mathrm{d}x$$

$$=\int_{0}^{1}x\mathrm{d}x+\int_{1}^{x}(2-x)\mathrm{d}x=1-\frac{1}{2}(2-x)^2$$

$$=-\frac{x^2}{2}+2x-1;$$

当 $2\leqslant x$ 时，$F(x)=\int_{0}^{x}\varphi(x)\mathrm{d}x=1$.

于是分布函数为

$$F(x)=\begin{cases}0, & x<0,\\ \frac{1}{2}x^2, & 0\leqslant x<1,\\ -\frac{1}{2}x^2+2x-1, & 1\leqslant x<2,\\ 1, & 2\leqslant x.\end{cases}$$

例 5　求随机变量 ξ 的分布密度及落在区间 (2, 3) 内的概率，ξ 的分布函数如下：

$$F(x)=\begin{cases}1-\mathrm{e}^{-\lambda x}, & x\geqslant 0,\\ 0, & x<0.\end{cases}$$

解

$$\varphi(x)=F'(x)=\begin{cases}\lambda\mathrm{e}^{\lambda x}, & x\geqslant 0,\\ 0, & x<0,\end{cases}$$

$$P(2<\xi<3)=F(3)-F(2)=(1-\mathrm{e}^{-3x})-(1-\mathrm{e}^{-2x})=\frac{1}{\mathrm{e}^{2\lambda}}-\frac{1}{\mathrm{e}^{3\lambda}}.$$

3. 常见的连续型概率分布

(1) 均匀分布

如果随机变量 ξ 的分布密度为

$$\varphi(x)\begin{cases}\frac{1}{b-a}, & a\leqslant x\leqslant b,\\ 0, & \text{其他},\end{cases}$$

则称 ξ 在 $[a, b]$ 上服从**均匀分布**，如图 8-12 所示.

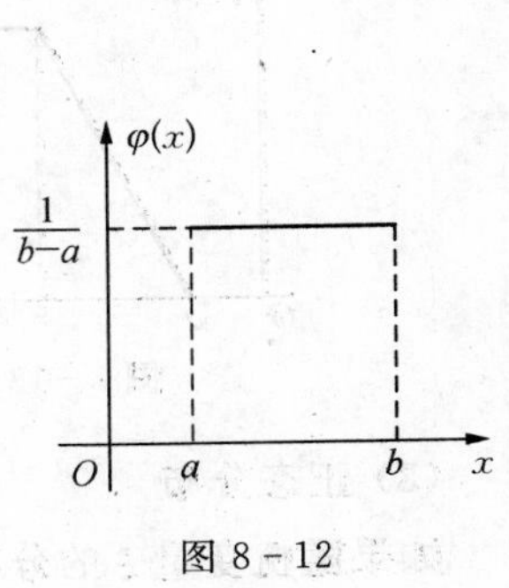

图 8-12

若区间 $[c, d]\subset[a, b]$，则落在 ξ $[c, d]$ 的概率

$$P(c<\xi<d)=\int_c^d \frac{1}{b-a}\mathrm{d}x=\frac{d-c}{b-a}.$$

可见，ξ 落在$[c, d]$上的概率与区间的长度成正比，而与该小区间在$[a, b]$中的位置无关.

$$F(x)=\int_{-\infty}^{x}\varphi(x)\mathrm{d}x=\int_{-\infty}^{a}\varphi(x)\mathrm{d}x+\int_{a}^{x}\varphi(x)\mathrm{d}x=\int_{a}^{x}\frac{1}{b-a}\mathrm{d}x=\frac{x-a}{b-a},$$

$$F(x)=\begin{cases}0, & x<a,\\ \dfrac{x-a}{b-a}, & a\leqslant x\leqslant b,\\ 1, & x>b.\end{cases}$$

分布函数 $y=F(x)$ 的图形如图 8－13 所示.

(2) 指数分布

如果随机变量 ξ 的分布密度为

$$\varphi(x)=\begin{cases}\lambda \mathrm{e}^{-\lambda x}, & x\geqslant 0\\ 0, & x<0\end{cases}\quad(\lambda>0),$$

则称 ξ 服从参数为 λ 的**指数分布**.

指数分布的分布函数($x\geqslant 0$)：

$$F(x)=\int_{-\infty}^{x}\varphi(x)\mathrm{d}x=\int_{0}^{x}\varphi\lambda\,\mathrm{e}^{-\lambda x}\,\mathrm{d}x=1-\mathrm{e}^{-\lambda x},$$

所以

$$F(x)=\begin{cases}1-\mathrm{e}^{-\lambda x}, & x\geqslant 0,\\ 0, & x<0.\end{cases}$$

分布函数 $y=F(x)$ 的图形如图 8－14 所示.

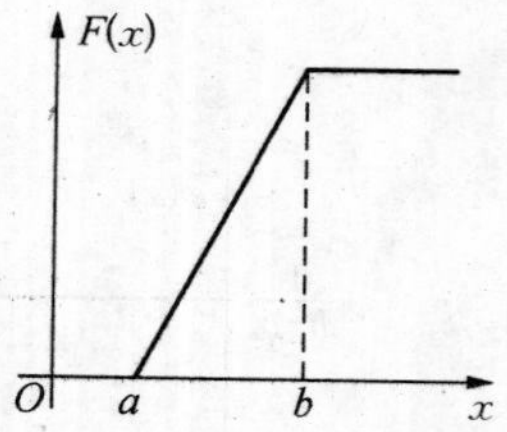

图 8－13

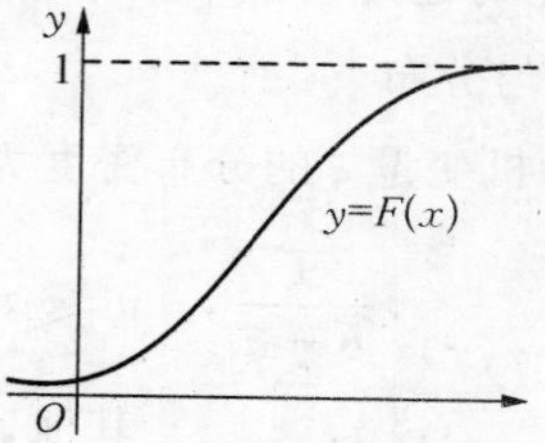

图 8－14

(3) 正态分布

如果随机变量 ξ 的分布密度为

$$\varphi(x)=\frac{1}{\sqrt{2\pi}\sigma}e^{-\frac{(x-\mu)^2}{2\sigma^2}} \quad (-\infty<x<+\infty).$$

其中 μ 及 $\sigma>0$ 是常数,则称 ξ 服从 μ 与 σ 为参数的**正态分布**,记作 $\xi\sim N(\mu,\sigma^2)$.

分布函数为

$$F(x)=\frac{1}{\sqrt{2\pi}\sigma}\int_{-\infty}^{x}e^{-\frac{(x-\mu)^2}{2\sigma^2}}dx.$$

分布密度曲线如图 8-15 所示,分部函数 $F(x)$ 的图形如图 8-16 所示.

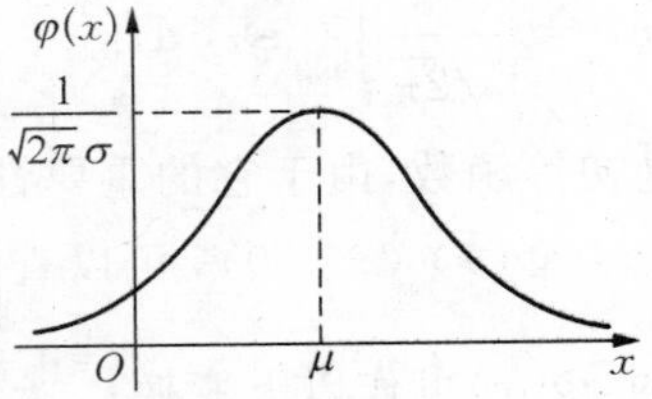

图 8-15

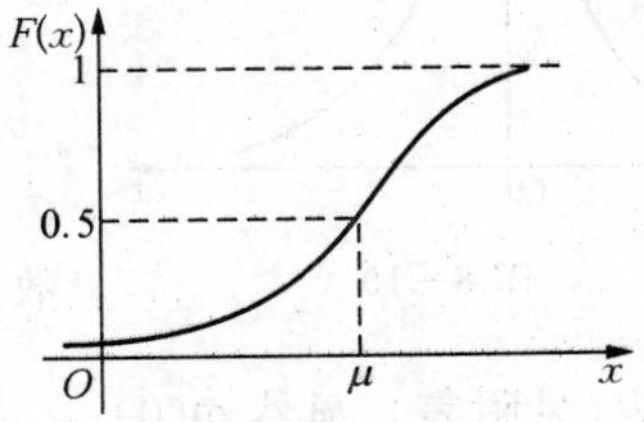

图 8-16

正态分布密度 $\varphi(x)$的性质:

(1) $\varphi(x)>0$,且具有各阶导数.

(2) 分布函数

$$F(x)=\int_{-\infty}^{+\infty}\varphi(x)dx=\int_{-\infty}^{+\infty}\frac{1}{\sqrt{2\pi}\sigma}e^{-\frac{(x-\mu)^2}{2\sigma^2}}dx=1.$$

曲线 $\varphi(x)$ 与 x 轴之间的平面图形面积等于 1,也就是说随机变量 ξ 落在区间 $(-\infty<x<+\infty)$ 的概率为 1.

(3) $\varphi(x)$的图形(图 8-15)是关于 $x=\mu$ 为对称轴的钟形曲线. 在 $x=\mu$ 处,$\varphi(x)$有最大值 $\frac{1}{\sqrt{2\pi}\sigma}$, $x=\mu\pm\sigma$ 处是 $\varphi(x)$的拐点.

(4) 固定 σ 的值,只改变 μ 值时. 图形的形状不变,其位置随着 μ 值不同而左右移动,称 μ 为位置参数(图 8-17). 若固定 μ 值,σ 值越小,图形越陡峭;σ 值越大,图形越平缓,称 σ 为形状参数(图 8-18).

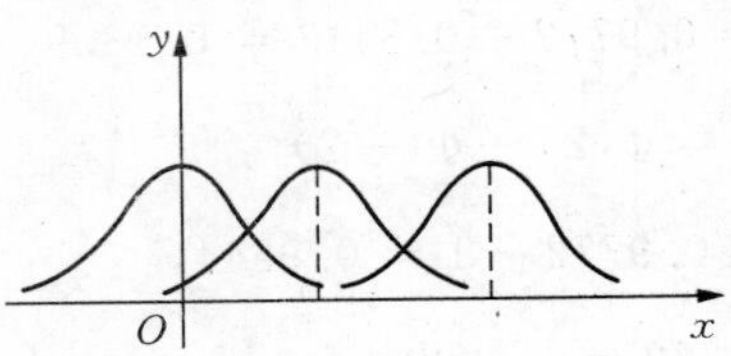

图 8-17

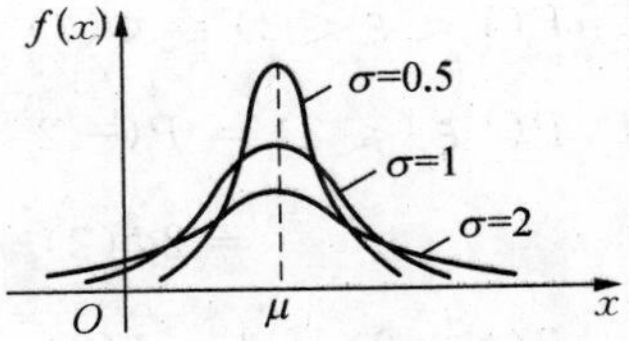

图 8-18

(5) 当 $x \to \infty$ 时，$\varphi(x) \to 0$，x 轴为曲线 $\varphi(x)$ 的渐近线.

特殊地，若正态分布中的参数 $\mu = 0$，$\sigma = 1$ 时，称随机变量 ξ 服从标准正态分布，记作 $\xi \sim N(0, 1)$. 分布密度为

$$\varphi(x) = \frac{1}{\sqrt{2\pi}} e^{-\frac{x^2}{2}} \quad (-\infty < x < +\infty),$$

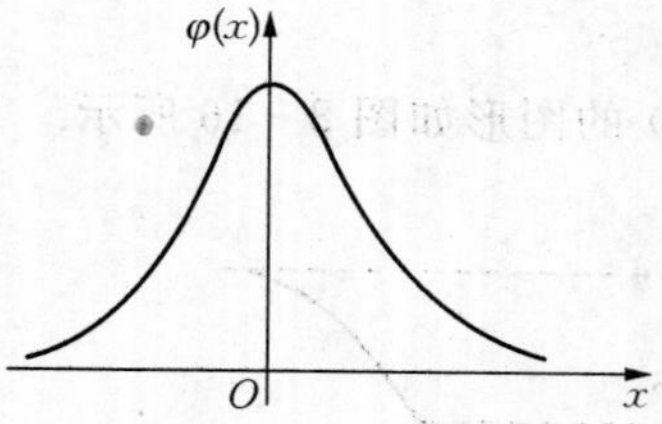

图 8-19

分布曲线如图 8-19 所示.

标准正态分布的分布函数是

$$\Phi(x) = \frac{1}{\sqrt{2\pi}} \int_{-\infty}^{x} e^{-\frac{t^2}{2}} dt.$$

$\Phi(x)$ 不是初等函数，由于它的重要性，其函数值 $P(\xi \leqslant x) = \Phi(x)\ (x > 0)$，可以查标准正态分布表(见附表). 显然 $\Phi(0) = \frac{1}{2}$. $x < 0$ 时，$\Phi(x)$ 可作以下变换：

$$\Phi(-x) = \int_{-\infty}^{-x} \frac{1}{\sqrt{2\pi}} e^{-\frac{t^2}{2}} dt \xlongequal{\text{令 } t = -y} \int_{x}^{+\infty} \frac{1}{\sqrt{2\pi}} e^{-\frac{y^2}{2}} dy = 1 - \Phi(x),$$

即

$$\Phi(-x) = 1 - \Phi(x).$$

普通正态分布的分布函数 $F(x)$ 也不是初等函数，通过下列变量代换化成标准正态分布函数，再查附表求值. 若 $\xi \sim N(\mu, \sigma^2)$，则

$$F(x) = \int_{-\infty}^{x} \frac{1}{\sqrt{2\pi}\sigma} e^{-\frac{(t-u)^2}{2\sigma^2}} dt \xlongequal{\text{令 } u = \frac{t-\mu}{\sigma}} \int_{-\infty}^{\frac{x-\mu}{\sigma}} \frac{1}{\sqrt{2\pi}} e^{-\frac{\mu^2}{2}} du = \varphi\left(\frac{x-\mu}{\sigma}\right).$$

对于 $P(a < \xi < b)$，使用以下公式查附表

$$P(a < \xi < b) = F(b) - F(a) = \varphi\left(\frac{b-\mu}{\sigma}\right) - \varphi\left(\frac{a-\mu}{\sigma}\right).$$

例 6 设随机变量 $\xi \sim N(0, 1)$，求 $P(1 < \xi < 2)$，$P(|\xi| < 2)$，$P(\xi > 2)$.

解 $P(1 < \xi < 2) = \Phi(2) - \Phi(1) = 0.9772 - 0.8413 = 0.1359$，

$$P(|\xi| < 2) = P(-2 < \xi < 2) = \Phi(2) - \Phi(-2)$$

$$= 2\Phi(2) - 1 = 2 \times 0.9772 - 1 = 0.9544,$$

$$P(\xi > 2) = 1 - \Phi(2) = 1 - 0.9772 = 0.0228.$$

例 7 设随机变量 ξ 服从正态分布 $N(\mu, \sigma^2)$，求落在 $(\mu-k\sigma, \mu+k\sigma)$ 内概率. 其中 $k=1, 2, 3$.

解
$$P(\mu-k\sigma, \mu+k\sigma)=\Phi\left[\frac{(\mu+k\sigma)-\mu}{\sigma}\right]-\Phi\left[\frac{(\mu-k\sigma)-\mu}{\sigma}\right]$$
$$=\Phi(k)-\Phi(-k)=2\Phi(k)-1.$$

当 $k=1$ 时，
$$P(\mu-\sigma, \mu+\sigma)=2\Phi(1)-1=68.26\%;$$

当 $k=2, 3$ 时，
$$P(\mu-2\sigma, \mu+2\sigma)=95.44\%, 99.74\%.$$

由此可见，服从正态分布的随机变量 ξ 的值基本落在区间 $(\mu-2\sigma, \mu+2\sigma)$ 内.

ξ 落在 $(\mu-3\sigma, \mu+3\sigma)$ 之外的概率小于 0.003，通常认为这一概率是很小的，因此我们常把 $(\mu-3\sigma, \mu+3\sigma)$ 看做随机变量 ξ 的实际可能取值区间. 这一原理叫做"三倍标准差"原理，也称 3σ 规则.

思考与讨论

1. 两个随机变量的分布函数完全相同，它们必是相等的随机变量吗？
2. 只要随机变量 ξ 的取值是连续的，ξ 就是连续性随机变量吗？
3. 设 ξ 是一个离散型随机变量，下述说法正确与否？

(1) 若 ξ 只取有限个整数值，则 ξ 服从二项分布；

(2) 若 ξ 可取无限个整数值，则 ξ 服从泊松分布；

(3) 若 ξ 可取无限个非负整数值，则 ξ 服从泊松分布.

第四节 随机变量的数字特征

随机变量的分布描述了随机变量的特征. 但在一般情况下，求一个随机变量的概率分布是很不容易的，更重要的是，某些实际问题知道随机变量的某些数字特征就可以了，这些数字特征是比较容易求的. 比如，工厂生产中我们不太关心每个人生产情况，而只关心单位时间内平均每人的生产量及技术程度. 一些特殊情况下，随机变量的某些数字特征又是分布中很重要的参数，这些数字特征一旦确定，整个分布也随之而定. 在这些数字特征中，数学期望和方差是最常用到的.

一、数学期望

1. 离散型随机变量的数学期望

设进行 n 次独立试验的观测值如下表，求试验结果的平均值.

ξ	x_1	x_2	$\cdots$	x_n	总 计
频 数	m_1	m_2	$\cdots$	m_n	N
频 率	$\omega(x_1)$	$\omega(x_2)$	$\cdots$	$\omega(x_n)$	1

$$\bar{x}=\frac{x_1m_1+x_2m_2+\cdots+x_nm_n}{N}=x_1\frac{m_1}{N}+x_2\frac{m_2}{N}+\cdots+x_n\frac{m_n}{N}$$

$$=x_1\omega(x_1)+x_2\omega(x_2)+\cdots+x_n\omega(x_n)$$

$$=\sum_{i=1}^{n}x_i\omega(x_i).$$

频率稳定于概率，对于概率，有类似于 $\bar{x}$ 的数学期望的定义.

定义 1 离散型随机变量 ξ 的一切可能值与对应的概率 $P(\xi=x_i)$ 乘积之和，叫做随机变量 ξ 的**数学期望**，记为 $M(\xi)$（或 $E(\xi)$）.

如果随机变量 ξ 的一切可能值是有限个：$x_1, x_2, \cdots, x_n$，取得这些值的概率分别是 $P(x_1), P(x_2), \cdots, P(x_n)$，则数学期望为

$$M(\xi)=x_1P(x_1)+x_2P(x_2)+\cdots+x_nP(x_n)=\sum_{i=1}^{n}x_iP(x_i).$$

随机变量 ξ 的可能取值是无限个：$x_1, x_2, \cdots, x_n, \cdots$，有类似结论

$$M(\xi)=x_1P(x_1)+x_2P(x_2)+\cdots+x_nP(x_n)+\cdots=\sum_{i=1}^{\infty}x_iP(x_i).$$

假定上式级数是收敛的.

2. 连续型随机变量的数学期望

对于连续型随机变量 ξ，假设 ξ 的分布密度为 $\varphi(x)$，如前所述，随机变量 ξ 落在无穷小量区间 $(x, x+\Delta x)$ 内的概率近似地等于 $\varphi(x)\Delta x$. 因此，连续型随机变量 ξ 的分布密度为 $\varphi(x)$，如果 $\int_{-\infty}^{+\infty}x\varphi(x)\mathrm{d}x$ 绝对收敛，则称

$$M(\xi)=\int_{-\infty}^{+\infty}x\varphi(x)\mathrm{d}x$$

为连续型随机变量 ξ 的数学期望.

3. 数学期望的性质

(1) 若 C 为常数,则 $M(C)=C$.

证　常数 C 可以看做以 1 为概率的只取一个值 C 的随机变量.

$$M(C)=C\times 1=C.$$

(2) 若 C 为常数,则 $M(C\xi)=CM(\xi)$.

证　ξ 为离散型随机变量

$$M(C\xi)=\sum_{i}Cx_iP(x_i)=C\sum_{i}x_iP(x_i)=CM(\xi);$$

ξ 为连续型随机变量

$$M(C\xi)=\int_{-\infty}^{+\infty}Cx\varphi(x)\mathrm{d}x=C\int_{-\infty}^{+\infty}x\varphi(x)\mathrm{d}x=CM(\xi).$$

(3) 若 C 为常数,则 $M(\xi+C)=M(\xi)+C$.

证　ξ 为离散型随机变量(ξ 为连续型随机变量,读者可自行证明)

$$M(\xi+C)=\sum_{i}(x_i+C)P(x_i)=\sum_{i}x_iP(x_i)+\sum_{i}CP(x_i)=M(\xi)+C.$$

(4) 若 k, b 为常数,则 $M(k\xi+b)=kM(\xi)+b$.

(5) 若 ξ 与 η 为二随机变量,则 $M(\xi\pm\eta)=M(\xi)\pm M(\eta)$.

对有限个随机变量有

$$M(\xi_1\pm\xi_2\pm\cdots\pm\xi_n)=M(\xi_1)\pm M(\xi_2)\pm\cdots\pm M(\xi_n).$$

(6) 随机变量 ξ 与 η 互相独立,则 $M(\xi\cdot\eta)=M(\xi)\cdot M(\eta)$.

对有限个相互独立的随机变量有

$$M(\xi_1\cdot\xi_2\cdot\cdots\cdot\xi_n)=M(\xi_1)\cdot M(\xi_2)\cdot\cdots\cdot M(\xi_n).$$

二、方差和标准差

数学期望描述了随机变量取值的平均水平,但仅有数学期望还不足以描述随机变量的整体特征.下表是甲、乙两人每天生产合格品的数量(设他们的外部因素相同).

	第一天	第二天	第三天
甲	120	100	80
乙	100	98	102

虽然他们的平均水平一样，合格品数都是 100，但显然乙的技术更稳定. 随机变量的取值与平均值的偏离程度，也是随机变量的一个重要的数字特征.

随机变量对于平均值 $M(\xi)$ 的离散程度可以用差 $\xi-M(\xi)$ 表示，称为离差，由于 $\xi-M(\xi)$ 可正可负，取和时会抵消，因此取 $(\xi-M(\xi))^2$ 来描述随机变量对均值的离散程度. 另一方面，衡量 ξ 的离散程度并不是对 ξ 的个别值而言，要考虑 ξ 的所有可能值，因此用离差平方的均值就更确切了.

1. *方差的定义*

定义 2 对于随机变量 ξ，若 $M(\xi-M(\xi))^2$ 存在，则称它为 ξ 的**方差**，记作 $D(\xi)$. 若 ξ 为离散型随机变量，且概率分布为

ξ	x_1	x_2	…	x_n	…
$P(\xi=x_i)$	$P(x_1)$	$P(x_2)$	…	$P(x_n)$	…

则方差为

$$D(\xi)=\sum_{i=1}^{n}[x_i-M(\xi)]^2P(x_i);$$

若 ξ 为连续型随机变量，分布密度为 $\varphi(x)$，则其方差为

$$D(\xi)=\int_{-\infty}^{+\infty}[x-M(\xi)]^2\varphi(x)\mathrm{d}x.$$

由定义可知，随机变量的方差总是一个正数. 当随机变量的可能值密集在数学期望附近时，方差就小；反之方差就大. 方差反映了随机变量分布的离散程度.

由定义，方差公式可以简化为

$$D(\xi)=M(\xi)^2-[M(\xi)]^2.$$

证 $D(\xi)=M(\xi-M(\xi))^2=M(\xi^2-2\xi\cdot M(\xi)+(M(\xi))^2)$

$$=M(\xi^2)-2M(\xi)\cdot M(\xi)+(M(\xi))^2=M(\xi^2)-(M(\xi))^2.$$

定义 3 方差的算术平方根 $\sqrt{D(\xi)}$ 称为随机变量的**均方差**（或称**标准差**），记作

$$\sigma_\xi=\sqrt{D(\xi)}.$$

2. 方差的性质

(1) 若 C 为常数，$D(C)=0$.

(2) 若 C 为常数，则 $D(\xi+C)=D(\xi)$.

(3) 若 C 为常数，则 $D(C\xi)=C^2D(\xi)$.

(4) 若 k, b 为常数，则 $D(k\xi+b)=k^2D(\xi)$.

(5) 若随机变量 ξ 与 η 相互独立，则 $D(\xi\pm\eta)=D(\xi)+D(\eta)$.

对于有限个随机变量 ξ_1, ξ_2, …, ξ_n，有

$$D(\xi_1\pm\xi_2\pm\cdots\pm\xi_n)=D(\xi_1)+D(\xi_2)+\cdots+D(\xi_n).$$

(6) 若随机变量 ξ_1, ξ_2, …, ξ_n 相互独立，令 $\bar{\xi}=\frac{1}{n}(\xi_1+\xi_2+\cdots+\xi_n)$，则

$$D(\bar{\xi})=\frac{1}{n}D(\xi)\ (D(\xi_1)=D(\xi_2)=\cdots=D(\xi_N)=D(\xi)).$$

例 1 已知随机变量 ξ 的概率分布为

ξ	-1	0	1	2
$P(\xi=x_i)$	$\frac{1}{5}$	$\frac{1}{2}$	$\frac{1}{5}$	$\frac{1}{10}$

求 $M(\xi)$, $D(\xi)$ 及 σ_ξ.

解 $M(\xi)=-1\times\frac{1}{5}+0\times\frac{1}{2}+1\times\frac{1}{5}+2\times\frac{1}{10}=\frac{1}{5}$,

$$M(\xi^2)=(-1)^2\times\frac{1}{5}+0^2\times\frac{1}{2}+1^2\times\frac{1}{5}+2^2\times\frac{1}{10}=\frac{4}{5},$$

$$D(\xi)=M(\xi^2)-[M(\xi)]^2=\frac{4}{5}-\frac{1}{25}=\frac{19}{25},\ \sigma_\xi=\sqrt{\frac{19}{25}}.$$

设 ξ 是离散型随机变量，概率分布如下：

ξ	x_1	x_2	…	x_n	…
$P(\xi=x_i)$	$P(x_1)$	$P(x_2)$	…	$P(x_n)$	…

随机变量函数 $\eta=f(\xi)$ 的概率分布如下：

η	$f(x_1)$	$f(x_2)$	…	$f(x_n)$	…
$P(\eta=f(x_i))$	$P(x_1)$	$P(x_2)$	…	$P(x_n)$	…

数学期望

$$M(\eta)=M(f(\xi))=\sum_i f(x_i)p(x_i).$$

若 ξ 是连续型随机变量,分布密度为 $\varphi(x)$,则数学期望

$$M(\eta)=Mf(\xi)=\int_{-\infty}^{+\infty}f(x)\varphi(x)\mathrm{d}x.$$

(假定积分是绝对收敛的)

三、常用分布的数学期望和方差

1. 二点分布(0-1)

随机变量 ξ 服从二点分布,概率分布为

ξ	0	1
$P(\xi=x_i)$	q	p

其中 $0<p<1$, $p+q=1$.

$$M(\xi)=0\times q+1\times p=p,$$

$$M(\xi^2)=0^2\times q+1^2\times p=p,$$

$$D(\xi)=M(\xi^2)-[M(\xi)]^2=p-p^2=pq.$$

2. 二项分布

随机变量 $\xi\sim B(n,p)$,概率分布为

$$P(\xi=m)=C_n^m p^m q^{n-m}\quad(m=1,2,\cdots,n).$$

其中,$0<p<1$, $p+q=1$.

$$\begin{aligned}M(\xi)&=\sum_{m=0}^{n}m\cdot C_n^m p^m q^{n-m}=\sum_{m=1}^{n}m\cdot C_n^m p^m q^{n-m}\\&=\sum_{m=1}^{n}\frac{n(n-1)!p}{(m-1)!(n-m)!}p^m q^{n-m}\\&=np\sum_{m=1}^{n}C_{n-1}^{m-1}p^{m-1}q^{(n-1)(m-1)}\\&=np\,(p+q)^{n-1}=np,\end{aligned}$$

$$D(\xi)=M(\xi^2)-[M(\xi)]^2=n(n-1)p^2+np-(np)^2=npq,$$

$$\sigma_\xi = \sqrt{npq}.$$

3. 泊松分布

随机变量 $\xi \sim P(\lambda)$，概率分布为

$$P(\xi = m) = \frac{\lambda^m}{m!}e^{-\lambda} \quad (m = 0, 1, 2, \cdots; \lambda > 0)$$

$$M(\xi) = \sum_{m=0}^{\infty} m \cdot \frac{\lambda^m}{m!}e^{-\lambda} = \lambda e^{-\lambda} \sum_{m=0}^{\infty} \frac{\lambda^{m-1}}{(m-1)!} = \lambda e^{-\lambda} e^{\lambda} = \lambda,$$

$$M(\xi^2) = \sum_{m=0}^{\infty} m^2 \cdot \frac{\lambda^m}{m!}e^{-\lambda} = \sum_{m=1}^{\infty} [(m-1)+1] \frac{\lambda^m}{(m-1)!}e^{-\lambda}$$

$$= \lambda^2 e^{-\lambda} \sum_{m=2}^{\infty} \frac{\lambda^{m-2}}{(m-2)!} + \lambda \sum_{m=1}^{\infty} \frac{\lambda^{m-1}}{(m-1)!} = \lambda^2 + \lambda,$$

$$D(\xi) = M(\xi^2) - [M(\xi)]^2 = \lambda^2 + \lambda - \lambda^2 = \lambda.$$

4. 均匀分布

随机变量 ξ 服从均匀分布，分布密度为

$$\varphi(x) = \begin{cases} \dfrac{1}{b-a} & a \leqslant x \leqslant b, \\ 0 & \text{其他}, \end{cases}$$

$$M(\xi) = \int_{-\infty}^{+\infty} x\varphi(x)\,dx = \int_a^b x \cdot \frac{1}{b-a}\,dx = \frac{1}{2}(b+a),$$

$$M(\xi^2) = \int_{-\infty}^{+\infty} x^2\varphi(x)\,dx = \int_a^b x^2 \cdot \frac{1}{b-a}\,dx = \frac{1}{3}(a^2+ab+b^2),$$

$$D(\xi) = M(\xi^2) - [M(\xi)]^2 = \frac{1}{3}(a^2+ab+b^2) - \left[\frac{1}{2}(b+a)\right]^2$$

$$= \frac{1}{12}(b-a)^2,$$

$$\sigma_\xi = \sqrt{\frac{1}{12}(b-a)^2} = \frac{1}{\sqrt{12}}(b-a).$$

5. 指数分布

随机变量 ξ 服从指数分布，概率分布密度

$$\varphi(x)=\begin{cases}\lambda e^{-\lambda x} & x\geqslant 0\\ 0 & x<0\end{cases}\quad(\lambda>0).$$

则

$$M(\xi)=\int_{-\infty}^{+\infty}x\varphi(x)\mathrm{d}x=\int_{0}^{+\infty}x\lambda e^{-\lambda x}\mathrm{d}x=\frac{1}{\lambda},$$

$$M(\xi^2)=\int_{-\infty}^{+\infty}x^2\varphi(x)\mathrm{d}x=\int_{0}^{+\infty}x^2\lambda e^{-\lambda x}\mathrm{d}x=\frac{2}{\lambda^2},$$

$$D(\xi)=M(\xi^2)-[M(\xi)]^2=\frac{2}{\lambda^2}-\frac{1}{\lambda^2}=\frac{1}{\lambda^2},\ \sigma_\xi=\sqrt{\frac{1}{\lambda^2}}=\frac{1}{\lambda}.$$

6. 正态分布

随机变量 $\xi\sim N(\mu,\sigma^2)$，分布密度为

$$\varphi(x)=\frac{1}{\sqrt{2\pi}\sigma}e^{-\frac{(x-\mu)^2}{2\sigma^2}}\quad(-\infty<x<+\infty).$$

则

$$M(x)=\frac{1}{\sqrt{2\pi}\sigma}\int_{-\infty}^{+\infty}xe^{-\frac{(x-\mu)^2}{2\sigma^2}}\xlongequal{\text{令 } t=\frac{x-\mu}{\sigma}}\frac{1}{\sqrt{2\pi}\sigma}\int_{-\infty}^{+\infty}(\mu+\sigma t)e^{-\frac{t^2}{2}}\mathrm{d}t$$

$$=\frac{\mu}{\sqrt{2\pi}}\int_{-\infty}^{+\infty}e^{-\frac{t^2}{2}}\mathrm{d}t+\frac{\sigma}{\sqrt{2\pi}}\int_{-\infty}^{+\infty}te^{-\frac{t^2}{2}}\mathrm{d}t.$$

因为

$$\int_{-\infty}^{+\infty}e^{-\frac{t^2}{2}}\mathrm{d}t=\sqrt{2\pi},\quad\int_{-\infty}^{+\infty}te^{-\frac{t^2}{2}}\mathrm{d}t=0,$$

所以

$$M(\xi)=\mu,$$

$$D(\xi)=\frac{1}{\sqrt{2\pi}\sigma}\int_{-\infty}^{+\infty}(x-\mu)^2e^{-\frac{(x-\mu)^2}{2\sigma^2}}\mathrm{d}x\xlongequal{\text{令 } t=\frac{x-\mu}{\sigma}}\frac{\sigma^2}{\sqrt{2\pi}}\int_{-\infty}^{+\infty}t^2e^{-\frac{t^2}{2}}\mathrm{d}t$$

$$=-\frac{\sigma^2}{\sqrt{2\pi}}\int_{-\infty}^{+\infty}t\mathrm{d}(e^{-\frac{t^2}{2}})=-\frac{\sigma^2}{\sqrt{2\pi}}te^{-\frac{t^2}{2}}\Big|_{-\infty}^{+\infty}+\frac{\sigma^2}{\sqrt{2\pi}}\int_{-\infty}^{+\infty}e^{-\frac{t^2}{2}}\mathrm{d}t$$

$$=\frac{\sigma^2}{\sqrt{2\pi}}\int_{-\infty}^{+\infty}e^{-\frac{t^2}{2}}\mathrm{d}t=\frac{\sigma^2}{\sqrt{2\pi}}\sqrt{2\pi}=\sigma^2.$$

例 2　若在一个人数很多的团体中普查一种疾病，需抽检 N 个人的血. 可以用两种方法进行：(1) 将每个人的血都分别进行化验，这需要化验 N 次；(2) 将 N 个人分成 K 个人一组，共分 N/K 组，进行分组化验，把 K 个人的血混合起来进行化验. 如果混合血液呈阴性反应，说明这 K 个人的血液呈阴性反应，这样 K 个人只化验一次即可；如果混合血液呈阳性反应，再对 K 个人的血液分别化验，这样一来，K 个人最多化验 $K+1$ 次. 假定对所有人来说试验呈阳性的概率为 p，且这些人的反应是相互独立的. 试说明按第二种方法可以减少化验次数，并说明 K 取什么值最适当.

解　由假设，每个人的血液是阴性反应的概率为 $q=1-p$，因而 K 个人混合血液呈阴性反应的概率为 q^k，K 个人混合的血呈阳性反应的概率为 $1-q^k$.

以 K 个人为一组时，组内每个人化验次数为 ξ，则 ξ 为一个随机变量. 概率分布为

$$P(\xi=1)=q^K,\quad P(\xi=k+1)=1-q^k\quad (q=1-p),$$

$$M(\xi)=1\times q^K+(K+1)(1-q^K)=K+1-Kq^K.$$

N 个人平均验血次数

$$L(K)=\frac{N}{K}(K+1-Kq^K)=N\left(1+\frac{1}{K}-q^K\right).$$

选择适当的 K 使 $L(K)$ 达到最小值，从而使平均验血次数最少，下表列出对不同的 p 值，使 $L(K)$ 最小的 K 值.

p	K	p	K	p	K
0.10	4	0.03	6	0.005	15
0.09	4	0.02	8	0.004	16
0.08	4	0.01	11	0.003	19
0.07	4	0.009	11	0.002	23
0.06	5	0.008	12	0.001	32
0.05	5	0.007	12		
0.04	6	0.006	13		

上述方法减少验血次数是原验血次数 N 次的 $\left(q^K-\frac{1}{K}\right)\times 100\%$. 若 $p=0.1\%$，$K=4$，则 $0.9^4-\frac{1}{4}=0.40=40\%$，即减少工作量 40%.

思考与讨论

1. 设 ξ 的数学期望和方差都存在，且 $D(\xi) \neq 0$. 令 $\eta = \dfrac{\xi - E(\xi)}{\sqrt{D\xi}}$，证明 $E(\eta) = 0$，$D(\eta) = 1$.

2. 随机变量 ξ 服从柯西分布(Cauchy distribution)，其概率密度函数为

$$f(x) = \frac{1}{\pi(1 + x^2)}.$$

考察 ξ 是否有数学期望与方差?

习 题 八

1. 何谓互不相容事件? 何谓相互对立事件? 何谓互相独立事件? 何谓诸事件构成完备群?

2. 将下列事件用 A, B, C 表示出来:

(1) 只有 A 发生;　　(2) A, B 都发生, C 不发生;

(3) 三个中至少有一个发生;　　(4) 三个都不发生.

3. 若 $A \subset B$ 则 $A + B$, AB 各表示什么事件.

4. 某事件的概率和频率有何区别和联系，事件的概率是否为频率的极限?

5. 一个袋中有 4 个球，它们分别标号 1,2,3,4.

(1) 从袋中任取一球后，不放回，再从袋中任取一球，记录二次取球的结果;

(2) 从袋中任取一球后，仍放回袋中，再从中任取一球，记录二次取球的结果.

6. 掷一颗骰子，观察骰子的点数，如何表示下列事件:

(1) 掷得的点数不超过 2;　　(2) 掷得的点数不超过 3;

(2) 掷得的点数不小于 4;　　(4) 掷得奇数点.

7. 从 52 张扑克牌中，任取 4 张，求这四张花色不同的概率.

8. 一袋中有 10 个球，其中 6 个红球，4 个白球，不放回取球. 求:

(1) 从中任取两个球，有一红球的概率?

(2) 任取 3 个球，有一红球的概率?

9. 某产品共 40 件，其中有 3 件次品. 从中任取 3 件，求下列事件的概率.

(1) 3 件中恰有一件次品；　　　　(2) 3 件中恰有 2 件次品；

(3) 3 件全是次品；　　　　　　　(4) 3 件全是正品.

10. 一袋中有 20 个大小质地相同的球，其中 8 个红色的，6 个黄色的，4 个黑色的，2 个白色的，今在袋中任取一球，求：

(1) 取得红球的概率；　　　　　(2) 取得红球或黄球的概率；

(3) 取得红球或黄球或白球的概率.

11. 向三个相邻近的军火库投掷一枚炸弹，炸中甲军火库的概率为 0.025，炸中乙军火库、丙军火库的概率分别为 0.1. 只要其中一个军火库被炸，另外两个也要炸，求军火库爆炸的概率.

12. 生产某药经过两道工序，第一道工序完成后合格的概率是 0.93，第二道工序合格的概率是 0.88，问两道工序完成之后，此药合格的概率.

13. 有 3 批产品，每批 100 个，且每批有 10 个次品，从每批中任取一个，这三个都是合格品的概率.

14. 有甲、乙两反应罐，在一小时之内需工人看管的概率分别是 0.1 与 0.2. 求在一小时内

(1) 甲、乙两罐都要看管的概率；　(2) 甲、乙两罐都不要看管的概率；

(3) 只有一个罐要看管的概率.

15. 甲、乙两袋中各盛有两色球. 其中甲袋中有 6 个红球，3 个白球；乙袋中有 5 个红球，2 个白球. 从甲、乙两袋中各取一球，试求：

(1) 两球都是红球的概率；　　　(2) 两球都是白球的概率；

(3) 一红球、一白球的概率.

16. 一射手命中率为 0.8，另一射手命中率为 0.7，如果两人同时向一个目标射击，求二人中至少有一人命中的概率.

17. 甲、乙、丙三人进行同一试验工作，甲成功的概率是 0.7，乙成功的概率是 0.8，丙成功的概率是 0.5，问：

(1) 三人都成功的概率；　　　　(2) 三人中至少有一人成功的概率.

18. 电路由电池 A 与两个并联电池 B 和 C 串联而成的. 已知电池 A, B, C 损坏的概率分别为 0.3，0.2，0.2，求电路发生间断的概率.

19. 两台机床加工同样零件，第一台废品率是 0.03，第二台废品率是 0.02，第一台加工的零件是第二台的 2 倍. 若加工出的零件混在一起，求：

(1) 任取一零件是合格品的概率；

(2) 如任取的零件是废品，求它是第二台车床加工的概率.

20. 一个盒中有12个乒乓球，其中有9个新球. 第一次比赛时从中任取3个来用，比赛后仍放回，第二次比赛时再从中任取3个，求第二次取球都是新球的概率？

21. 有三只盒子都装有圆珠笔芯，甲盒中有2支红色，4支蓝色的；乙盒子中有4支红色，2支蓝色的；丙盒中有3支红色，3支蓝色的. 从中任取一支（三盒中取的机会相同），求：

(1) 是红色笔芯的概率；

(2) 若已知取得的是红色笔芯，求是甲盒中的概率.

22. 某地新生儿的出生率男52%，女48%，某家有三个孩子，求恰有2个男孩的概率.

23. 某工人每天出废品的概率是0.03，求5天中仅有一天出废品的概率.

24. 电子计算机内装有2000个同样的电子管，每一个电子管损坏的概率等于0.0005，如果任一电子管损坏，计算机即停止工作，求计算机停止工作的概率.

25. 某电话站为300个用户服务，在一小时内每一电话用户使用电话的概率为0.01，求在一小时内有4个用户用电话的概率.

26. 从一批灯泡中，任取一只测试它的寿命，如何表示下列事件？

(1) 测得的寿命大于1000小时；　(2) 测得的寿命小于1500小时；

(3) 测得的寿命不小于1000小时.

27. 在100个零件中，有5个次品，任取5个，求取得"次品数"的概率分布.

28. 一批零件有9个合格品，3个次品，任取一个，如果每次取得是次品不放回，求在取得正品前，已取出的废品数的概率分布，分布函数.

29. 随机变量ξ的分布密度

$$\varphi(x)=\begin{cases}\dfrac{A}{\sqrt{1-X^2}}, & |x|\leqslant 1,\\ 0, & |x|>1,\end{cases}$$

求：

(1) 系数A；

(2) ξ落在$\left(-\dfrac{1}{2},\dfrac{1}{2}\right)$内的概率；

(3) ξ的分布函数.

30. 设随机变量ξ的分布函数为

$$F(x)=\begin{cases}0, & 0>x,\\ Ax^2, & 0\leqslant x\leqslant 1,\\ 1, & x>1,\end{cases}$$

求：

(1) 系数 A；

(2) ξ 落在 $(0.3, 0.7)$ 内的概率；

(3) ξ 的分布密度.

31. 设随机变量 ξ 的概率分布如下：

ξ	-2	0	1	3
$P(\xi=x_i)$	$\frac{1}{3}$	$\frac{1}{2}$	$\frac{1}{12}$	$\frac{1}{12}$

求 $M(\xi)$，$D(\xi)$ 及 σ_ξ.

32. 已知随机变量 ξ 的分布密度为

$$\varphi(x)=\begin{cases}\dfrac{2}{\pi(x^2+1)}, & x>0,\\ 0, & x\leqslant 0,\end{cases}$$

求随机变量 $\eta=\ln\xi$ 的分布密度.

33. 甲、乙两批原料，过筛之后，得知粒度分布如下：

粒度		180 目	200 目	220 目	240 目	260 目
百分比/%	甲	5	15	60	15	5
	乙	20	20	20	20	20

问平均哪一批颗粒较粗？哪一批颗粒的均匀性较差？

34. 甲、乙二射手在射击中各种得分的概率为

得分		1	2	3
概率	甲	0.1	0.4	0.5
	乙	0.4	0.3	0.3

问：谁的平均得分较好？谁的技术比较稳定？

35. 已知随机变量 $\xi\sim N(0,1)$，求：

(1) $P(1<\xi<2)$；　　(2) $P(\xi<2.2)$；

(3) $P(\xi>1.76)$；　　(4) $P(|\xi|<1.55)$.

36. 已知随机变量$\xi\sim N(1.5,4)$，计算：

(1) $P(\xi<3.5)$；　　(2) $P(\xi<-4)$；

(3) $P(\xi>2)$；　　(4) $P(|\xi|<3)$.

37. 已知正常男性成人血液中，每毫升白细胞数平均为7300，均方差为700，今有一成年男子验血，其每毫升白细胞数在5200～9400之间的概率是多大？

第九章 线性代数初步

线性代数主要是研究变量间的线性关系的一个数学学科，线性方程组是它的基本内容，矩阵则是研究线性关系的有力工具. 随着计算机技术的发展和普及，促进了线性代数的发展和广泛应用. 线性代数是学习医学统计、生物物理、模糊数学、计算机应用、运筹学、数学建模等课程不可缺少的工具.

本章主要介绍 n 阶行列式和线性方程组的计算、矩阵理论以及矩阵的特征值和特征向量.

第一节 行 列 式

行列式是线性代数中最常用的工具之一，它在数学的其他分支也有广泛的应用. 可由求二元和三元线性方程组着手，引进二阶和三阶行列式，然后推广到 n 阶行列式.

一、行列式的概念

1. 二阶行列式的概念

初等代数中，用加减消元法解二元(或三元)一次线性方程组：

$$\begin{cases} a_{11}x_1 + a_{12}x_2 = b_1, \\ a_{21}x_1 + a_{22}x_2 = b_2, \end{cases} \tag{9-1}$$

若 $a_{11}a_{22} - a_{12}a_{21} \neq 0$，则

$$\begin{cases} x_1 = \dfrac{b_1a_{22} - b_2a_{12}}{a_{11}a_{22} - a_{12}a_{21}}, \\ x_2 = \dfrac{b_2a_{11} - b_1a_{21}}{a_{11}a_{22} - a_{12}a_{21}}. \end{cases}$$

为方便记忆，我们引进二阶行列式的概念. 称记号 $\begin{vmatrix} a_{11} & a_{12} \\ a_{21} & a_{22} \end{vmatrix}$ 为**二阶行列**

式,它表示两项的代数和：$a_{11}a_{22}-a_{12}a_{21}$，即

$$\begin{vmatrix} a_{11} & a_{12} \\ a_{21} & a_{22} \end{vmatrix} = a_{11}a_{22}-a_{12}a_{21}. \tag{9-2}$$

横排称为行,竖排称为列;二阶行列式所表示的两项的代数和,可用所谓的对角线法则记忆：从左上角到右下角的对角线(称为主对角线)上的两个元素相乘取正号,从右上角到左下角的对角线(称为次对角线)上的两个元素相乘取负号.

式(9-2)的行列式中的元素就是二元一次线性方程组中未知量的系数,通常称它为二元一次线性方程组的系数行列式,并用 D 表示,即

$$D=\begin{vmatrix} a_{11} & a_{12} \\ a_{21} & a_{22} \end{vmatrix} = a_{11}a_{22}-a_{21}a_{12}.$$

若将 D 中第一列元素或第二列元素换成常数项 b_1，b_2，并分别用 D_1，D_2 表示;即

$$D_1=\begin{vmatrix} b_1 & a_{12} \\ b_2 & a_{22} \end{vmatrix} = b_1a_{22}-b_2a_{12},\quad D_2=\begin{vmatrix} a_{11} & b_1 \\ a_{21} & b_2 \end{vmatrix} = a_{11}b_2-a_{21}b_1.$$

于是,当式(9-1)的系数行列式 $D\neq 0$ 时,其解可以简单地表示为

$$x_1=\frac{D_1}{D},\quad x_2=\frac{D_2}{D}.$$

2. 三阶行列式的概念

为了便于表示三元一次线性方程组

$$\begin{cases} a_{11}x_1+a_{12}x_2+a_{13}x_3=b_1, \\ a_{21}x_1+a_{22}x_2+a_{23}x_3=b_2, \\ a_{31}x_1+a_{32}x_2+a_{33}x_3=b_3 \end{cases} \tag{9-3}$$

的解,我们引进**三阶行列式**(这是方程组的系数行列式)：

$$D=\begin{vmatrix} a_{11} & a_{12} & a_{13} \\ a_{21} & a_{22} & a_{23} \\ a_{31} & a_{32} & a_{33} \end{vmatrix}.$$

三阶行列式 D 一般也用对角线法则计算,取不同行不同列的三个元素的乘积,求这 $3!=6$ 项的代数和,其中,主对角线方向上三个元素的乘积取正号,共

有三项，另外三项取负号，如图 9-1 所示.

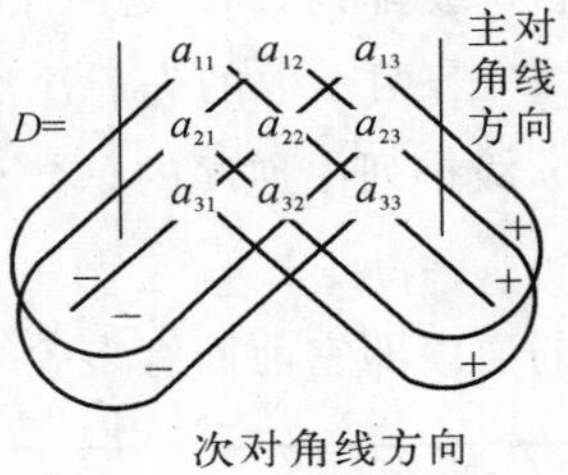

$$= a_{11}a_{22}a_{33}+a_{12}a_{23}a_{31}+a_{13}a_{21}a_{32}-a_{11}a_{23}a_{32}-a_{12}a_{21}a_{33}-a_{13}a_{22}a_{31}$$

图 9-1

利用三阶行列式，在式(9-3)的系数行列式 $D \neq 0$ 时，其解可以简洁地表示为

$$x_1 = \frac{D_1}{D},\quad x_2 = \frac{D_2}{D},\quad x_3 = \frac{D_3}{D}.$$

这里 D_1, D_2, D_3 是将式(9-3)中的系数行列式 D 的各列分别换成常数列所得到的三阶行列式.

例 1　解三元线性方程组 $\begin{cases} 2x_1 - 4x_2 + x_3 = 1, \\ x_1 - 5x_2 + 3x_3 = 2, \\ x_1 - x_2 + x_3 = -1. \end{cases}$

解　$D = \begin{vmatrix} 2 & -4 & 1 \\ 1 & -5 & 3 \\ 1 & -1 & 1 \end{vmatrix} = -10-12-1+5+6+4 = -8 \neq 0,$

$$D_1 = \begin{vmatrix} 1 & -4 & 1 \\ 2 & -5 & 3 \\ -1 & -1 & 1 \end{vmatrix} = 11,\quad D_2 = \begin{vmatrix} 2 & 1 & 1 \\ 1 & 2 & 3 \\ 1 & -1 & 1 \end{vmatrix} = 9,$$

$$D_3 = \begin{vmatrix} 2 & -4 & 1 \\ 1 & -5 & 2 \\ 1 & -1 & -1 \end{vmatrix} = 6,$$

所以

$$x_1 = \frac{D_1}{D} = -\frac{11}{8},\quad x_2 = \frac{D_2}{D} = -\frac{9}{8},\quad x_3 = \frac{D_3}{D} = -\frac{3}{4}.$$

3. n 阶行列式的定义

在介绍 n 阶行列的概念之前，先介绍一下逆序数的有关概念.

由正整数 1，2，…，n 组成的不重复的每一种有确定次序的排列，称为一个 **n 级排列**（简称为排列）. 如 53421 是一个 5 级排列，213 是一个 3 级排列. 1234 和 3214 都是 4 级排列. 在一个 n 级排列中，若两个数的先后次序与由小到大的标准次序不同时，就说有一个**逆序**. 一个 n 级排列中逆序的总数称为该排列的**逆序数**，记为 $\tau(i_1 i_2 \cdots i_n)$.

例如，排列 54321 的逆序（某个元素的逆序即它前面有多少个元素比它大）

排　　列	5	4	3	2	1
各元素逆序的个数	0	1	2	3	4

逆序数 $\tau(53421) = 0 + 1 + 2 + 3 + 4 = 9$.

逆序数为奇数的排列称为**奇排列**，逆序数为偶数的排列称为**偶排列**.

定义　由 n^2 个元素组成的算式

$$\begin{vmatrix} a_{11} & a_{12} & \cdots & a_{1n} \\ a_{21} & a_{22} & \cdots & a_{2n} \\ \vdots & \vdots & & \vdots \\ a_{n1} & a_{n2} & \cdots & a_{nn} \end{vmatrix} = \sum_{j_1 j_2 \cdots j_n} (-1)^{\tau(j_1 j_2 \cdots j_n)} a_{1j_1} a_{2j_2} \cdots a_{nj_n} \tag{9-4}$$

称为 **n 阶行列式**，简称**行列式**，记为 D. 它表示所有取自不同行、不同列的 n 个元素乘积 $a_{1j_1} a_{2j_2} \cdots a_{nj_n}$ 的代数和. 其中 a_{ij} 是 D 的第 i 行第 j 列的元素（$i, j = 1, 2, \cdots, n$）；$\tau(j_1 j_2 \cdots j_n)$ 是上述 n 个元素的行标按自然顺序排列后，列标构成排列的逆序数；$\sum\limits_{j_1 j_2 \cdots j_n}$ 表示对所有 n 级排列 $j_1 j_2 \cdots j_n$ 求和；$(-1)^{\tau(j_1 j_2 \cdots j_n)} a_{1j_1} a_{2j_2} \cdots a_{nj_n}$ 称为行列式的一般项，行列式有时也简记为 $\det(a_{ij})$ 或 $|a_{ij}|$.

当 $n = 1$ 时，规定 $D = |a_{11}|$，它是数 a_{11}，不是 a_{11} 的绝对值.

前述对角线法则实际上是该定义的特例. 二、三阶行列式按定义（对角线法则）计算比较容易，但四阶以上的行列式使用定义计算就比较麻烦了，为此引入余子式和代数余子式的概念.

在 n 阶行列式中，将元素 a_{ij} 所在的行和列划去后，剩下的 $n-1$ 阶行列式叫做元素 a_{ij} 的**余子式**，记为 M_{ij}，称 $(-1)^{i+j}M_{ij}$ 为 a_{ij} 的**代数余子式**，记为 A_{ij}，即 $A_{ij} = (-1)^{i+j}M_{ij}$.

定理 1　n 阶行列式等于它的任意一行（列）的各元素与其对应的代数余子式乘积的和，即

$$D = a_{i1}A_{i1} + a_{i2}A_{i2} + \cdots + a_{in}A_{in} = \sum_{j=1}^{n} a_{ij}A_{ij} \text{（按第 } i \text{ 行展开）}$$

或

$$D = a_{1j}A_{1j} + a_{2j}A_{2j} + \cdots + a_{nj}A_{nj} = \sum_{i=1}^{n} a_{ij}A_{ij} \text{（按第 } j \text{ 列展开）}$$

显然,按含 0 最多的行或列展开行列式比较方便.

这里介绍几个特殊的 n 阶行列式

$$\begin{vmatrix} a_{11} & a_{12} & \cdots & a_{1n} \\ 0 & a_{22} & \cdots & a_{2n} \\ \vdots & \vdots & & \vdots \\ 0 & 0 & \cdots & a_{nn} \end{vmatrix}, \quad \begin{vmatrix} a_{11} & 0 & \cdots & 0 \\ a_{21} & a_{22} & \cdots & 0 \\ \vdots & \vdots & & \vdots \\ a_{n1} & a_{n2} & \cdots & a_{nn} \end{vmatrix}, \quad \begin{vmatrix} a_{11} & 0 & \cdots & 0 \\ 0 & a_{22} & \cdots & 0 \\ \vdots & \vdots & & \vdots \\ 0 & 0 & \cdots & a_{nn} \end{vmatrix}$$

以上三个行列式分别称为**上三角形行列式**、**下三角形行列式**、**对角形行列式**,它们的特点是:主对角线的下方、上方、上下方元素全为零.容易知道,它们的值都是主对角线上元素的乘积 $a_{11}a_{22}\cdots a_{nn}$.

例 2　计算行列式的值:$D = \begin{vmatrix} 0 & a_{12} & 0 & 0 \\ 0 & 0 & 0 & a_{24} \\ a_{31} & 0 & 0 & 0 \\ 0 & 0 & a_{43} & 0 \end{vmatrix}$.

解　$D = (-1)^{\tau(2413)} a_{12}a_{24}a_{31}a_{43} = -a_{12}a_{24}a_{31}a_{43}$,

$$D = a_{31}(-1)^{3+1}\begin{vmatrix} a_{12} & 0 & 0 \\ 0 & 0 & a_{24} \\ 0 & a_{43} & 0 \end{vmatrix} = a_{31}a_{12}(-1)^{1+1}\begin{vmatrix} 0 & a_{24} \\ a_{43} & 0 \end{vmatrix}$$

$$= -a_{31}a_{12}a_{43}a_{24}.$$

二、行列式的性质与计算

1. 转置行列式的概念

将式(9-4)中的 n 阶行列式 D 的行依次换为列,便得到新的行列式

$$D^{\mathrm{T}} = \begin{vmatrix} a_{11} & a_{21} & \cdots & a_{n1} \\ a_{12} & a_{22} & \cdots & a_{n2} \\ \vdots & \vdots & & \vdots \\ a_{1n} & a_{2n} & \cdots & a_{nn} \end{vmatrix}$$

称行列式 D^{T} 为 D 的**转置行列式**. 显然 D 也是 D^{T} 的转置行列式.

2. 行列式的性质

性质 1 行列式 D 与它的转置行列式 D^{T} 相等,即 $D = D^{\mathrm{T}}$.

行列式中行与列所处的地位是一样的,凡是对行成立的性质,对列也同样成立.

性质 2 将行列式的任意两行(列)互换,行列式的值改变符号.

性质 3 行列式任一行(列)的公因子可以提到行列式记号的外面,即

$$\begin{vmatrix} a_{11} & a_{12} & \cdots & a_{1n} \\ \vdots & \vdots & & \vdots \\ ka_{i1} & ka_{i2} & \cdots & ka_{in} \\ \vdots & \vdots & & \vdots \\ a_{n1} & a_{n2} & \cdots & a_{nn} \end{vmatrix} = k\begin{vmatrix} a_{11} & a_{12} & \cdots & a_{1n} \\ \vdots & \vdots & & \vdots \\ a_{i1} & a_{i2} & \cdots & a_{in} \\ \vdots & \vdots & & \vdots \\ a_{n1} & a_{n2} & \cdots & a_{nn} \end{vmatrix}.$$

推论 1 如果行列式中有一行(列)的全部元素都是零,那么这个行列式的值为零.

推论 2 如果行列式中两行(列)对应元素全部相同,那么行列式的值为零.

这是因为,将行列式 D 中相同的两行(列)对换后,行列式的值不变,但根据性质 2 有 $D = -D$, 所以 $D = 0$.

推论 3 行列式中如果两行(列)对应元素成比例,那么行列式的值为零.

性质 4 如果行列式中的某行(列)的各元素可以写成两项之和,即

$$a_{ij} = b_{ij} + c_{ij} \quad (j = 1, 2, \cdots, n).$$

那么此行列式可以拆成两个行列式的和,即

$$\begin{vmatrix} a_{11} & a_{12} & \cdots & a_{1n} \\ \vdots & \vdots & & \vdots \\ b_{i1}+c_{i1} & b_{i2}+c_{i2} & \cdots & b_{in}+c_{in} \\ \vdots & \vdots & & \vdots \\ a_{n1} & a_{n2} & \cdots & a_{nn} \end{vmatrix} = \begin{vmatrix} a_{11} & a_{12} & \cdots & a_{1n} \\ \vdots & \vdots & & \vdots \\ b_{i1} & b_{i2} & \cdots & b_{in} \\ \vdots & \vdots & & \vdots \\ a_{n1} & a_{n2} & \cdots & a_{nn} \end{vmatrix} + \begin{vmatrix} a_{11} & a_{12} & \cdots & a_{1n} \\ \vdots & \vdots & & \vdots \\ c_{i1} & c_{i2} & \cdots & c_{in} \\ \vdots & \vdots & & \vdots \\ a_{n1} & a_{n2} & \cdots & a_{nn} \end{vmatrix}$$

性质 5 把行列式的某行(列)的 k 倍加到另一行(列)上去,行列式的值不变,即

$$\begin{vmatrix} a_{11} & a_{12} & \cdots & a_{1n} \\ \vdots & \vdots & & \vdots \\ a_{i1} & a_{i2} & \cdots & a_{in} \\ \vdots & \vdots & & \vdots \\ a_{j1}+ka_{i1} & a_{j2}+ka_{i2} & \cdots & a_{jn}+ka_{in} \\ \vdots & \vdots & & \vdots \\ a_{n1} & a_{n2} & \cdots & a_{nn} \end{vmatrix} = \begin{vmatrix} a_{11} & a_{12} & \cdots & a_{1n} \\ \vdots & \vdots & & \vdots \\ a_{i1} & a_{i2} & \cdots & a_{in} \\ \vdots & \vdots & & \vdots \\ a_{j1} & a_{j2} & \cdots & a_{jn} \\ \vdots & \vdots & & \vdots \\ a_{n1} & a_{n2} & \cdots & a_{nn} \end{vmatrix}$$

性质 6　行列式 D 中任意一行(列)的元素与另一行(列)对应元素的代数余子式乘积之和等于零,即当 $i \neq j$ 时,

$$\sum_{k=1}^{n} a_{ik}A_{jk} = 0 \quad \text{或} \quad \sum_{k=1}^{n} a_{ki}A_{kj} = 0.$$

3. 利用行列式的性质进行计算

这里 r_i, c_j 表示第 i 行,第 j 列,r_2+2r_1 表示将第一行乘以 2 加到第二行中,其他类似,↔表示互换.

例 3　计算行列式 $D = \begin{vmatrix} 3 & 1 & 1 & 1 \\ 1 & 3 & 1 & 1 \\ 1 & 1 & 3 & 1 \\ 1 & 1 & 1 & 3 \end{vmatrix}$.

解　$D \xlongequal{r_1+\sum_{i=2}^{4} r_i} \begin{vmatrix} 6 & 6 & 6 & 6 \\ 1 & 3 & 1 & 1 \\ 1 & 1 & 3 & 1 \\ 1 & 1 & 1 & 3 \end{vmatrix} = 6\begin{vmatrix} 1 & 1 & 1 & 1 \\ 1 & 3 & 1 & 1 \\ 1 & 1 & 3 & 1 \\ 1 & 1 & 1 & 3 \end{vmatrix}$

$$\xlongequal[i=2,3,4]{r_i-r} 6\begin{vmatrix} 1 & 1 & 1 & 1 \\ 0 & 2 & 0 & 0 \\ 0 & 0 & 2 & 0 \\ 0 & 0 & 0 & 2 \end{vmatrix} = 48.$$

例 4　计算 n 阶行列式

(1) $D_n = \begin{vmatrix} 1+a_1 & 1 & \cdots & 1 \\ 1 & 1+a_2 & \cdots & 1 \\ \vdots & \vdots & & \vdots \\ 1 & 1 & \cdots & 1+a_n \end{vmatrix}$;　(2) $D_n = \begin{vmatrix} x & a & \cdots & a \\ a & x & \cdots & a \\ \vdots & \vdots & & \vdots \\ a & a & \cdots & x \end{vmatrix}$.

其中 $a_i \neq 0\ (i=1, 2, \cdots, n)$.

解 (1) 第一行乘以 -1 后加到其他各行，得

$$D_n = \begin{vmatrix} 1+a_1 & 1 & 1 & \cdots & 1 \\ -a_1 & a_2 & 0 & \cdots & 0 \\ -a_1 & 0 & a_3 & \cdots & 0 \\ \vdots & \vdots & \vdots & & \vdots \\ -a_1 & 0 & 0 & \cdots & a_n \end{vmatrix} = \begin{vmatrix} 1 & 1 & \cdots & 1 \\ 0 & a_2 & \cdots & 0 \\ \vdots & \vdots & & \vdots \\ 0 & 0 & \cdots & a_n \end{vmatrix} + a_1 \begin{vmatrix} 1 & 1 & \cdots & 1 \\ -1 & a_2 & \cdots & 0 \\ \vdots & \vdots & & \vdots \\ -1 & 0 & \cdots & a_n \end{vmatrix}$$

$$\xlongequal[i=2,3,\cdots,n]{c_1+\frac{1}{a_i}c_i} a_2a_3\cdots a_n + a_1 \begin{vmatrix} 1+\sum\limits_{i=2}^{n}\frac{1}{a_i} & 1 & \cdots & 1 \\ 0 & a_2 & \cdots & 0 \\ \vdots & \vdots & & \vdots \\ 0 & 0 & \cdots & a_n \end{vmatrix}$$

$$= a_2a_3\cdots a_n + a_1a_2\cdots a_n\left(1+\sum_{i=2}^{n}\frac{1}{a_i}\right) = a_1a_2\cdots a_n\left(1+\sum_{i=1}^{n}\frac{1}{a_i}\right).$$

(2) 注意到行列式各行元素之和等于 $x+(n-1)a$，有

$$D_n \xlongequal[i=2,3,\cdots,n]{c_1+c_i} \begin{vmatrix} x+(n-1)a & a & \cdots & a \\ x+(n-1)a & x & \cdots & a \\ \vdots & \vdots & & \vdots \\ x+(n-1)a & a & \cdots & x \end{vmatrix} = [x+(n-1)a] \begin{vmatrix} 1 & a & \cdots & a \\ 1 & x & \cdots & a \\ \vdots & \vdots & & \vdots \\ 1 & a & \cdots & x \end{vmatrix}$$

$$\xlongequal[i=2,3,\cdots,n]{r_i-r_1} [x+(n-1)a] \begin{vmatrix} 1 & a & \cdots & a \\ 0 & x-a & \cdots & 0 \\ \vdots & \vdots & & \vdots \\ 0 & 0 & \cdots & x-a \end{vmatrix}$$

$$= [x+(n-1)a](x-a)^{n-1}.$$

三、克莱姆(Cramer)法则

含有 n 未知数 $x_1, x_2, \cdots, x_n$，n 个线性方程的方程组的一般形式：

$$\begin{cases} a_{11}x_1 + a_{12}x_2 + \cdots + a_{1n}x_n = b_1, \\ a_{21}x_1 + a_{22}x_2 + \cdots + a_{2n}x_n = b_2, \\ \cdots\cdots \\ a_{n1}x_1 + a_{n2}x_2 + \cdots + a_{nn}x_n = b_n. \end{cases} \tag{9-5}$$

定理 2(Cramer 法则)　若线性方程组(9-5)的系数行列式 $D \neq 0$，即

$$\begin{vmatrix} a_{11} & \cdots & a_{1n} \\ \vdots & & \vdots \\ a_{n1} & \cdots & a_{nn} \end{vmatrix} \neq 0.$$

那么方程组(9-5)有唯一解

$$x_j = \frac{D_j}{D} \quad (j = 1, 2, \cdots, n),$$

其中 D_j 是把系数行列式 D 中的第 j 列换成常数列后的 n 阶行列式，即

$$D_j = \begin{vmatrix} a_{11} & \cdots & a_{1, j-1} & b_1 & a_{1, j+1} & \cdots & a_{1n} \\ \vdots & & \vdots & \vdots & \vdots & & \vdots \\ a_{n1} & \cdots & a_{n, j-1} & b_n & a_{n, j+1} & \cdots & a_{nn} \end{vmatrix}.$$

推论 4　上述线性方程组当常数项 $b_1, b_2 \cdots, b_n$ 全为零时，一定有零解；但不一定有非零解，若有非零解，则其系数行列式 D 必定为零.

例 5　用 Cramer 法则解线性方程组 $\begin{cases} x_1 - 4x_2 + x_3 + 4x_4 = 1, \\ 2x_2 + 2x_3 + x_4 = 0, \\ x_1 + x_2 + 3x_4 = -1, \\ -2x_2 + 3x_3 + x_4 = 2. \end{cases}$

解　$D = \begin{vmatrix} 1 & -4 & 1 & 4 \\ 0 & 2 & 2 & 1 \\ 1 & 0 & 1 & 3 \\ 0 & -2 & 3 & 1 \end{vmatrix} = 14$，$D_1 = \begin{vmatrix} 1 & -4 & 1 & 4 \\ 0 & 2 & 2 & 1 \\ -1 & 0 & 1 & 3 \\ 2 & -2 & 3 & 1 \end{vmatrix} = -30$，

类似 D_1，可求得 $D_2 = -6$，$D_3 = 4$，$D_4 = 4$，则方程组的解为

$$x_1 = -\frac{15}{7}, \quad x_2 = -\frac{3}{7}, \quad x_3 = \frac{2}{7}, \quad x_4 = \frac{2}{7}.$$

例 6　λ 取何值时，下述方程组有非零解？

$$\begin{cases} (\lambda + 1)x_1 + x_2 + x_3 = 0, \\ x_1 + (\lambda + 1)x_2 + x_3 = 0, \\ x_1 + x_2 + (\lambda + 1)x_3 = 0. \end{cases}$$

解　方程组的常数项全为零，根据推论，若它有非零解，则其系行列式必为 0. 而

$$D=\begin{vmatrix}\lambda+1 & 1 & 1\\ 1 & \lambda+1 & 1\\ 1 & 1 & \lambda+1\end{vmatrix}=(\lambda+3)\lambda^2.$$

由 $D=0$，得 $\lambda_1=-3,\lambda_2=\lambda_3=0$，经验证可知，当 $\lambda=-3$ 或 $\lambda=0$ 时，上述方程组确实有非零解.

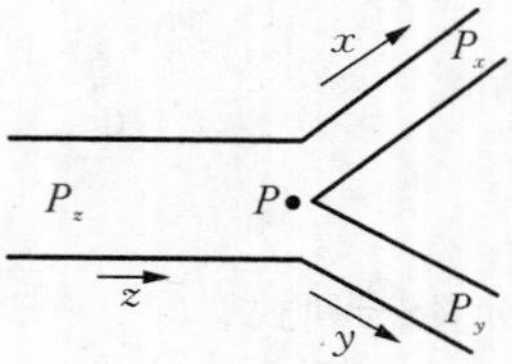

图 9-2

【医学实例】在图 9-2 中，设血液往血管分支点流动的流率为 z，经两支血管离开分支点的流动的流率分别为 x 和 y，则 $z=x+y$. 又假定各血管距支点一定距离处的压强分别为 P_x，P_y，P_z，分支点处的压强为 P，且压降(对分支点的压强差)与流率成正比，测得

$$\begin{cases}x+y=z\\ zR_z=P_z-P\\ xR_x=P-P_x\\ yR_y=P-P_y\end{cases},$$

其中 R_z，R_x，R_y 分别为三条血管相应的比例系数.

如果 P_x，P_y，P_z 可以测得，那么通过下列线性方程组可以求得 x，y，z 及 P：

$$\begin{cases}x+\quad y-\quad z\qquad\quad =0,\\ \qquad\qquad R_zz+P=P_z,\\ -R_xx\qquad\qquad\quad +P=R_x,\\ \qquad -R_yy\qquad\quad +P=P_y.\end{cases}$$

为此，先求系数行列式

$$D=\begin{vmatrix}1 & 1 & -1 & 0\\ 0 & 0 & R_z & 1\\ -R_x & 0 & 0 & 1\\ 0 & -R_y & 0 & 1\end{vmatrix}=-(R_xR_y+R_yR_z+R_zR_x),$$

然后为了求 x，将 D 中第一列换成常数项，计算行列式

$$D_1=\begin{vmatrix}0 & 1 & -1 & 0\\ P_z & 0 & R_z & 1\\ P_x & 0 & 0 & 1\\ P_y & -R_y & 0 & 1\end{vmatrix}=R_z(P_x-P_y)-R_y(P_z-P_x).$$

于是

$$x=\frac{D_1}{D}=\frac{R_y(P_z-P_x)-R_z(P_x-P_y)}{(R_xR_y+R_yR_z+R_zR_x)}.$$

同理

$$y=\frac{R_z(P_x-P_y)-R_x(P_y-P_z)}{(R_xR_y+R_yR_z+R_zR_x)},\quad P=\frac{R_xR_yP_z+R_yR_zP_x+R_zR_xP_y}{(R_xR_y+R_yR_z+R_zR_x)}.$$

从而

$$z=x+y=\frac{R_y(P_z-P_x)-R_x(P_y-P_z)}{(R_xR_y+R_yR_z+R_zR_x)}.$$

思考与讨论

1. 行列式与行列式的值有什么区别？
2. 如何理解行列式的定义？
3. 余子式与代数余子式有什么特点？它们之间有什么联系？

第二节　矩　　阵

一、矩阵的概念

矩阵是从实际问题的计算中抽象出来的一个数学概念，是数学研究中常用的工具，它不仅在数学中的地位十分重要，而且在工程技术各领域中也有着广泛的应用.

1. 矩阵的定义

矩阵是数(或函数)的矩形阵表.

定义 1　由 $m\times n$ 个元素 a_{ij} $(i=1,2,\cdots,m;\ j=1,2,\cdots,n)$ 排列成的一个 m 行 n 列(横称行，纵称列)有序矩形数表，并加圆括号或方括号标记

$$\begin{pmatrix} a_{11} & a_{12} & \cdots & a_{1n} \\ a_{21} & a_{22} & \cdots & a_{2n} \\ \vdots & \vdots & & \vdots \\ a_{m1} & a_{m2} & \cdots & a_{mn} \end{pmatrix} \quad 或 \quad \begin{bmatrix} a_{11} & a_{12} & \cdots & a_{1n} \\ a_{21} & a_{22} & \cdots & a_{2n} \\ \vdots & \vdots & & \vdots \\ a_{m1} & a_{m2} & \cdots & a_{mn} \end{bmatrix}$$

称为 m 行 n 列矩阵,简称 $m\times n$ 矩阵.矩阵通常用大写字母 $\boldsymbol{A}$, $\boldsymbol{B}$, $\boldsymbol{C}$, …表示.例如,上述矩阵可以记为 $\boldsymbol{A}$ 或 $\boldsymbol{A}_{m\times n}$,也可记为

$$\boldsymbol{A}=(a_{ij})_{m\times n}.$$

注意:矩阵与行列式有着本质的区别.

(1) 矩阵是一个数表,而行列式是一个算式,一个数字行列式通过计算可求得其值.

(2) 矩阵的行数与列数可以相等,也可以不等;而行列式的行数与列数则必须相等.

(3) 对于 n 阶方阵 $\boldsymbol{A}$,有时也需计算它对应的行列式(记为 $|\boldsymbol{A}|$ 或 $\det\boldsymbol{A}$),但方阵 $\boldsymbol{A}$ 和方阵行列式 $|\boldsymbol{A}|$(或 $\det\boldsymbol{A}$)是不同的概念.

2. 相等矩阵

两个矩阵的行数与列数分别相等,称它们是**同型矩阵**.若 $\boldsymbol{A}=(a_{ij})$ 与 $\boldsymbol{B}=(b_{ij})$ 是同型矩阵,且它们的对应元素相等,即

$$a_{ij}=b_{ij}(i=1,2,\cdots,m;j=1,2,\cdots,n)$$

则称矩阵 $\boldsymbol{A}$ 与矩阵 $\boldsymbol{B}$ 相等,记为 $\boldsymbol{A}=\boldsymbol{B}$.

3. 特殊形式矩阵

(1) 行矩阵.只有一行的矩阵 $\boldsymbol{A}=(a_{11}\quad a_{12}\quad\cdots\quad a_{1n})$ 称为**行矩阵或行向量**.

(2) 列矩阵.只有一列的矩阵

$$\boldsymbol{A}=\begin{pmatrix}a_{11}\\a_{21}\\\vdots\\a_{m1}\end{pmatrix}$$

叫做**列矩阵或列向量**

(3) 零矩阵.所有元素全为零的 $m\times n$ 矩阵,称为**零矩阵**,记为 $\boldsymbol{0}_{m\times n}$ 或 $\boldsymbol{0}$.注意,不同型的零矩阵是不相等的,如 $\boldsymbol{0}_{3\times3}\neq\boldsymbol{0}_{3\times4}$.

(4) n 阶方阵.在矩阵 $\boldsymbol{A}=(a_{ij})_{m\times n}$ 中,当 $m=n$ 时,称为 n 阶**方阵**.

在 n 阶方阵中,从左上角到右下角的对角线称为**主对角线**,从右上角到左下角的对角线称为**次对角线**.

当 $m=n=1$ 时,矩阵为一阶方阵,可作为数对待.但决不可将数看做是一

阶方阵.

(5) 对角矩阵. 主对角线以外的元素全为零的方阵称为**对角矩阵**. 对角矩阵主对角线上的某些元素也可以为零.

$$\boldsymbol{A}=\begin{pmatrix}\lambda_1 & 0 & \cdots & 0\\ 0 & \lambda_2 & \cdots & 0\\ \vdots & \vdots & & \vdots\\ 0 & 0 & \cdots & \lambda_n\end{pmatrix}$$

对角矩阵也可记为 $\boldsymbol{A}=\operatorname{diag}(\lambda_1,\lambda_2,\cdots,\lambda_n)$.

(6) 数量矩阵. 主对角线上元素都是非零常数 a 的对角矩阵,称为**数量矩阵**.

(7) 单位矩阵. 主对角线上元素全是 1 的数量矩阵,称为**单位矩阵**. 记为 $\boldsymbol{I}$ 或 $\boldsymbol{E}$,有时为区分维数也可记为 $\boldsymbol{I}_n$ 或 $\boldsymbol{E}_n$. 即

$$\boldsymbol{E}_n=\begin{pmatrix}1 & 0 & \cdots & 0\\ 0 & 1 & \cdots & 0\\ \vdots & \vdots & & \vdots\\ 0 & 0 & \cdots & 1\end{pmatrix}.$$

(8) 形如

$$\boldsymbol{U}=\begin{pmatrix}a_{11} & a_{12} & \cdots & a_{1n}\\ 0 & a_{22} & \cdots & a_{2n}\\ \vdots & \vdots & & \vdots\\ 0 & 0 & \cdots & a_{nn}\end{pmatrix},\quad \boldsymbol{L}=\begin{pmatrix}a_{11} & 0 & \cdots & 0\\ a_{21} & a_{22} & \cdots & 0\\ \vdots & \vdots & & \vdots\\ a_{n1} & a_{n2} & \cdots & a_{nn}\end{pmatrix}$$

的方阵分别称为**上三角矩阵**和**下三角矩阵**.

注意:上三角矩阵的主对角线下方的元素一定是零,而其他元素可以是零也可以不是零. 下三角矩阵类似.

(9) 负矩阵. 在矩阵 $\boldsymbol{A}=(a_{ij})_{m\times n}$ 中各个元素的前面都添加上负号(即取相反数)得到的矩阵,称为 $\boldsymbol{A}$ 的**负矩阵**,记为 $-\boldsymbol{A}$,即是 $-\boldsymbol{A}=(-a_{ij})_{m\times n}$.

显然,$-\boldsymbol{A}$ 也是 $\boldsymbol{A}$ 的负矩阵.

矩阵按元素的取值类型可分为**实矩阵**(元素都是实数)、**复矩阵**(元素都是复数)和**超矩阵**(元素本身是矩阵或其他更一般的数学对象). 本教材除预先说明外,一般只讨论实矩阵.

二、矩阵的运算

1. 矩阵的加法

定义 2 设 $\boldsymbol{A}=(a_{ij})$，$\boldsymbol{B}=(b_{ij})$ 是两个 $m\times n$ 矩阵，那么将矩阵 $\boldsymbol{A}$ 与 $\boldsymbol{B}$ 的和，记为 $\boldsymbol{A}+\boldsymbol{B}$，规定为

$$\boldsymbol{A}+\boldsymbol{B}=(a_{ij}+b_{ij})_{m\times n}=\begin{pmatrix} a_{11}+b_{11} & a_{12}+b_{12} & \cdots & a_{1n}+b_{1n} \\ a_{21}+b_{21} & a_{22}+b_{22} & \cdots & a_{2n}+b_{2n} \\ \vdots & \vdots & & \vdots \\ a_{m1}+b_{m1} & a_{m2}+b_{m2} & \cdots & a_{mn}+b_{mn} \end{pmatrix}.$$

定义中蕴含了同型矩阵是矩阵相加的必要条件，即 $\boldsymbol{A}$ 与 $\boldsymbol{B}$ 必须是同型矩阵.

若 $\boldsymbol{A}=(a_{ij})$，$\boldsymbol{B}=(b_{ij})$ 是两个 $m\times n$ 矩阵，由矩阵加法和负矩阵的概念，规定

$$\boldsymbol{A}-\boldsymbol{B}=\boldsymbol{A}+(-\boldsymbol{B})=(a_{ij})+(-b_{ij})=(a_{ij}-b_{ij}),$$

称 $\boldsymbol{A}-\boldsymbol{B}$ 为 $\boldsymbol{A}$ 与 $\boldsymbol{B}$ 的差.

例 1 设 $\boldsymbol{A}=\begin{pmatrix} 2 & 5 & -1 \\ 5 & 2 & 3 \end{pmatrix}$，$\boldsymbol{B}=\begin{pmatrix} 1 & -5 & 4 \\ 4 & 3 & 6 \end{pmatrix}$，求 $\boldsymbol{A}+\boldsymbol{B}$，$\boldsymbol{A}-\boldsymbol{B}$.

解 $\boldsymbol{A}+\boldsymbol{B}=\begin{pmatrix} 2 & 5 & -1 \\ 5 & 2 & 3 \end{pmatrix}+\begin{pmatrix} 1 & -5 & 4 \\ 4 & 3 & 6 \end{pmatrix}=\begin{pmatrix} 3 & 0 & 3 \\ 9 & 5 & 9 \end{pmatrix}$，

$\boldsymbol{A}-\boldsymbol{B}=\begin{pmatrix} 2 & 5 & -1 \\ 5 & 2 & 3 \end{pmatrix}-\begin{pmatrix} 1 & -5 & 4 \\ 4 & 3 & 6 \end{pmatrix}=\begin{pmatrix} 1 & 10 & -5 \\ 1 & -1 & -3 \end{pmatrix}$.

设 $\boldsymbol{A}$，$\boldsymbol{B}$，$\boldsymbol{C}$ 都是 $m\times n$ 矩阵，$\boldsymbol{0}$ 是同型的零矩阵，则矩阵的加法满足以下运算规则：

(1) 加法交换律 $\boldsymbol{A}+\boldsymbol{B}=\boldsymbol{B}+\boldsymbol{A}$；

(2) 加法结合律 $(\boldsymbol{A}+\boldsymbol{B})+\boldsymbol{C}=\boldsymbol{A}+(\boldsymbol{B}+\boldsymbol{C})$；

(3) 零矩阵满足 $\boldsymbol{A}+\boldsymbol{0}=\boldsymbol{0}+\boldsymbol{A}=\boldsymbol{A}$；

(4) 存在矩阵 $-\boldsymbol{A}$，满足 $\boldsymbol{A}-\boldsymbol{A}=\boldsymbol{A}+(-\boldsymbol{A})=\boldsymbol{0}$.

2. 矩阵的数乘

定义 3 设 λ 是任意一个实数，$\boldsymbol{A}=(a_{ij})$ 是一个 $m\times n$ 矩阵，规定

$$\lambda\boldsymbol{A}=(\lambda a_{ij})_{m\times n}=\begin{pmatrix} \lambda a_{11} & \lambda a_{12} & \cdots & \lambda a_{1n} \\ \lambda a_{21} & \lambda a_{22} & \cdots & \lambda a_{2n} \\ \vdots & \vdots & & \vdots \\ \lambda a_{m1} & \lambda a_{m2} & \cdots & \lambda a_{mn} \end{pmatrix},$$

称矩阵 λA 为数 λ 与矩阵 A 的**数量乘积**，或简称之为矩阵的**数乘**.

由定义可知，用数 λ 乘一个矩阵 A，需要用数 λ 乘矩阵 A 的每一个元素. 特别地，当 $\lambda=-1$ 时，即得到 A 的负矩阵 $-A$.

例 2 设 $A=\begin{pmatrix}3 & -1 & 2\\ 0 & 4 & 1\end{pmatrix}$，$B=\begin{pmatrix}3 & 0 & 2\\ -3 & -4 & 0\end{pmatrix}$，求 $3A-2B$.

解 $3A-2B=3\begin{pmatrix}3 & -1 & 2\\ 0 & 4 & 1\end{pmatrix}-2\begin{pmatrix}3 & 0 & 2\\ -3 & -4 & 0\end{pmatrix}$

$$=\begin{pmatrix}9 & -3 & 6\\ 0 & 12 & 3\end{pmatrix}-\begin{pmatrix}6 & 0 & 4\\ -6 & -8 & 0\end{pmatrix}=\begin{pmatrix}3 & -3 & 2\\ 6 & 20 & 3\end{pmatrix}.$$

设常数 α，β 和同型矩阵 A，B，则矩阵的数乘满足以下运算规则：

(1) 数对矩阵的分配律 $\alpha(A+B)=\alpha A+\alpha B$；

(2) 矩阵对数的分配律 $(\alpha+\beta)A=\alpha A+\beta A$；

(3) 数与矩阵的结合律 $(\alpha\beta)A=\alpha(\beta A)=\beta(\alpha A)$；

(4) 数 0，1 与矩阵满足 $0A=0$，$1A=A$.

矩阵的加法与数乘合起来，统称为矩阵的**线性运算**. 即 $\alpha A+\beta B=(\alpha a_{ij}+\beta b_{ij})$.

3. 矩阵的乘法

定义 4 设 $A=(a_{ij})$ 是一个 $m\times s$ 矩阵，$B=(b_{ij})$ 是一个 $s\times n$ 矩阵，则规定矩阵 A 与 B 的乘积是一个 $m\times n$ 矩阵 $C=(c_{ij})$，其中

$$c_{ij}=a_{i1}b_{1j}+a_{i2}b_{2j}+\cdots+a_{is}b_{sj}=\sum_{k=1}^{s}a_{ik}b_{kj}$$

$$(i=1,2,\cdots,m;\ j=1,2,\cdots,n).$$

并将此乘积记为 $A_{m\times s}B_{s\times n}=C_{m\times n}$ 或 $AB=C$.

注意：矩阵的乘法定义中，要求左矩阵的列数与右矩阵的行数相等，否则不能相乘.

例 3 设

$$A=\begin{pmatrix}1 & 1\\ -1 & -1\end{pmatrix},\quad B=\begin{pmatrix}1 & -1\\ -1 & 1\end{pmatrix},\quad C=\begin{pmatrix}-1 & 1\\ 1 & -1\end{pmatrix},$$

求 AB，BA 与 AC.

解 $AB=\begin{pmatrix}1 & 1\\ -1 & -1\end{pmatrix}\begin{pmatrix}1 & -1\\ -1 & 1\end{pmatrix}=\begin{pmatrix}0 & 0\\ 0 & 0\end{pmatrix}$，

$$BA=\begin{pmatrix}1&-1\\-1&1\end{pmatrix}\begin{pmatrix}1&1\\-1&-1\end{pmatrix}=\begin{pmatrix}2&2\\-2&-2\end{pmatrix},$$

$$AC=\begin{pmatrix}1&1\\-1&-1\end{pmatrix}\begin{pmatrix}-1&1\\1&-1\end{pmatrix}=\begin{pmatrix}0&0\\0&0\end{pmatrix}.$$

从上述例题中我们可以得出下面的结论：

(1) 矩阵的乘法不满足交换律.即一般地说，$\boldsymbol{AB}\neq\boldsymbol{BA}$. 因此，在进行乘法运算时，一定要注意乘法的次序，不能随意改变.

(2) 两个非零矩阵的乘积可能等于零.一般说来，$\boldsymbol{AB}=0$ 不能推出 $\boldsymbol{A}=0$ 或 $\boldsymbol{B}=0$. 即两个非零矩阵的乘积可能是零矩阵，矩阵乘法中存在非零的零因子.

(3) 矩阵乘法中消去律不成立.即 $\boldsymbol{AB}=\boldsymbol{AC}$，且 $\boldsymbol{A}\neq 0$，不能推出 $\boldsymbol{B}=\boldsymbol{C}$.

矩阵乘法也有与数乘运算相似的地方.它满足以下运算规则：

(1) 乘法结合律 $(\boldsymbol{AB})\boldsymbol{C}=\boldsymbol{A}(\boldsymbol{BC})$；

(2) 左乘分配律 $\boldsymbol{A}(\boldsymbol{B}+\boldsymbol{C})=\boldsymbol{AB}+\boldsymbol{AC}$，

右乘分配律 $(\boldsymbol{A}+\boldsymbol{B})\boldsymbol{C}=\boldsymbol{AC}+\boldsymbol{BC}$；

(3) 数乘结合律 $\lambda(\boldsymbol{AB})=(\lambda\boldsymbol{A})\boldsymbol{B}=\boldsymbol{A}(\lambda\boldsymbol{B})$；

(4) 若 $\boldsymbol{E}$ 是单位矩阵，则 $\boldsymbol{AE}=\boldsymbol{A}$，$\boldsymbol{EB}=\boldsymbol{B}$.

例 4 已知

$$\begin{cases}a_{11}x_1+a_{12}x_2+a_{13}x_3+a_{14}x_4=b_1,\\a_{21}x_1+a_{22}x_2+a_{23}x_3+a_{24}x_4=b_2,\\a_{31}x_1+a_{32}x_2+a_{33}x_3+a_{34}x_4=b_3,\end{cases}$$

利用矩阵乘法将其写成矩阵的形式.

解 如果记

$$\boldsymbol{A}=\begin{pmatrix}a_{11}&a_{12}&a_{13}&a_{14}\\a_{21}&a_{22}&a_{23}&a_{24}\\a_{31}&a_{32}&a_{33}&a_{34}\end{pmatrix},\quad \boldsymbol{x}=\begin{pmatrix}x_1\\x_2\\x_3\\x_4\end{pmatrix},\quad \boldsymbol{B}=\begin{pmatrix}b_1\\b_2\\b_3\end{pmatrix},$$

则

$$\boldsymbol{Ax}=\begin{pmatrix}a_{11}&a_{12}&a_{13}&a_{14}\\a_{21}&a_{22}&a_{23}&a_{24}\\a_{31}&a_{32}&a_{33}&a_{34}\end{pmatrix}\begin{pmatrix}x_1\\x_2\\x_3\\x_4\end{pmatrix}=\begin{pmatrix}a_{11}x_1+a_{12}x_2+a_{13}x_3+a_{14}x_4\\a_{21}x_1+a_{22}x_2+a_{23}x_3+a_{24}x_4\\a_{31}x_1+a_{32}x_2+a_{33}x_3+a_{34}x_4\end{pmatrix}.$$

那么上述线性方程组可记成 $\boldsymbol{A}\boldsymbol{x} = \boldsymbol{B}$.

若 A 是 n 阶方阵，则 $\boldsymbol{A}^m$ 是 $\boldsymbol{A}$ 的 m 次幂，即 m 个 $\boldsymbol{A}$ 相乘，其中 m 是正整数. 当 $m = 0$ 时，规定 $\boldsymbol{A}^0 = \boldsymbol{E}$. 对矩阵的乘幂，有

$$\boldsymbol{A}^p \boldsymbol{A}^q = \boldsymbol{A}^{p+q}, \quad (\boldsymbol{A}^p)^q = \boldsymbol{A}^{pq},$$

其中 p, q 是任意自然数. 由于矩阵乘法不满足交换律，因此，一般地有

$$(\boldsymbol{AB})^m \neq \boldsymbol{A}^m \boldsymbol{B}^m.$$

4. 矩阵的转置

定义 5　将矩阵 $\boldsymbol{A}$ 的行与列按顺序互换所得到的矩阵，称为矩阵 $\boldsymbol{A}$ 的**转置矩阵**，记为 $\boldsymbol{A}^{\mathrm{T}}$，即

$$\boldsymbol{A} = \begin{pmatrix} a_{11} & a_{12} & \cdots & a_{1n} \\ a_{21} & a_{22} & \cdots & a_{2n} \\ \vdots & \vdots & & \vdots \\ a_{m1} & a_{m2} & \cdots & a_{mn} \end{pmatrix},$$

则

$$\boldsymbol{A}^{\mathrm{T}} = \begin{pmatrix} a_{11} & a_{21} & \cdots & a_{m1} \\ a_{12} & a_{22} & \cdots & a_{m2} \\ \vdots & \vdots & & \vdots \\ a_{1n} & a_{2n} & \cdots & a_{mn} \end{pmatrix}.$$

矩阵的转置方法与行列式相类似，但通常 $\boldsymbol{A} \neq \boldsymbol{A}^{\mathrm{T}}$. 转置矩阵满足以下运算规则：

(1) $(\boldsymbol{A}^{\mathrm{T}})^{\mathrm{T}} = \boldsymbol{A}$；

(2) $(\boldsymbol{A} + \boldsymbol{B})^{\mathrm{T}} = \boldsymbol{A}^{\mathrm{T}} + \boldsymbol{B}^{\mathrm{T}}$；

(3) $(\lambda \boldsymbol{A})^{\mathrm{T}} = \lambda \boldsymbol{A}^{\mathrm{T}}$；

(4) $(\boldsymbol{AB})^{\mathrm{T}} = \boldsymbol{B}^{\mathrm{T}} \boldsymbol{A}^{\mathrm{T}}$, $(\boldsymbol{ABC})^{\mathrm{T}} = \boldsymbol{C}^{\mathrm{T}} \boldsymbol{B}^{\mathrm{T}} \boldsymbol{A}^{\mathrm{T}}$.

其中 $\boldsymbol{A}, \boldsymbol{B}, \boldsymbol{C}$ 是矩阵，λ 是常数.

规则(4)可以推广到多个矩阵的情形：对 m 个矩阵 $\boldsymbol{A}_1, \boldsymbol{A}_2, \cdots, \boldsymbol{A}_m$，有

$$(\boldsymbol{A}_1 \boldsymbol{A}_2 \cdots \boldsymbol{A}_m)^{\mathrm{T}} = \boldsymbol{A}_m^{\mathrm{T}} \cdots \boldsymbol{A}_2^{\mathrm{T}} \boldsymbol{A}_1^{\mathrm{T}}.$$

例 5　设 $\boldsymbol{A} = \begin{pmatrix} 2 & 0 & -1 \\ 1 & 3 & 2 \end{pmatrix}$，计算 $\boldsymbol{A}\boldsymbol{A}^{\mathrm{T}}$ 和 $\boldsymbol{A}^{\mathrm{T}}\boldsymbol{A}$.

解 $\boldsymbol{A}\boldsymbol{A}^{\mathrm{T}}=\begin{pmatrix}2&0&-1\\1&3&2\end{pmatrix}\begin{pmatrix}2&1\\0&3\\-1&2\end{pmatrix}=\begin{pmatrix}5&0\\0&14\end{pmatrix}$.

$$\boldsymbol{A}^{\mathrm{T}}\boldsymbol{A}=\begin{pmatrix}2&1\\0&3\\-1&2\end{pmatrix}\begin{pmatrix}2&0&-1\\1&3&2\end{pmatrix}=\begin{pmatrix}5&3&0\\3&9&6\\0&6&5\end{pmatrix}.$$

定义 6 若方阵 $\boldsymbol{A}=(a_{ij})$ 满足 $\boldsymbol{A}^{\mathrm{T}}=\boldsymbol{A}$，则称 $\boldsymbol{A}$ 是**对称矩阵**.

由定义知，对称矩阵的元素满足

$$a_{ij}=a_{ji}\quad(i,\ j=1,\ 2,\ \cdots,\ n).$$

5. 方阵的行列式

定义 7 由 n 阶方阵 $\boldsymbol{A}$ 所有元素构成的行列式(各元素的位置不变)，称为 **n 阶方阵 $\boldsymbol{A}$ 的行列式**. 记作 $|\boldsymbol{A}|$ 或 $\det\boldsymbol{A}$.

性质：设 $\boldsymbol{A}$ 是 n 阶矩阵，λ 是任意常数，则

(1) $|\boldsymbol{A}\boldsymbol{B}|=|\boldsymbol{A}||\boldsymbol{B}|$；

(2) $|\lambda\boldsymbol{A}|=\lambda^n|\boldsymbol{A}|$；

(3) $|\boldsymbol{A}^{\mathrm{T}}|=|\boldsymbol{A}|$.

例 6 设矩阵

$$\boldsymbol{A}=\begin{pmatrix}2&7&1\\8&2&8\\8&1&8\end{pmatrix},\quad \boldsymbol{B}=\begin{pmatrix}3&1&4\\1&5&9\\2&6&5\end{pmatrix},$$

求 $|\boldsymbol{A}+\boldsymbol{B}|$，$|2\boldsymbol{B}|$.

解 $|\boldsymbol{A}+\boldsymbol{B}|=149\quad(|\boldsymbol{A}|+|\boldsymbol{B}|=-82)$，

$|2\boldsymbol{B}|=8\times(-90)=-720\quad(2|\boldsymbol{B}|=-180)$.

一般地，

$$|\boldsymbol{A}+\boldsymbol{B}|\neq|\boldsymbol{A}|+|\boldsymbol{B}|,\ |\lambda\boldsymbol{A}|\neq\lambda|\boldsymbol{A}|.$$

例 7 $\boldsymbol{A}$，$\boldsymbol{B}$ 是三阶方阵，$|\boldsymbol{A}|=3$，$|\boldsymbol{B}|=2$，求 $|-\boldsymbol{A}|$，$|3\boldsymbol{B}|$，$|\boldsymbol{A}^3|$ 和 $|2\boldsymbol{A}\boldsymbol{B}|$.

解 $|-\boldsymbol{A}|=(-1)^3|\boldsymbol{A}|=-3$，$|3\boldsymbol{B}|=3^3|\boldsymbol{B}|=54$，

$|\boldsymbol{A}^3|=|\boldsymbol{A}|^3=27$，$|2\boldsymbol{A}\boldsymbol{B}|=2^3|\boldsymbol{A}||\boldsymbol{B}|=48$.

三、矩阵的逆

定义 8　对于矩阵 $\boldsymbol{A}$，若存在矩阵 $\boldsymbol{B}$，满足 $\boldsymbol{AB}=\boldsymbol{BA}=\boldsymbol{E}$，则称矩阵 $\boldsymbol{A}$ 为**可逆矩阵**，简称 $\boldsymbol{A}$ 可逆，称 $\boldsymbol{B}$ 为 $\boldsymbol{A}$ 的**逆矩阵**，记为 $\boldsymbol{A}^{-1}$，即 $\boldsymbol{B}=\boldsymbol{A}^{-1}$.

由定义可知，$\boldsymbol{A}$ 与 $\boldsymbol{B}$ 一定是同阶的方阵，且若 $\boldsymbol{A}$ 可逆，则 $\boldsymbol{A}$ 的逆矩阵是唯一的.

因为，若 $\boldsymbol{B}$，$\boldsymbol{C}$ 都是 $\boldsymbol{A}$ 的逆矩阵，则有 $\boldsymbol{AB}=\boldsymbol{BA}=\boldsymbol{E}$，$\boldsymbol{AC}=\boldsymbol{CA}=\boldsymbol{E}$，则

$$\boldsymbol{B}=\boldsymbol{BE}=\boldsymbol{B}(\boldsymbol{AC})=(\boldsymbol{BA})\boldsymbol{C}=\boldsymbol{EC}=\boldsymbol{C},$$

所以逆矩阵是唯一的.

在逆矩阵的定义中，矩阵 $\boldsymbol{A}$ 与 $\boldsymbol{B}$ 的地位是平等的，即上述定义中也可以称 $\boldsymbol{B}$ 为可逆矩阵，称 $\boldsymbol{A}$ 为 $\boldsymbol{B}$ 的逆矩阵，即 $\boldsymbol{B}^{-1}=\boldsymbol{A}$，也就是说，$\boldsymbol{A}$ 与 $\boldsymbol{B}$ 互为逆矩阵.

定义 9　若方阵 $\boldsymbol{A}$ 满足 $|\boldsymbol{A}|\neq 0$，则称 $\boldsymbol{A}$ 为**非奇异矩阵**或**非退化矩阵**. 否则，若 $|\boldsymbol{A}|=0$，则称 $\boldsymbol{A}$ 为**奇异矩阵**或**退化矩阵**.

定义 10　设 $\boldsymbol{A}$ 为 n 阶方阵，将其行列式 $|\boldsymbol{A}|$ 中各元素 a_{ij} 的代数余子式 $\boldsymbol{A}_{ij}$ 按转置方式排列而成的 n 阶方阵称为矩阵 $\boldsymbol{A}$ 的**伴随矩阵**. 并记为 $\boldsymbol{A}^*$，即

$$\boldsymbol{A}*=(A_{ij})^{\mathrm{T}}=\begin{pmatrix} A_{11} & A_{21} & \cdots & A_{n1} \\ A_{12} & A_{22} & \cdots & A_{n2} \\ \vdots & \vdots & & \vdots \\ A_{1n} & A_{2n} & \cdots & A_{nn} \end{pmatrix}.$$

对于伴随矩阵 $\boldsymbol{A}^*$，注意到 $\sum\limits_{k=1}^{n} a_{ik}A_{jk}=0\left(\sum\limits_{k=1}^{n} a_{ki}A_{kj}=0\right)\ (i\neq j)$，容易验证

$$\boldsymbol{A}^*\boldsymbol{A}=\boldsymbol{AA}^*=\begin{pmatrix} a_{11} & a_{12} & \cdots & a_{1n} \\ a_{21} & a_{22} & \cdots & a_{2n} \\ \vdots & \vdots & & \vdots \\ a_{n1} & a_{n2} & \cdots & a_{nn} \end{pmatrix}\begin{pmatrix} A_{11} & A_{21} & \cdots & A_{n1} \\ A_{12} & A_{22} & \cdots & A_{n2} \\ \vdots & \vdots & & \vdots \\ A_{1n} & A_{2n} & \cdots & A_{nn} \end{pmatrix}$$

$$=\begin{pmatrix} |\boldsymbol{A}| & & & \\ & |\boldsymbol{A}| & & \\ & & \ddots & \\ & & & |\boldsymbol{A}| \end{pmatrix},$$

即

$$\boldsymbol{A}^*\boldsymbol{A}=\boldsymbol{AA}^*=|\boldsymbol{A}|\boldsymbol{E}.$$

定理 1(逆矩阵存在定理) 方阵 $\boldsymbol{A}$ 可逆的充分必要条件是 $|\boldsymbol{A}|\neq 0$,且

$$\boldsymbol{A}^{-1}=\frac{\boldsymbol{A}^*}{|\boldsymbol{A}|},$$

其中 $\boldsymbol{A}^*$ 是 $\boldsymbol{A}$ 的伴随矩阵.

证 必要性:设 $\boldsymbol{A}$ 可逆,则 $\boldsymbol{A}\boldsymbol{A}^{-1}=\boldsymbol{E}$,有 $|\boldsymbol{A}\boldsymbol{A}^{-1}|=|\boldsymbol{E}|$,即 $|\boldsymbol{A}|\,|\boldsymbol{A}^{-1}|=1$,所以

$$|\boldsymbol{A}|\neq 0.$$

充分性:设 $|\boldsymbol{A}|\neq 0$,由 $\boldsymbol{A}^*\boldsymbol{A}=\boldsymbol{A}\boldsymbol{A}^*=|\boldsymbol{A}|\boldsymbol{E}$ 知,$\dfrac{\boldsymbol{A}^*}{|\boldsymbol{A}|}\boldsymbol{A}=\boldsymbol{A}\dfrac{\boldsymbol{A}^*}{|\boldsymbol{A}|}=\boldsymbol{E}$,故 $\boldsymbol{A}$ 可逆,且

$$\boldsymbol{A}^{-1}=\frac{\boldsymbol{A}^*}{|\boldsymbol{A}|}.$$ 证毕.

通过逆矩阵的存在定理,不但可以简单地判别一个矩阵是否可逆,并且有了求逆的方法——伴随矩阵法.同时可知,矩阵可逆与非奇异(非退化)是等价的概念.

利用逆矩阵定义判断或证明矩阵 $\boldsymbol{A}$ 可逆时,需要验证两个关系式 $\boldsymbol{AB}=\boldsymbol{BA}=\boldsymbol{E}$ 成立,事实上,由于矩阵 $\boldsymbol{A}$ 与 $\boldsymbol{B}$ 的地位是平等的,只需验证一个关系式 $\boldsymbol{AB}=\boldsymbol{E}$ 成立,即可断定 $\boldsymbol{A}$ 与 $\boldsymbol{B}$ 都可逆,且 $\boldsymbol{A}^{-1}=\boldsymbol{B}$, $\boldsymbol{B}^{-1}=\boldsymbol{A}$.

例 8 判断下列矩阵

$$\boldsymbol{A}=\begin{pmatrix}1&2&3\\1&3&4\\1&4&4\end{pmatrix},\quad \boldsymbol{B}=\begin{pmatrix}1&1&1\\1&1&1\\1&1&1\end{pmatrix}$$

是否为可逆矩阵?

解 $|\boldsymbol{A}|=\begin{vmatrix}1&2&3\\1&3&4\\1&4&4\end{vmatrix}=-1\neq 0,\quad |\boldsymbol{B}|=\begin{vmatrix}1&1&1\\1&1&1\\1&1&1\end{vmatrix}=0,$

故 $\boldsymbol{A}$ 可逆,$\boldsymbol{B}$ 不可逆.

例 9 求矩阵 $\boldsymbol{A}=\begin{pmatrix}1&2&3\\1&3&4\\1&4&4\end{pmatrix}$ 的逆矩阵.

解 由

$$|\boldsymbol{A}|=\begin{vmatrix}1&2&3\\1&3&4\\1&4&4\end{vmatrix}=-1$$

知，$\boldsymbol{A}^{-1}$存在. 依次求得各元素的代数余子式为

$$A_{11}=-4,\quad A_{21}=4,\quad A_{31}=-1,$$

$$A_{12}=0,\quad A_{22}=1,\quad A_{32}=-1,$$

$$A_{13}=1,\quad A_{23}=-2,\quad A_{33}=1.$$

$$\boldsymbol{A}^{-1}=\frac{1}{|\boldsymbol{A}|}\boldsymbol{A}^{*}=\frac{1}{|\boldsymbol{A}|}\begin{pmatrix}A_{11} & A_{21} & A_{31}\\ A_{12} & A_{22} & A_{32}\\ A_{13} & A_{23} & A_{33}\end{pmatrix}=\frac{1}{-1}\begin{pmatrix}-4 & 4 & -1\\ 0 & 1 & -1\\ 1 & -2 & 1\end{pmatrix}$$

$$=\begin{pmatrix}4 & -4 & 1\\ 0 & -1 & 1\\ -1 & -2 & -1\end{pmatrix}$$

由逆矩阵定义，可直接证明可逆矩阵具有以下性质：

性质 1　若矩阵 $\boldsymbol{A}$ 可逆，则 $\boldsymbol{A}^{-1}$ 也可逆，且 $(\boldsymbol{A}^{-1})^{-1}=\boldsymbol{A}$.

性质 2　若矩阵 $\boldsymbol{A}$ 可逆，数 $\lambda\neq 0$，则 $\lambda\boldsymbol{A}$ 也可逆，且 $(\lambda\boldsymbol{A})^{-1}=\lambda^{-1}\boldsymbol{A}^{-1}$.

性质 3　若 n 阶矩阵 $\boldsymbol{A}$ 和 $\boldsymbol{B}$ 都可逆，则 $\boldsymbol{AB}$ 也可逆，且 $(\boldsymbol{AB})^{-1}=\boldsymbol{B}^{-1}\boldsymbol{A}^{-1}$.

推论 1　若同阶矩阵 $\boldsymbol{A}_1, \boldsymbol{A}_2, \cdots, \boldsymbol{A}_m$ 都可逆，则乘积矩阵 $\boldsymbol{A}_1\boldsymbol{A}_2\cdots\boldsymbol{A}_m$ 也可逆，且

$$(\boldsymbol{A}_1\boldsymbol{A}_2\cdots\boldsymbol{A}_m)^{-1}=\boldsymbol{A}_m^{-1}\cdots\boldsymbol{A}_2^{-1}\boldsymbol{A}_1^{-1}.$$

特别地，有 $(\boldsymbol{ABC})^{-1}=\boldsymbol{C}^{-1}\boldsymbol{B}^{-1}\boldsymbol{A}^{-1}$.

性质 4　若矩阵 $\boldsymbol{A}$ 可逆，则 $\boldsymbol{A}^{\mathrm{T}}$ 也可逆，且 $(\boldsymbol{A}^{\mathrm{T}})^{-1}=(\boldsymbol{A}^{-1})^{\mathrm{T}}$.

性质 5　若矩阵 $\boldsymbol{A}$ 可逆，则 $|\boldsymbol{A}^{-1}|=|\boldsymbol{A}|^{-1}$.

逆矩阵相当于矩阵的“倒数”，但因为矩阵的乘法有左乘、右乘之分，所以不允许以分数的形式表示逆矩阵.

逆矩阵为求解矩阵方程带来了方便. 比如线性方程 $\boldsymbol{Ax}=\boldsymbol{b}$，若 $\boldsymbol{A}$ 可逆，则 $\boldsymbol{x}=\boldsymbol{A}^{-1}\boldsymbol{b}$. 又如矩阵方程 $\boldsymbol{A}X\boldsymbol{B}=\boldsymbol{C}$，若 $\boldsymbol{A}$、$\boldsymbol{B}$ 均可逆，则 $X=\boldsymbol{A}^{-1}\boldsymbol{C}\boldsymbol{B}^{-1}$.

例 10　已知

$$\boldsymbol{A}=\begin{pmatrix}1 & 2 & 3\\ 1 & 3 & 4\\ 1 & 4 & 4\end{pmatrix},\quad \boldsymbol{C}=\begin{pmatrix}1 & 3\\ 2 & 0\\ 3 & 1\end{pmatrix}$$

求矩阵 X 使其满足 $\boldsymbol{A}X=\boldsymbol{C}$.

解　由例 10 知 $\boldsymbol{A}^{-1}$ 存在，于是由 $\boldsymbol{A}^{-1}(\boldsymbol{A}X)=\boldsymbol{A}^{-1}\boldsymbol{C}$，得 $X=\boldsymbol{A}^{-1}\boldsymbol{C}$，即

$$X=\begin{pmatrix}4&-4&1\\0&-1&1\\-1&2&-1\end{pmatrix}\begin{pmatrix}1&3\\2&0\\3&1\end{pmatrix}=\begin{pmatrix}-1&13\\1&1\\0&-4\end{pmatrix}.$$

例 11 方阵 $\boldsymbol{A}$ 满足 $\boldsymbol{A}^2+\boldsymbol{A}=3\boldsymbol{E}$，试证 $\boldsymbol{A}$ 和 $\boldsymbol{A}-\boldsymbol{E}$ 均可逆，并求 $\boldsymbol{A}^{-1}$ 和 $(\boldsymbol{A}-\boldsymbol{E})^{-1}$.

证 由 $\boldsymbol{A}^2+\boldsymbol{A}=3\boldsymbol{E}$，可得 $\boldsymbol{A}(\boldsymbol{A}+\boldsymbol{E})=3\boldsymbol{E}$.

而 $|\boldsymbol{A}||\boldsymbol{A}+\boldsymbol{E}|=|3\boldsymbol{E}|=3\neq 0$，故 $|\boldsymbol{A}|\neq 0$，$\boldsymbol{A}$ 可逆. 且 $\boldsymbol{A}^{-1}=\frac{1}{3}(\boldsymbol{A}+\boldsymbol{E})$.

又由 $\boldsymbol{A}^2+\boldsymbol{A}=3\boldsymbol{E}$，可得$\boldsymbol{A}^2+\boldsymbol{A}-2\boldsymbol{E}=\boldsymbol{E}$，即$(\boldsymbol{A}-\boldsymbol{E})(\boldsymbol{A}+2\boldsymbol{E})=\boldsymbol{E}$.

而 $|\boldsymbol{A}-\boldsymbol{E}|\,|\boldsymbol{A}+2\boldsymbol{E}|=|\boldsymbol{E}|=1\neq 0$，从而 $|\boldsymbol{A}-\boldsymbol{E}|\neq 0$，故 $\boldsymbol{A}-\boldsymbol{E}$ 可逆. 且 $(\boldsymbol{A}-\boldsymbol{E})^{-1}=\boldsymbol{A}+2\boldsymbol{E}$.

【医学实例】设有第一组三人患有某种传染病，现查询第二组六人是否与第一组三个感染者有过接触，并规定：若第二组的第 j 人和第一组的第 i 人有过接触，则记作 $a_{ij}=1$，否则作 $a_{ij}=0$，查询结果可用下面的 3×6 矩阵 $\boldsymbol{A}$ 表示. 同理查询第三组七人和第二组人接触情况，可用一个 6×7 矩阵 $\boldsymbol{B}$ 表示：

$$\boldsymbol{A}=(a_{ij})_{3\times 6}=\begin{pmatrix}0&0&1&0&1&0\\1&0&0&1&0&0\\0&0&1&1&0&1\end{pmatrix},\ \boldsymbol{B}=(b_{ij})_{6\times 7}=\begin{pmatrix}0&0&1&0&0&1&0\\0&0&1&1&0&0&0\\1&0&0&0&0&1&1\\0&0&1&1&0&0&0\\0&1&0&1&0&0&0\\1&0&0&0&0&1&0\end{pmatrix},$$

则第三组和第一组的间接接触情况可以用矩阵的乘法表示如下：

$$\boldsymbol{C}=(c_{ij})_{3\times 7}=\boldsymbol{A}\cdot\boldsymbol{B}=\begin{pmatrix}1&1&0&1&0&1&1\\0&0&2&1&0&1&0\\2&0&1&1&0&2&1\end{pmatrix},$$

其中 c_{ij} 表示第三组的第 j 人与第一组中第 i 人感染者的二级接触(间接接触)的次数.

思考与讨论

1. 矩阵与行列式有什么区别和联系？

2. 矩阵运算与我们熟悉的实数运算的本质区别是什么？

3. 数乘矩阵运算与数乘行列式运算有什么区别？

4. 已知 n 阶方阵 $\boldsymbol{A}$，求 $\boldsymbol{A}$ 的伴随矩阵 $\boldsymbol{A}^*$ 应注意什么？

第三节　矩阵的初等变换

矩阵的初等变换在线性代数中有着极其广泛的应用，借助它我们可以得到很多有用的结论.

一、初等变换和矩阵的秩

1. 矩阵的初等变换

定义 1　矩阵的下列三种变换称为矩阵的初等行变换：

(1) 互换变换：交换矩阵的两行（交换 i，j 两行，记作 $r_i \leftrightarrow r_j$）；

(2) 倍乘变换：以一个非零的数 k 乘矩阵的某一行（第 i 行乘数 k，记作 $r_i \times k$）；

(3) 倍加变换：把矩阵的某一行的 k 倍加到另一行（第 j 行乘 k 加到 i 行，记为 $r_i + kr_j$）.

把定义中的“行”换成“列”，即得矩阵的初等列变换定义（相应记号中把 r 换成 c）.

初等行变换与初等列变换统称为**初等变换**.

注意：初等变换的逆变换仍是初等变换，且变换类型相同.

例如，变换 $r_i \leftrightarrow r_j$ 的逆变换即为其本身；变换 $r_i \times k$ 的逆变换为 $r_i \times \dfrac{1}{k}$；变换 $r_i + kr_j$ 的逆变换为 $r_i + (-k)r_j$ 或 $r_i - kr_j$.

若矩阵 $\boldsymbol{A}$ 经过若干次初等变换变成矩阵 $\boldsymbol{B}$，则称矩阵 $\boldsymbol{A}$ 与 $\boldsymbol{B}$ 是等价矩阵，记为 $\boldsymbol{A} \sim \boldsymbol{B}$.（或 $\boldsymbol{A} \to \boldsymbol{B}$）.

矩阵之间的等价关系具有下列基本性质：

(1) 反身性　$\boldsymbol{A} \sim \boldsymbol{A}$；

(2) 对称性　若 $\boldsymbol{A} \sim \boldsymbol{B}$，则 $\boldsymbol{B} \sim \boldsymbol{A}$；

(3) 传递性　若 $\boldsymbol{A} \sim \boldsymbol{B}$，$\boldsymbol{B} \sim \boldsymbol{C}$，则 $\boldsymbol{A} \sim \boldsymbol{C}$.

由于矩阵的初等变换改变了矩阵的元素，因此初等变换前后的矩阵是不相等的，应该用“$\to$”或“$\sim$”连接而不可用“$=$”连接. 矩阵的初等变换可以链锁式地反复进行,以便达到简化矩阵的目的.

矩阵经过初等行变换后,其元素可以发生很大的变化,但是其本身所具有的许多特性是保持不变的.

2. 矩阵的标准型

一般地,称满足下列条件的矩阵为**行阶梯形矩阵**:

(1) 零行(元素全为零的行)位于矩阵的下方;

(2) 各非零行的首非零元(从左至右的第一个不为零的元素)的列标随着行标的增大而严格增大(或说其列标一定不小于行标).

一般地,称满足下列条件的阶梯形矩阵为**行最简形矩阵**:

(1) 各非零行的首非零元都是1;

(2) 每个首非零元所在列的其余元素都是零.

一般地,矩阵 $\boldsymbol{A}$ 的标准形 $\boldsymbol{D}$ 具有如下特点: $\boldsymbol{D}$ 的左上角是一个单位矩阵,其余元素全为0.

定理 1 任意一个矩阵 $\boldsymbol{A}=(a_{ij})_{m\times n}$ 经过有限次初等变换,可化为下列标准形矩阵

$$\boldsymbol{A}=\begin{pmatrix} 1 & & & & & \\ & \ddots & & & & \\ & & 1 & & & r\text{行} \\ & & & 0 & & \\ & & & & \ddots & \\ & & r\text{列} & & & 0 \end{pmatrix}=\begin{pmatrix} \boldsymbol{E}_r & \boldsymbol{0} \\ \boldsymbol{0} & \boldsymbol{0} \end{pmatrix}.$$

定理 2 矩阵 $\boldsymbol{A}$ 总可以经过有限次初等行变换化为行阶梯形矩阵,进而化为行最简形矩阵.

推论 1 若 $\boldsymbol{A}$ 为可逆矩阵,则 $\boldsymbol{A}$ 可经过有限次初等变换化为单位矩阵 $\boldsymbol{E}$,即 $\boldsymbol{A}\sim\boldsymbol{E}$.

3. 矩阵的秩

矩阵的秩的概念是讨论向量组的线性相关性、深入研究线性方程组等问题的重要工具.从上面已看到,矩阵可经过初等行变换化为行阶梯形矩阵,且行阶梯形矩阵所含非零行的行数是唯一确定的,这个数实质上就是矩阵的"秩",鉴于这个数的唯一性尚未证明,这里首先利用行列式来定义矩阵的秩,然后给出利用初等变换求矩阵的秩的方法.

定义 2 在 $m\times n$ 矩阵 $\boldsymbol{A}$ 中,任取 k 行 k 列 $(1\leqslant k\leqslant m,\ 1\leqslant k\leqslant n)$,位于

这些行列交叉处的 k^2 个元素，不改变它们在 $\boldsymbol{A}$ 中所处的位置次序而得到的 k 阶行列式，称为矩阵 $\boldsymbol{A}$ 的 k 阶子式.

注意：$m\times n$ 矩阵 $\boldsymbol{A}$ 的 k 阶子式共有 $C_m^k\cdot C_n^k$ 个.

设 $\boldsymbol{A}$ 为 $m\times n$ 矩阵，当 $\boldsymbol{A}=\boldsymbol{0}$ 时，它的任何子式都为零. 当 $\boldsymbol{A}\neq\boldsymbol{0}$ 时，它至少有一个元素不为零，即它至少有一个一阶子式不为零. 若 $\boldsymbol{A}$ 有一个 r 阶子式 $\boldsymbol{D}$ 非零，且所有 $r+1$ 阶子式全为零，则称 $\boldsymbol{D}$ 为矩阵 A 的**最高阶非零子式**.

定义 3　矩阵 $\boldsymbol{A}$ 最高阶非零子式的阶数称为矩阵 $\boldsymbol{A}$ 的秩，记为 $r(\boldsymbol{A})$ 或 $R(\boldsymbol{A})$.

规定：零矩阵 $\boldsymbol{0}$ 的秩为零，即 $R(\boldsymbol{0})=0$.

显然，矩阵的秩具有下列性质：

(1) 若矩阵 $\boldsymbol{A}$ 中有某个 s 阶子式不为 0，则 $r(\boldsymbol{A})\geqslant s$；

(2) 若 $\boldsymbol{A}$ 中所有 t 阶子式全为 0，则 $r(\boldsymbol{A})<t$；

(3) 若 $\boldsymbol{A}$ 为 $m\times n$ 矩阵，则 $0\leqslant r(\boldsymbol{A})\leqslant\min\{m,n\}$；

(4) $r(\boldsymbol{A})=r(\boldsymbol{A}^{\mathrm{T}})$.

设 $\boldsymbol{A}$ 是 n 阶方阵，若 $\boldsymbol{A}$ 的秩等于 n，则 $\boldsymbol{A}$ 为**满秩矩阵**，否则称 $\boldsymbol{A}$ 为**降秩矩阵**，显然可逆(非奇异)矩阵是满秩矩阵，不可逆(奇异)矩阵是降秩矩阵.

当矩阵的行数与列数较高时，利用定义求矩阵的秩是非常麻烦的. 由于行阶梯形矩阵的秩很容易判断，而任意矩阵都可以经过初等变换化为行阶梯形矩阵. 因通常借助初等变换来求矩阵的秩.

定理 3　矩阵的初等变换不改变矩阵的秩. 即若 $\boldsymbol{A}\sim\boldsymbol{B}$，则 $R(\boldsymbol{A})=R(\boldsymbol{B})$.

根据上述定理，我们得到利用初等变换求矩阵的秩的方法：把矩阵用初等行变换变成行阶梯形矩阵，行阶梯形矩阵中非零行的行数就是该矩阵的秩.

例 1　求矩阵 $\boldsymbol{A}=\begin{pmatrix}1&-1&2&1&0\\2&-2&4&-2&0\\3&0&6&-1&1\\2&-2&4&2&0\end{pmatrix}$ 的秩.

解　(1) 化阶梯形法：

$$\boldsymbol{A}\xrightarrow[r_2-2r_1]{\substack{r_4-r_2\\ r_3-3r_1}}\begin{pmatrix}1&-1&2&1&0\\0&0&0&-4&0\\0&3&0&-4&1\\0&0&0&0&0\end{pmatrix}\xrightarrow{r_2\leftrightarrow r_3}\begin{pmatrix}1&-1&2&1&0\\0&3&0&-4&1\\0&0&0&-4&0\\0&0&0&0&0\end{pmatrix},$$

所以，$r(\boldsymbol{A})=3$.

(2) 行列式法：$\boldsymbol{A}$ 有一个三阶子式不为零

$$\begin{vmatrix} 2 & 1 & 0 \\ 4 & -2 & 0 \\ 6 & -1 & 1 \end{vmatrix} = -8 \neq 0.$$

可以验证 $\boldsymbol{A}$ 的所有(共 5 个)四阶子式全为零,所以 $r(\boldsymbol{A}) = 3$.

二、初等变换与逆矩阵

用伴随矩阵法求 n 阶可逆矩阵的逆矩阵,需要计算 n^2 个 $n-1$ 阶行列式,当阶数 n 较大时,它的计算量非常大. 下面介绍求逆矩阵的另一种方法——初等行变换法.

定理 4 若 n 阶矩阵 $\boldsymbol{A}$ 可逆,则将 $(\boldsymbol{A} \vdots \boldsymbol{E})$ 中的矩阵 $\boldsymbol{A}$ 化为单位矩阵 $\boldsymbol{E}$ 时,单位矩阵 $\boldsymbol{E}$ 经同样的初等行变换化成 $\boldsymbol{A}^{-1}$,即 $(\boldsymbol{A} \vdots \boldsymbol{E}) \xrightarrow{\text{初等行变换}} (\boldsymbol{E} \vdots \boldsymbol{A}^{-1})$.

例 2 设 $\boldsymbol{A} = \begin{pmatrix} 1 & 2 & -1 \\ 3 & 4 & -2 \\ 5 & -4 & 1 \end{pmatrix}$,求 $\boldsymbol{A}^{-1}$.

解
$$(\boldsymbol{A} \vdots \boldsymbol{E}) = \begin{pmatrix} 1 & 2 & -1 & \vdots & 1 & 0 & 0 \\ 3 & 4 & -2 & \vdots & 0 & 1 & 0 \\ 5 & -4 & 1 & \vdots & 0 & 0 & 1 \end{pmatrix}$$

$$\xrightarrow[r_3 - 5r_1]{r_2 - 3r_1} \begin{pmatrix} 1 & 2 & -1 & \vdots & 1 & 0 & 0 \\ 0 & -2 & 1 & \vdots & -3 & 1 & 0 \\ 0 & -14 & 6 & \vdots & -5 & 0 & 1 \end{pmatrix}$$

$$\xrightarrow[(-1)r_3]{r_3 - 7r_2} \begin{pmatrix} 1 & 2 & -1 & \vdots & 1 & 0 & 0 \\ 0 & -2 & 1 & \vdots & -3 & 1 & 0 \\ 0 & 0 & 1 & \vdots & -16 & 7 & -1 \end{pmatrix}$$

$$\xrightarrow[r_2 - r_3]{r_1 + r_3} \begin{pmatrix} 1 & 2 & 0 & \vdots & -15 & 7 & -1 \\ 0 & -2 & 0 & \vdots & 13 & -6 & 1 \\ 0 & 0 & 1 & \vdots & -16 & 7 & -1 \end{pmatrix}$$

$$\xrightarrow[-\frac{1}{2}r_2]{r_1 + r_2} \begin{pmatrix} 1 & 0 & 0 & \vdots & -2 & 1 & 0 \\ 0 & 1 & 0 & \vdots & -\dfrac{13}{2} & 3 & -\dfrac{1}{2} \\ 0 & 0 & 1 & \vdots & -16 & 7 & -1 \end{pmatrix}$$

$$= (\boldsymbol{E} \vdots \boldsymbol{A}^{-1}).$$

所以

$$A^{-1}=\begin{pmatrix}-2 & 1 & 0\\ -\frac{13}{2} & 3 & -\frac{1}{2}\\ -16 & 7 & -1\end{pmatrix}.$$

三、初等变换与线性方程组

设线性方程组

$$\begin{cases}a_{11}x_1+a_{12}x_2+\cdots+a_{1n}x_n=b_1,\\ a_{21}x_1+a_{22}x_2+\cdots+a_{2n}x_n=b_2,\\ \cdots\cdots\\ a_{m1}x_1+a_{m2}x_2+\cdots+a_{mn}x_n=b_m,\end{cases}$$

当常数项 $b_1, b_2, \cdots, b_m$ 不全为零时，称该方程组为**非齐次线性方程组**；当常数项 $b_1, b_2, \cdots, b_m$ 全为零时称为**齐次线性方程组**.

上述非齐次(或齐次)线性方程组的矩阵表示为 $\boldsymbol{Ax}=\boldsymbol{b}$（或 $\boldsymbol{Ax}=0$），其中

$$\boldsymbol{A}=\begin{pmatrix}a_{11} & a_{12} & \cdots & a_{1n}\\ a_{21} & a_{22} & \cdots & a_{2n}\\ \vdots & \vdots & & \vdots\\ a_{m1} & a_{m2} & \cdots & a_{mn}\end{pmatrix},\quad \boldsymbol{x}=\begin{pmatrix}x_1\\ x_2\\ \vdots\\ x_n\end{pmatrix},\quad \boldsymbol{b}=\begin{pmatrix}b_1\\ b_2\\ \vdots\\ b_m\end{pmatrix}.$$

称 $\boldsymbol{A}$ 为线性方程组的**系数矩阵**，$\boldsymbol{x}$ 为**未知量矩阵**，$\boldsymbol{b}$ 为**常数项矩阵**. 将系数矩阵 $\boldsymbol{A}$ 和常数项矩阵 $\boldsymbol{b}$ 合并构成的矩阵

$$(\boldsymbol{A}\vdots\boldsymbol{b})=\begin{pmatrix}a_{11} & a_{12} & \cdots & a_{1n} & b_1\\ a_{21} & a_{22} & \cdots & a_{2n} & b_2\\ \vdots & \vdots & & \vdots & \vdots\\ a_{m1} & a_{m2} & \cdots & a_{mn} & b_m\end{pmatrix}$$

称为线性方程组的**增广矩阵**，记为 $\boldsymbol{B}$. 即 $\boldsymbol{B}=(\boldsymbol{A}\vdots\boldsymbol{b})$.

定理 5 若用初等行变换将增广矩阵 $(\boldsymbol{A}\vdots\boldsymbol{b})$ 化成 $(\boldsymbol{C}\vdots\boldsymbol{d})$，则方程组 $\boldsymbol{Ax}=\boldsymbol{b}$ 与方程组 $\boldsymbol{Cx}=\boldsymbol{d}$ 是同解方程组.

定理 6 n 元线性方程组 $\boldsymbol{Ax}=\boldsymbol{b}$，

(1) 无解的充要条件是 $R(\boldsymbol{A})<R(\boldsymbol{A}\vdots\boldsymbol{b})$；

(2) 有唯一解的充要条件是 $R(\boldsymbol{A}) = R(\boldsymbol{A} \vdots \boldsymbol{b}) = n$；

(3) 有无限多个解的充要条件是 $R(\boldsymbol{A}) = R(\boldsymbol{A} \vdots \boldsymbol{b}) < n$.

定理 6 综合性的叙述是，线性方程组 $\boldsymbol{A}\boldsymbol{x} = \boldsymbol{b}$ 有解的充要条件是 $R(\boldsymbol{A}) = R(\boldsymbol{A} \vdots \boldsymbol{b})$；$n$ 元齐次线性方程组 $\boldsymbol{A}\boldsymbol{x} = \boldsymbol{0}$ 有非零解的充要条件是 $R(\boldsymbol{A}) < n$.

对方程组具体求解时按以下步骤进行：

对非齐次线性方程组，将增广矩阵 $(\boldsymbol{A} \vdots \boldsymbol{b})$ 化为行阶梯形矩阵，便可直接判断其是否有解. 若有解，化为行最简形矩阵，便可直接写出其全部解. 当 $R(\boldsymbol{A}) = R(\boldsymbol{A} \vdots \boldsymbol{b}) = r < n$ 时，$(\boldsymbol{A} \vdots \boldsymbol{b})$ 的行阶梯形矩阵中含有 r 个非零行，把这 r 行的第一个非零元所对应的未知量作为非自由量，其余 $n-r$ 个作为自由未知量.

对齐次线性方程组，将其系数矩阵化为行最简形矩阵，便可直接写出其全部解.

例 3 求线性方程组的解 $\begin{cases} x_1 - x_2 + 2x_3 = 1, \\ 3x_1 + x_2 + 2x_3 = 3, \\ x_1 - 2x_2 + x_3 = -1, \\ 2x_1 - 2x_2 - 3x_3 = -5. \end{cases}$

解 $$\boldsymbol{B} = \begin{pmatrix} 1 & -1 & 2 & 1 \\ 3 & 1 & 2 & 3 \\ 1 & -2 & 1 & -1 \\ 2 & -2 & -3 & -5 \end{pmatrix} \xrightarrow[r_4 - 2r_1]{\substack{r_2 - 3r_1 \\ r_3 - r_1}} \begin{pmatrix} 1 & -1 & 2 & 1 \\ 0 & 4 & -4 & 0 \\ 0 & -1 & -1 & -2 \\ 0 & 0 & -7 & -7 \end{pmatrix}$$

$$\xrightarrow{\substack{\frac{1}{4}r_2 \\ (-1)r_3 \\ \left(-\frac{1}{7}\right)r_4}} \begin{pmatrix} 1 & -1 & 2 & 1 \\ 0 & 1 & -1 & 0 \\ 0 & 1 & 1 & 2 \\ 0 & 0 & 1 & 1 \end{pmatrix} \xrightarrow[r_3 - r_2]{r_1 + r_2} \begin{pmatrix} 1 & 0 & 1 & 1 \\ 0 & 1 & -1 & 0 \\ 0 & 0 & 2 & 2 \\ 0 & 0 & 1 & 1 \end{pmatrix}$$

$$\xrightarrow[r_3 - 2r_4]{\substack{r_1 - r_4 \\ r_2 + r_4}} \begin{pmatrix} 1 & 0 & 0 & 0 \\ 0 & 1 & 0 & 1 \\ 0 & 0 & 0 & 0 \\ 0 & 0 & 1 & 1 \end{pmatrix} \xrightarrow{r_3 \leftrightarrow r_4} \begin{pmatrix} 1 & 0 & 0 & 0 \\ 0 & 1 & 0 & 1 \\ 0 & 0 & 1 & 1 \\ 0 & 0 & 0 & 0 \end{pmatrix}.$$

所以，方程组的解为 $x_1 = 0$，$x_2 = 1$，$x_3 = 1$.

例 4　解线性方程组 $\begin{cases} x_1 - x_2 + x_3 - x_4 = 0, \\ 2x_1 - x_2 + 3x_3 - 2x_4 = -1, \\ 3x_1 - 2x_2 - x_3 + 2x_4 = 4. \end{cases}$

解　将方程组的增广矩阵用行初等变换化为标准形

$$\boldsymbol{B} = \begin{pmatrix} 1 & -1 & 1 & -1 & 0 \\ 2 & -1 & 3 & -2 & -1 \\ 3 & -2 & -1 & 2 & 4 \end{pmatrix} \xrightarrow[r_3 - 3r_1]{r_2 - 2r_1} \begin{pmatrix} 1 & -1 & 1 & -1 & 0 \\ 0 & 1 & 1 & 0 & -1 \\ 0 & 1 & -4 & 5 & 4 \end{pmatrix}$$

$$\xrightarrow{r_3 - r_2} \begin{pmatrix} 1 & -1 & 1 & -1 & 0 \\ 0 & 1 & 1 & 0 & -1 \\ 0 & 0 & -5 & 5 & 5 \end{pmatrix} \xrightarrow{-\frac{1}{5}r_3} \begin{pmatrix} 1 & -1 & 1 & -1 & 0 \\ 0 & 1 & 1 & 0 & -1 \\ 0 & 0 & 1 & -1 & -1 \end{pmatrix}$$

$$\xrightarrow[r_2 - r_3]{r_1 - r_3} \begin{pmatrix} 1 & -1 & 0 & 0 & 1 \\ 0 & 1 & 0 & 1 & 0 \\ 0 & 0 & 1 & -1 & -1 \end{pmatrix} \xrightarrow{r_1 + r_2} \begin{pmatrix} 1 & 0 & 0 & 1 & 1 \\ 0 & 1 & 0 & 1 & 0 \\ 0 & 0 & 1 & -1 & -1 \end{pmatrix}.$$

这时矩阵所对应的方程组为

$$\begin{cases} x_1 + x_4 = 1, \\ x_2 + x_4 = 0, \\ x_3 - x_4 = -1, \end{cases}$$

将 x_4 移到等式右边，并令它为任意常数 t，得

$$\begin{cases} x_1 = 1 - t, \\ x_2 = 0 - t, \\ x_3 = -1 + t, \\ x_4 = t, \end{cases}$$

即

$$\begin{pmatrix} x_1 \\ x_2 \\ x_3 \\ x_4 \end{pmatrix} = \begin{pmatrix} 1 \\ 0 \\ -1 \\ 0 \end{pmatrix} + t \begin{pmatrix} -1 \\ -1 \\ 1 \\ 1 \end{pmatrix}.$$

x_4 称为**自由未知量**(或**自由元**)，上式称为方程组的一般解或通解. 对于解不唯一的方程组其解的一般形式见下节.

思考与讨论

1. 一个非零矩阵的行阶梯形矩阵与行最简形矩阵有什么区别和联系？

2. 将矩阵 $\boldsymbol{A}$ 的一行(列)划去变为矩阵 $\boldsymbol{B}$,则 $\boldsymbol{A}$ 与 $\boldsymbol{B}$ 的秩有什么关系？

3. 在解有关矩阵的问题时,什么时候只需化为行阶梯形矩阵？什么时候宜化为行最简形矩阵？或者,它们在功能上有什么区别？

4. 矩阵 $\boldsymbol{A}$ 与 $\boldsymbol{B}$ 等价的充分必要是 $R(\boldsymbol{A}) = R(\boldsymbol{B})$，这样说是否正确？为什么？

第四节 线性方程组解的结构

一、向量组的线性相关性

1. 向量组

定义 1 n 个有序的数 $a_1, a_2, \cdots, a_n$ 所组成的数组称为 **n 维向量**,记作

$$\boldsymbol{\alpha}=[a_1, a_2, \cdots, a_n] \quad 或 \quad \boldsymbol{\alpha}=[a_1, a_2, \cdots, a_n]^{\mathrm{T}}$$

n 维向量共有 n 个分量,其中 a_i 称为**第 i 个分量**.

分量全为实数的向量称为**实向量**,一般我们只讨论实向量;分量全为零的向量称为**零向量**,记为 $\mathbf{0}$;两向量的对应分量全部相等称为两**向量相等**.

向量常用希腊字母 $\boldsymbol{\alpha}, \boldsymbol{\beta}, \boldsymbol{\gamma}, \cdots$ 或黑体小写字母 $\boldsymbol{a}, \boldsymbol{b}, \boldsymbol{c}, \cdots$ 表示.

由于行(列)向量相当于行(列)矩阵,因此,向量的加法和数乘等向量的线性运算,就是矩阵的线性运算,它们遵从相同的运算规律,这里不再赘述.

定义 2 若干个相同维数的列向量(行向量)组成的集合称为**向量组**.

显然,m 个 n 维列向量组 $\boldsymbol{A}$: $\boldsymbol{a}_1, \boldsymbol{a}_2, \cdots, \boldsymbol{a}_m$ 构成一个 $n\times m$ 矩阵 $\boldsymbol{A}(\boldsymbol{a}_1, \boldsymbol{a}_2, \cdots, \boldsymbol{a}_m)$,同理,$m$ 个 n 维行向量组构成一个 $m\times n$ 矩阵 $\boldsymbol{B}$. 或者说,矩阵由向量组构成.

2. 向量组的线性相关性

定义 3 对于向量组 $\boldsymbol{\alpha}, \boldsymbol{\alpha}_1, \boldsymbol{\alpha}_2, \cdots, \boldsymbol{\alpha}_n$,若存在一组数 $k_1, k_2, \cdots, k_n$,使得关系式 $\boldsymbol{\alpha}=k_1\boldsymbol{\alpha}_1+k_2\boldsymbol{\alpha}_2+\cdots+k_m\boldsymbol{\alpha}_m$ 成立,则称 $\boldsymbol{\alpha}$ 为 $\boldsymbol{\alpha}_1, \boldsymbol{\alpha}_2, \cdots, \boldsymbol{\alpha}_n$ 的**线性组合**或**线性表示**.

例 1　设三维向量

$$e_1=\begin{pmatrix}1\\0\\0\end{pmatrix},\quad e_2=\begin{pmatrix}0\\1\\0\end{pmatrix},\quad e_3=\begin{pmatrix}0\\0\\1\end{pmatrix},$$

则任何一个三维向量

$$\boldsymbol{\alpha}=\begin{pmatrix}a_1\\a_2\\a_3\end{pmatrix}$$

都可由 $\boldsymbol{e}_1, \boldsymbol{e}_2, \boldsymbol{e}_3$ 线性表示：$\boldsymbol{\alpha}=a_1\boldsymbol{e}_1+a_2\boldsymbol{e}_2+a_3\boldsymbol{e}_3$.

一般地，如果将 n 阶单位阵 $\boldsymbol{E}$ 的 n 个列向量记为 $\boldsymbol{e}_1, \boldsymbol{e}_2, \cdots, \boldsymbol{e}_n$，则任何一个 n 维列向量 $\boldsymbol{\alpha}=(a_1, a_2, \cdots, a_n)^{\mathrm{T}}$ 都可以由它们线性表示：$\boldsymbol{\alpha}=a_1\boldsymbol{e}_1+a_2\boldsymbol{e}_2+\cdots+a_n\boldsymbol{e}_n$，通常称这组向量为 **$n$ 维单位坐标向量**.

我们知道，非齐次线性方程组的矩阵形式为 $\boldsymbol{Ax}=\boldsymbol{b}$，若进一步将 $m\times n$ 的系数矩阵表示成列向量组的形式 $\boldsymbol{A}=(\boldsymbol{a}_1, \boldsymbol{a}_2\cdots, \boldsymbol{a}_n)$，则 $\boldsymbol{Ax}=\boldsymbol{b}$ 写成

$$\boldsymbol{b}=x_1\boldsymbol{a}_1+x_2\boldsymbol{a}_2+\cdots+x_n\boldsymbol{a}_n$$

即向量 $\boldsymbol{b}$ 就是矩阵 $\boldsymbol{A}$ 列向量组的线性组合，方程组的解就是组合系数.

例 2　判断 $\boldsymbol{\beta}$ 能否由向量组 $\boldsymbol{\alpha}_1, \boldsymbol{\alpha}_2, \boldsymbol{\alpha}_3, \boldsymbol{\alpha}_4$ 线性表出. 若能，求出一组组合系数. 其中，

$$\boldsymbol{\beta}=(1, 0, 0, 1)^{\mathrm{T}},\quad \boldsymbol{\alpha}_1=(1, 0, 1, 1)^{\mathrm{T}},\quad \boldsymbol{\alpha}_2=(1, 2, 3, 1)^{\mathrm{T}},$$
$$\boldsymbol{\alpha}_3=(0, 1, 2, 0)^{\mathrm{T}},\quad \boldsymbol{\alpha}_4=(2, -1, 0, 1)^{\mathrm{T}}.$$

解　先将各向量转置成列向量，组合系数就是非齐次方程组 $\boldsymbol{Ax}=\boldsymbol{b}$ 的解：

$$(\boldsymbol{a}_1, \boldsymbol{a}_2, \boldsymbol{a}_3, \boldsymbol{a}_4)\boldsymbol{x}=\boldsymbol{\beta},$$

即

$$\begin{pmatrix}1&1&0&2\\0&2&1&-1\\1&2&3&0\\1&1&0&1\end{pmatrix}\begin{pmatrix}x_1\\x_2\\x_3\\x_4\end{pmatrix}=\begin{pmatrix}1\\0\\0\\1\end{pmatrix}.$$

$$\begin{pmatrix}1&1&0&2&1\\0&2&1&-1&0\\1&3&2&0&0\\1&1&0&1&1\end{pmatrix}\xrightarrow[r_4-r_1]{r_3-r_1}\begin{pmatrix}1&1&0&2&1\\0&2&1&-1&0\\0&2&2&-2&-1\\0&0&0&-1&0\end{pmatrix}$$

$$\xrightarrow[(-1)r_4]{r_3-r_2}\begin{pmatrix}1&1&0&2&1\\0&2&1&-1&0\\0&0&1&-1&-1\\0&0&0&1&0\end{pmatrix}\xrightarrow[r_3+r_4]{\substack{r_1-2r_4\\r_2+r_4}}\begin{pmatrix}1&1&0&0&1\\0&2&1&0&0\\0&0&1&0&-1\\0&0&0&1&0\end{pmatrix}$$

$$\xrightarrow{r_2-r_3}\begin{pmatrix}1&1&0&0&1\\0&2&0&0&1\\0&0&1&0&-1\\0&0&0&1&0\end{pmatrix}\xrightarrow[\frac{1}{2}r_2]{r_1-\frac{1}{2}r_2}\begin{pmatrix}1&0&0&0&\frac{1}{2}\\0&1&0&0&\frac{1}{2}\\0&0&1&0&-1\\0&0&0&1&0\end{pmatrix},$$

得 $x_1=\dfrac{1}{2}$, $x_2=\dfrac{1}{2}$, $x_3=-1$, $x_4=0$，即 $\boldsymbol{\beta}=\dfrac{1}{2}\boldsymbol{\alpha}_1+\dfrac{1}{2}\boldsymbol{\alpha}_2-\boldsymbol{\alpha}_3$.

定义 4 对于向量组 $\boldsymbol{\alpha}_1, \boldsymbol{\alpha}_2, \cdots, \boldsymbol{\alpha}_m$，若存在不全为零的数 $k_1, k_2, \cdots, k_m$，使得关系式 $k_1\boldsymbol{\alpha}_1+k_2\boldsymbol{\alpha}_2+\cdots+k_m\boldsymbol{\alpha}_m=0$ 成立，则称向量组 $\boldsymbol{\alpha}_1, \boldsymbol{\alpha}_2, \cdots, \boldsymbol{\alpha}_m$ **线性相关**，如果当且仅当 $k_1, k_2, \cdots, k_m$ 全为零时，才有 $k_1\boldsymbol{\alpha}_1+k_2\boldsymbol{\alpha}_2+\cdots+k_m\boldsymbol{\alpha}_m=0$ 成立. 则称向量组 $\boldsymbol{\alpha}_1, \boldsymbol{\alpha}_2, \cdots, \boldsymbol{\alpha}_m$ **线性无关**.

向量组 $\boldsymbol{A}$: $\boldsymbol{\alpha}_1, \boldsymbol{\alpha}_2, \cdots, \boldsymbol{\alpha}_m (m\geqslant 2)$ 线性相关，也就是说 $\boldsymbol{A}$ 中至少有一个向量能由其余 $m-1$ 个向量线性表示.

线性相关性的概念也可移用于线性方程组. 当所有方程相互独立时，称各个方程是线性无关的，否则称为**线性相关**. 若矩阵 $\boldsymbol{A}$ 的列向量组线性相关，则齐次线性方程组 $\boldsymbol{Ax}=\boldsymbol{0}$ 有非零解.

定理 1 向量组 $\boldsymbol{\alpha}_1, \boldsymbol{\alpha}_2, \cdots, \boldsymbol{\alpha}_m$，线性相关的充要条件是矩阵 $\boldsymbol{A}=(\boldsymbol{\alpha}_1, \boldsymbol{\alpha}_2, \cdots, \boldsymbol{\alpha}_m)$ 的秩 $R(\boldsymbol{A})<m$，向量组线性无关的充要条件是 $R(\boldsymbol{A})=m$.

例 3 判断下列向量组的线性相关性.

(1) $\boldsymbol{\alpha}_1=(1, -3, 2, 4)^{\mathrm{T}}$, $\boldsymbol{\alpha}_2=(2, 3, 4, -1)^{\mathrm{T}}$, $\boldsymbol{\alpha}_3=(4, 2, 5, -2)^{\mathrm{T}}$;

(2) $\boldsymbol{\alpha}_1=(2, 3, 4, 1)^{\mathrm{T}}$, $\boldsymbol{\alpha}_2=(-2, 1, -4, 0)^{\mathrm{T}}$, $\boldsymbol{\alpha}_3=(1, 3, 0, -1)^{\mathrm{T}}$, $\boldsymbol{\alpha}_4=(3, 0, 0, 1)^{\mathrm{T}}$. $\boldsymbol{\alpha}_5=(-1, 2, 1, -1)^{\mathrm{T}}$.

解 (1) $\boldsymbol{A}=\begin{pmatrix}1&2&4\\-3&3&2\\2&4&5\\0&-1&-2\end{pmatrix}\xrightarrow[(-1)r_4]{\substack{r_2+3r_1\\r_3-3r_1}}\begin{pmatrix}1&2&4\\0&9&14\\0&0&-3\\0&1&2\end{pmatrix}$

$$\xrightarrow[r_2-\frac{4}{3}r_3]{r_2-9r_4}\begin{pmatrix}1&2&4\\0&0&0\\0&0&-3\\0&1&2\end{pmatrix}\xrightarrow{r_2-r_4}\begin{pmatrix}1&2&4\\0&1&2\\0&0&-3\\0&0&0\end{pmatrix}.$$

因为 $R(\boldsymbol{A})=3=m$，所以 $\boldsymbol{\alpha}_1,\boldsymbol{\alpha}_2,\boldsymbol{\alpha}_3$ 线性无关.

(2) $\boldsymbol{A}=(\boldsymbol{\alpha}_1,\boldsymbol{\alpha}_2,\boldsymbol{\alpha}_3,\boldsymbol{\alpha}_4,\boldsymbol{\alpha}_5)$ 是 4×5 矩阵，$R(\boldsymbol{A})<5$，它们线性相关.

例 4　已知向量组 $\boldsymbol{a}_1,\boldsymbol{a}_2,\boldsymbol{a}_3$ 线性无关，证明向量 $\boldsymbol{a}_1+\boldsymbol{a}_2,\boldsymbol{a}_2+\boldsymbol{a}_3,\boldsymbol{a}_3+\boldsymbol{a}_1$ 也线性无关.

证　设有一组数 x_1,x_2,x_3，使

$$x_1(\boldsymbol{a}_1+\boldsymbol{a}_2)+x_2(\boldsymbol{a}_2+\boldsymbol{a}_3)+x_3(\boldsymbol{a}_3+\boldsymbol{a}_1)=0,$$

即

$$(x_1+x_3)\boldsymbol{a}_1+(x_1+x_2)\boldsymbol{a}_2+(x_2+x_3)\boldsymbol{a}_3=0.$$

因为向量组 $\boldsymbol{a}_1,\boldsymbol{a}_2,\boldsymbol{a}_3$ 线性无关，所以

$$\begin{cases}x_1\qquad+x_3=0,\\x_1+x_2\qquad=0,\\\qquad x_2+x_3=0,\end{cases}$$

系数行列式 $\begin{vmatrix}1&0&1\\1&1&0\\0&1&1\end{vmatrix}=2\neq0.$

方程组只有零解 $x_1=x_2=x_3=0$，即向量组 $\boldsymbol{a}_1+\boldsymbol{a}_2,\boldsymbol{a}_2+\boldsymbol{a}_3,\boldsymbol{a}_3+\boldsymbol{a}_1$ 线性无关.

3. 最大无关组

对于向量组 $\boldsymbol{A}:\boldsymbol{\alpha}_1,\boldsymbol{\alpha}_2,\cdots,\boldsymbol{\alpha}_s$ 和 $\boldsymbol{B}:\boldsymbol{\beta}_1,\boldsymbol{\beta}_2,\cdots,\boldsymbol{\beta}_t$，若 $\boldsymbol{A}$ 中的每一个向量均可由向量组 $\boldsymbol{B}$ 线性表示，$\boldsymbol{B}$ 中的每一个向量均可由向量组 $\boldsymbol{A}$ 线性表示，则称这两个向量组等价，记为 $\boldsymbol{A}\sim\boldsymbol{B}$. 显然，$\boldsymbol{A}\sim\boldsymbol{A}$；若 $\boldsymbol{A}\sim\boldsymbol{B}$，则 $\boldsymbol{B}\sim\boldsymbol{A}$；若 $\boldsymbol{A}\sim\boldsymbol{B}$ 且 $\boldsymbol{B}\sim\boldsymbol{C}$，则 $\boldsymbol{A}\sim\boldsymbol{C}$.

定义 5　若向量组 $\boldsymbol{A}:\boldsymbol{\alpha}_1,\boldsymbol{\alpha}_2,\cdots,\boldsymbol{\alpha}_m$ 中的部分组 $\boldsymbol{A}_0:\boldsymbol{\alpha}_1,\boldsymbol{\alpha}_2,\cdots,\boldsymbol{\alpha}_r\,(r\leqslant m)$ 满足：

(1) 向量组 $\boldsymbol{A}_0:\boldsymbol{\alpha}_1,\boldsymbol{\alpha}_2,\cdots,\boldsymbol{\alpha}_r$ 线性无关；

(2) 向量组 $\boldsymbol{A}:\boldsymbol{\alpha}_1,\boldsymbol{\alpha}_2,\cdots,\boldsymbol{\alpha}_m$ 中的任何 $r+1$ 个向量都线性相关.

则称向量组 A_0 是向量组 A 的一个**最大线性无关向量组**(简称**最大无关组**).最大无关组所含向量的个数 r 称为**向量组的秩**.记为 $R(\boldsymbol{\alpha}_1, \boldsymbol{\alpha}_2, \cdots, \boldsymbol{\alpha}_m) = r$.

特别地,若向量组本身线性无关,则该向量组就是最大无关组.只含零向量的向量组没有最大无关组.

例 5 设向量组

$$\boldsymbol{A}: \begin{pmatrix}1\\0\\0\end{pmatrix}, \begin{pmatrix}0\\1\\0\end{pmatrix}, \begin{pmatrix}0\\0\\1\end{pmatrix}, \begin{pmatrix}1\\1\\1\end{pmatrix},$$

则

$$\begin{pmatrix}1\\0\\0\end{pmatrix}, \begin{pmatrix}0\\1\\0\end{pmatrix}, \begin{pmatrix}0\\0\\1\end{pmatrix} \quad 和 \quad \begin{pmatrix}1\\0\\0\end{pmatrix}, \begin{pmatrix}0\\1\\0\end{pmatrix}, \begin{pmatrix}1\\1\\1\end{pmatrix}$$

都是 A 的最大无关组.

一般而言,一个向量组的最大无关组可能不是唯一的.若向量组有多个最大无关组,则所有最大无关组含有向量的个数相同.由于向量组与其任何一个最大无关组等价,所以一个向量组的任意两个最大无关组等价.

因为 n 维行(列)向量组 $\boldsymbol{\alpha}_1, \boldsymbol{\alpha}_2, \cdots, \boldsymbol{\alpha}_m$ 与 $m \times n$ $(n \times m)$ 矩阵 A 之间是一一对应的,而初等变换不改变矩阵的秩.所以有以下定理.

定理 2 矩阵 A 的秩=矩阵 A 行向量组的秩=矩阵 A 列向量组的秩.

推论 等价向量组的秩相等.

定理 3 列(行)向量组通过行(列)初等变换不改变线性相关性.

具体而言,求一向量组的秩和最大无关组,可以把这些向量作为矩阵的列构成矩阵,用初等行变换将其化为阶梯形矩阵,则非零行的个数就是向量组的秩,主元所在列对应的原来向量组中的向量就是最大无关组.

例 6 设有向量组 A:

$$\boldsymbol{a}_1 = (1, 4, 2, 1)^{\mathrm{T}}, \quad \boldsymbol{a}_2 = (-2, 1, 5, 1)^{\mathrm{T}}, \quad \boldsymbol{a}_3 = (-1, 2, 4, 1)^{\mathrm{T}},$$

$$\boldsymbol{a}_4 = (-2, 1, -1, 1)^{\mathrm{T}}, \quad \boldsymbol{a}_5 = \left(2, 3, 0, \frac{1}{3}\right)^{\mathrm{T}},$$

(1) 求向量组 A 的秩并判定 A 的线性相关性;

(2) 求向量组 A 的一个最大无关组.

解 (1)令 $A = (\boldsymbol{a}_1, \boldsymbol{a}_2, \boldsymbol{a}_3, \boldsymbol{a}_4, \boldsymbol{a}_5)$,用初等行变换将矩阵 A 化为行阶梯形

矩阵

$$A=\begin{pmatrix}1&-2&-1&-2&2\\4&1&2&1&3\\2&5&4&-1&0\\1&1&1&1&\frac{1}{3}\end{pmatrix}\xrightarrow[r_4-r_1]{\substack{r_2-4r_1\\r_3-2r_1}}\begin{pmatrix}1&-2&-1&-2&2\\0&9&6&9&-5\\0&9&6&3&-4\\0&3&2&3&-\frac{5}{3}\end{pmatrix}$$

$$\xrightarrow[r_3-r_2]{r_4-\frac{1}{3}r_2}\begin{pmatrix}1&-2&-1&-2&2\\0&9&6&9&-5\\0&0&0&-6&1\\0&0&0&0&0\end{pmatrix}.$$

于是 $R(\boldsymbol{A})=3<5$，即向量组 $\boldsymbol{A}$ 的秩为 3，向量组 $\boldsymbol{A}$ 线性相关.

(2) 上面行阶梯形矩阵的三个非零行的非零首元(也称主元)，在 1,2,4 三列，故 $\boldsymbol{a}_1$，$\boldsymbol{a}_2$，$\boldsymbol{a}_4$ 为向量组 $\boldsymbol{A}$ 的一个最大无关组.

二、线性方程组解的结构

1. 齐次线性方程组解的结构

设齐次线性方程组

$$\begin{cases}a_{11}x_1+a_{12}x_2+\cdots+a_{1n}x_n=0,\\a_{21}x_1+a_{22}x_2+\cdots+a_{2n}x_n=0,\\\quad\cdots\cdots\\a_{m1}x_1+a_{m2}x_2+\cdots+a_{mn}x_n=0\end{cases}$$

的矩阵形式为 $\boldsymbol{Ax}=\boldsymbol{0}$，若 $x_1=\xi_{11}$，$x_2=\xi_{21}$，…，$x_n=\xi_{n1}$ 是方程组的解，则

$$\boldsymbol{x}=\boldsymbol{\xi}_1=\begin{pmatrix}\xi_{11}\\\xi_{21}\\\vdots\\\xi_{n1}\end{pmatrix}$$

称为方程组的**解向量**. 也就是 $\boldsymbol{Ax}=\boldsymbol{0}$ 的解.

由向量方程 $\boldsymbol{Ax}=\boldsymbol{0}$，很容易验证上述方程组解的以下性质.

性质 1　若 $\boldsymbol{\xi}_1$，$\boldsymbol{\xi}_2$ 为方程组的解，则 $\boldsymbol{\xi}_1+\boldsymbol{\xi}_2$ 也是该方程组的解.

性质 2　若 $\boldsymbol{\xi}_1$ 为方程组的解，k 为实数，则 $k\boldsymbol{\xi}_1$ 也是方程组的解.

设方程组的解集为 S，若能找到 S 的最大无关组 S_0：$\boldsymbol{\xi}_1, \boldsymbol{\xi}_2, \cdots, \boldsymbol{\xi}_n$，则方程组的全部解可由无关组 S_0 线性表示. 而由上述性质，最大无关组的任意线性组合 $\boldsymbol{x} = k_1\boldsymbol{\xi}_1 + k_2\boldsymbol{\xi}_2 + \cdots + k_t\boldsymbol{\xi}_t$ 都是方程组的解，因此上式便是方程组的**通解**.

定义 6 齐次线性方程组 $\boldsymbol{Ax} = \boldsymbol{0}$ 的解集的最大无关组称为它的**基础解系**.

显然，方程组 $\boldsymbol{Ax} = \boldsymbol{0}$ 若存在基础解系，则不唯一，以下定理回答方程组何时存在基础解系.

定理 4 设 $\boldsymbol{A}$ 是 $m \times n$ 矩阵，对于齐次线性方程组 $\boldsymbol{Ax} = \boldsymbol{0}$，有

(1) 当 $R(\boldsymbol{A}) = n$ 时，方程组无基础解系（只有零解）；

(2) 当 $R(\boldsymbol{A}) = r < n$ 时，方程组存在基础解系，且基础解系由 $n - r$ 个解向量 $\boldsymbol{\xi}_1, \boldsymbol{\xi}_2, \cdots, \boldsymbol{\xi}_{n-r}$ 组成.

方程组 $\boldsymbol{Ax} = \boldsymbol{0}$ 存在基础解系时，可按下述步骤求解：

(1) 将系数写成矩阵 $\boldsymbol{A}$ 通过初等行变换化为行最简形矩阵；

(2) 把行最简形矩阵中非主元列所对应的 $n - r$ 个变量作为自由未知量，写出方程组的一般解；

(3) 分别令自由未知量中一个为 1，其余全部为 0. 求得 $n - r$ 个线性无关的解向量，这些解向量就构成了方程组 $\boldsymbol{Ax} = \boldsymbol{0}$ 的一个基础解系.

例 7 求齐次线性方程组

$$\begin{cases} 2x_1 + x_2 - 2x_3 + 3x_4 = 0, \\ 3x_1 + 2x_2 - x_3 + 2x_4 = 0, \\ x_1 + x_2 + x_3 - x_4 = 0 \end{cases}$$

的基础解系与通解.

解 对系数矩阵 $\boldsymbol{A}$ 作初等行变换，将其变为行最简形矩阵：

$$\boldsymbol{A} = \begin{pmatrix} 2 & 1 & -2 & 3 \\ 3 & 2 & -1 & 2 \\ 1 & 1 & 1 & -1 \end{pmatrix} \xrightarrow[\substack{r_2 - 3r_1 \\ r_3 - 2r_1}]{r_1 \leftrightarrow r_3} \begin{pmatrix} 1 & 1 & 1 & -1 \\ 0 & -1 & -4 & 5 \\ 0 & -1 & -4 & 5 \end{pmatrix}$$

$$\xrightarrow[\substack{r_3 - r_2 \\ (-1)r_2}]{r_1 + r_2} \begin{pmatrix} 1 & 0 & -3 & 4 \\ 0 & 1 & 4 & -5 \\ 0 & 0 & 0 & 0 \end{pmatrix},$$

得到同解方程组

$$\begin{cases} x_1 = 3x_3 - 4x_4, \\ x_2 = -4x_3 + 5x_4, \end{cases}$$

令 $\begin{pmatrix}x_3\\x_4\end{pmatrix}=\begin{pmatrix}1\\0\end{pmatrix}$，$\begin{pmatrix}0\\1\end{pmatrix}$ 得 $\begin{pmatrix}x_1\\x_2\end{pmatrix}=\begin{pmatrix}3\\-4\end{pmatrix}$，$\begin{pmatrix}-4\\5\end{pmatrix}$. 即得基础解系

$$\boldsymbol{\xi}_1=\begin{pmatrix}3\\-4\\1\\0\end{pmatrix},\quad \boldsymbol{\xi}_2=\begin{pmatrix}-4\\5\\0\\1\end{pmatrix},$$

方程组的通解为

$$\begin{pmatrix}x_1\\x_2\\x_3\\x_4\end{pmatrix}=c_1\boldsymbol{\xi}_1+c_2\boldsymbol{\xi}_2\quad(c_1,c_2\in\mathbf{R}).$$

2. 非齐次线性方程组解的结构

非齐次线性方程组

$$\begin{cases}a_{11}x_1+a_{12}x_2+\cdots+a_{1n}x_n=b_1,\\a_{21}x_1+a_{22}x_2+\cdots+a_{2n}x_n=b_2,\\\cdots\cdots\\a_{m1}x_1+a_{m2}x_2+\cdots+a_{mn}x_n=b_m\end{cases}\tag{9-6}$$

也可写成向量方程 $\boldsymbol{Ax}=\boldsymbol{b}$，它的解就是式(9-6)的解向量. 与之对应的齐次线性方程是 $\boldsymbol{Ax}=\mathbf{0}$. 它有如下性质.

性质 3　设 $\boldsymbol{\eta}_1,\boldsymbol{\eta}_2$ 是非齐次方程组 $\boldsymbol{Ax}=\boldsymbol{b}$ 的解，则 $\boldsymbol{\eta}_1-\boldsymbol{\eta}_2$ 就是齐次方程组 $\boldsymbol{Ax}=\mathbf{0}$ 的解.

性质 4　设 $\boldsymbol{\eta}$ 非齐次方程组 $\boldsymbol{Ax}=\boldsymbol{b}$ 的解，$\boldsymbol{\xi}$ 是齐次方程组 $\boldsymbol{Ax}=\mathbf{0}$ 的解，则 $\boldsymbol{\xi}+\boldsymbol{\eta}$ 也是 $\boldsymbol{Ax}=\boldsymbol{b}$ 的解.

由以上性质很容易得到以下定理.

定理 5　设 $\boldsymbol{\eta}^*$ 是非齐次方程组 $\boldsymbol{Ax}=\boldsymbol{b}$ 的一个解，$\boldsymbol{\xi}$ 是齐次方程组 $\boldsymbol{Ax}=\mathbf{0}$ 的通解，则 $\boldsymbol{x}=\boldsymbol{\xi}+\boldsymbol{\eta}^*$ 是 $\boldsymbol{Ax}=\boldsymbol{b}$ 的通解.

注意：对于方程 $\boldsymbol{Ax}=\boldsymbol{b}$，设 $\boldsymbol{\alpha}_1,\boldsymbol{\alpha}_2,\cdots,\boldsymbol{\alpha}_n$ 是 $\boldsymbol{A}$ 的列向量组，则下列命题等价：

(1) 方程组 $\boldsymbol{Ax}=\boldsymbol{b}$ 有解；

(2) 向量 $\boldsymbol{b}$ 能由向量组 $\boldsymbol{\alpha}_1,\boldsymbol{\alpha}_2,\cdots,\boldsymbol{\alpha}_n$ 线性表示；

(3) $r(\boldsymbol{A})=r(\boldsymbol{A}\vdots\boldsymbol{b})$；

(4) 向量组 $\boldsymbol{\alpha}_1, \boldsymbol{\alpha}_2, \cdots, \boldsymbol{\alpha}_n$ 与向量组 $\boldsymbol{\alpha}_1, \boldsymbol{\alpha}_2, \cdots, \boldsymbol{\alpha}_n, \boldsymbol{b}$ 等价.

例 8 设线性方程组

$$\begin{cases} x_1 + x_2 + (1+\lambda)x_3 = \lambda, \\ x_1 + x_2 + (1-2\lambda-\lambda^2)x_3 = 3-\lambda-\lambda^2, \\ \lambda x_2 - \lambda x_3 = 3-\lambda, \end{cases}$$

问 λ 取何值时,方程组有唯一解? 无解? 有无穷多解? 在有无穷多解时求其通解.

解 用初等行变换化增广矩阵为行阶梯形

$$\boldsymbol{B} = \begin{pmatrix} 1 & 1 & 1+\lambda & \lambda \\ 1 & 1 & 1-2\lambda-\lambda^2 & 3-\lambda-\lambda^2 \\ 0 & \lambda & -\lambda & 3-\lambda \end{pmatrix}$$

$$\xrightarrow[r_2 \leftrightarrow r_3]{r_2 - r_1} \begin{pmatrix} 1 & 1 & 1+\lambda & \lambda \\ 0 & \lambda & -\lambda & 3-\lambda \\ 0 & 0 & -\lambda(\lambda+3) & (1-\lambda)(3+\lambda) \end{pmatrix},$$

那么

(1) 当 $\lambda \neq 0$ 且 $\lambda \neq -3$ 时, $R(\boldsymbol{A}) = R(\boldsymbol{B}) = 3$, 方程组有唯一解.

(2) 当 $\lambda = 0$ 时, $R(\boldsymbol{A}) = 1$, $R(\boldsymbol{B}) = 2$, $R(\boldsymbol{A}) \neq R(\boldsymbol{B})$, 方程组无解.

(3) 当 $\lambda = -3$ 时, $R(\boldsymbol{A}) = R(\boldsymbol{B}) = 2$, 方程组有无穷多个解.

此时

$$\boldsymbol{B} = \begin{pmatrix} 1 & 1 & -2 & -3 \\ 1 & 1 & -2 & -3 \\ 0 & -3 & 3 & 6 \end{pmatrix} \sim \begin{pmatrix} 1 & 0 & -1 & -1 \\ 0 & 1 & -1 & -2 \\ 0 & 0 & 0 & 0 \end{pmatrix},$$

有同解方程组

$$\begin{cases} x_1 = -1 + x_3, \\ x_2 = -2 + x_3, \end{cases}$$

于是方程组的通解为

$$\begin{pmatrix} x_1 \\ x_2 \\ x_3 \end{pmatrix} = \begin{pmatrix} -1 \\ -2 \\ 0 \end{pmatrix} + c \begin{pmatrix} 1 \\ 1 \\ 1 \end{pmatrix} \quad (c \in \mathbf{R}).$$

思考与讨论

1. 线性表示与线性相关这两个概念有什么区别和联系？

2. 向量组的最大无关组有什么重要意义？

3. 齐次线性方程组 $\boldsymbol{Ax}=\boldsymbol{0}$ 的基础解系唯一吗？为什么？$\boldsymbol{Ax}=\boldsymbol{0}$ 的通解形式可以不同吗？

4. 判别非齐次线性方程组 $\boldsymbol{Ax}=\boldsymbol{b}$ 有解的方法有哪些？

第五节　特征值与特征向量

定义 1　设 $\boldsymbol{A}$ 是 n 阶方阵，如果数 λ 和 n 维非零列向量 $\boldsymbol{x}$ 使关系式

$$\boldsymbol{Ax}=\lambda\boldsymbol{x}$$

成立，则数 λ 称为方阵 $\boldsymbol{A}$ 的**特征值**，非零向量 $\boldsymbol{x}$ 称为 $\boldsymbol{A}$ 的对应于特征值 λ 的**特征向量**.

由定义可知，n 阶方阵 $\boldsymbol{A}$ 的特征值 λ，就是使齐次线性方程组 $(\lambda\boldsymbol{E}-\boldsymbol{A})\boldsymbol{x}=0$ 有非零解的值，即满足方程

$$|\lambda\boldsymbol{E}-\boldsymbol{A}|=0$$

的 λ 都是矩阵 $\boldsymbol{A}$ 的特征值.

$|\lambda\boldsymbol{E}-\boldsymbol{A}|$ 是关于 λ 的 n 次多项式，称为矩阵 $\boldsymbol{A}$ 的**特征多项式**，方程 $|\lambda\boldsymbol{E}-\boldsymbol{A}|=0$ 称为矩阵 $\boldsymbol{A}$ 的**特征方程**.

特征值与特征向量的性质：

性质 1　n 阶矩阵 $\boldsymbol{A}$ 与它的转置矩阵 $\boldsymbol{A}^{\mathrm{T}}$ 有相同的特征值.

性质 2　设 $\boldsymbol{A}=(a_{ij})$ 是 n 阶矩阵，则

$$f(\lambda)=|\lambda\boldsymbol{E}-\boldsymbol{A}|=\begin{vmatrix}\lambda-a_{11} & -a_{12} & \cdots & -a_{1n}\\ -a_{21} & \lambda-a_{22} & \cdots & -a_{2n}\\ \vdots & \vdots & & \vdots\\ -a_{n1} & -a_{n2} & \cdots & \lambda-a_{nn}\end{vmatrix}$$

$$=\lambda^n-\left(\sum_{i=1}^{n}a_{ii}\right)\lambda^{n-1}+\cdots+(-1)^kS_k\lambda^{n-k}+\cdots+(-1)^n|\boldsymbol{A}|.$$

其中 S_k 是 $\boldsymbol{A}$ 的全体 k 阶主子式的和.

设 $\lambda_1, \lambda_2, \cdots, \lambda_n$ 是 $\boldsymbol{A}$ 的 n 个特征值，则由 n 次代数方程的根与系数的关系知

(1) $\lambda_1 + \lambda_2 + \cdots + \lambda_n = a_{11} + a_{22} + \cdots + a_{nn}$；

(2) $\lambda_1 \lambda_2 \cdots \lambda_n = |\boldsymbol{A}|$.

其中 $\boldsymbol{A}$ 的主对角线的元素的和 $a_{11} + a_{22} + \cdots + a_{nn}$ 称为矩阵 $\boldsymbol{A}$ 的**迹**，记为 $\mathrm{tr}(\boldsymbol{A})$.

定理 1 n 阶矩阵 $\boldsymbol{A}$ 的互不相等的特征值 $\lambda_1, \lambda_2, \cdots, \lambda_m$ 对应的特征向量 $\boldsymbol{p}_1, \boldsymbol{p}_2, \cdots, \boldsymbol{p}_m$ 线性无关.

注意：(1) 属于不同特征值的特征向量是线性无关的；

(2) 属于同一特征值的特征向量的非零线性组合仍是属于这个特征值的特征向量；

(3) 矩阵的特征向量总是相对于矩阵的特征值而言的，一个特征值具有的特征向量不唯一，一个特征向量不能属于不同的特征值.

求 n 阶方阵 $\boldsymbol{A}$ 的特征值与特征向量的方法：

(1) 求出矩阵 $\boldsymbol{A}$ 的特征多项式，即计算行列式 $|\boldsymbol{A} - \lambda \boldsymbol{E}|$.

(2) 特征方程 $|\boldsymbol{A} - \lambda \boldsymbol{E}| = 0$ 的解 $\lambda_1, \lambda_2, \cdots, \lambda_n$，就是 $\boldsymbol{A}$ 的特征值.

(3) 解齐次线性方程组 $(\boldsymbol{A} - \lambda_i \boldsymbol{E})\boldsymbol{x} = 0$，它的非零解都是特征值 λ_i 的特征向量.

例 1 求矩阵 $\boldsymbol{A} = \begin{pmatrix} 1 & 0 & 0 \\ -2 & 5 & -2 \\ -2 & 4 & -1 \end{pmatrix}$ 的特征值和特征向量.

解 $\boldsymbol{A}$ 的特征多项式为

$$|\boldsymbol{A} - \lambda \boldsymbol{E}| = \begin{vmatrix} 1-\lambda & 0 & 0 \\ -2 & 5-\lambda & -2 \\ -2 & 4 & -1-\lambda \end{vmatrix} = (3-\lambda)(1-\lambda)^2,$$

所以 $\boldsymbol{A}$ 的特征值为 $\lambda_1 = 3, \lambda_2 = \lambda_3 = 1$.

当 $\lambda_1 = 3$ 时，解方程组 $(\boldsymbol{A} - 3\boldsymbol{E})\boldsymbol{x} = 0$. 由

$$\boldsymbol{A} - 3\boldsymbol{E} = \begin{pmatrix} -2 & 0 & 0 \\ -2 & 2 & -2 \\ -2 & 4 & -4 \end{pmatrix} \sim \begin{pmatrix} 1 & 0 & 0 \\ 0 & 1 & -1 \\ 0 & 0 & 0 \end{pmatrix},$$

得基础解系

$$p_1 = \begin{pmatrix} 0 \\ 1 \\ 1 \end{pmatrix},$$

所以特征值 $\lambda_1 = 3$ 的全部特征向量为 $k\boldsymbol{p}_1$，其中 k 为任意非零数.

当 $\lambda_2 = \lambda_3 = 1$ 时,解方程组 $(\boldsymbol{A} - \boldsymbol{E})\boldsymbol{x} = 0$. 由

$$\boldsymbol{A} - \boldsymbol{E} = \begin{pmatrix} 0 & 0 & 0 \\ -2 & 4 & -2 \\ -2 & 4 & -2 \end{pmatrix} \sim \begin{pmatrix} 1 & -2 & 1 \\ 0 & 0 & 0 \\ 0 & 0 & 0 \end{pmatrix},$$

得基础解系

$$\boldsymbol{p}_2 = \begin{pmatrix} 2 \\ 1 \\ 0 \end{pmatrix}, \quad \boldsymbol{p}_3 = \begin{pmatrix} -1 \\ 0 \\ 1 \end{pmatrix},$$

所以特征值 $\lambda_2 = \lambda_3 = 1$ 的全部特征向量为 $k_1\boldsymbol{p}_1 + k_2\boldsymbol{p}_2$，其中数 k_1，k_2 不同时为零.

例 2　如果矩阵 $\boldsymbol{A}$ 满足 $\boldsymbol{A}^2 = \boldsymbol{A}$，则称 $\boldsymbol{A}$ 是幂等矩阵. 试证：幂等矩阵的特征值只能是 0 或 1.

证　设有非零列向量 $\boldsymbol{a}$，使得 $\boldsymbol{A}\boldsymbol{a} = \lambda\boldsymbol{a}$，两边左乘矩阵 $\boldsymbol{A}$，得

$$\boldsymbol{A}^2\boldsymbol{a} = \lambda\boldsymbol{A}\boldsymbol{a} \Rightarrow \boldsymbol{A}\boldsymbol{a} = \lambda\boldsymbol{A}\boldsymbol{a} \Rightarrow \boldsymbol{A}\boldsymbol{a} = \lambda\lambda\boldsymbol{a} \Rightarrow \lambda\boldsymbol{a} = \lambda^2\boldsymbol{a},$$

由此可得 $(\lambda - \lambda^2)\boldsymbol{a} = \boldsymbol{0}$，因向量 $\boldsymbol{a} \neq \boldsymbol{0}$，所以有 $\lambda - \lambda^2 = 0$，即 $\lambda = 0$，$\lambda = 1$.

由证明过程可得结论：若 λ 是 $\boldsymbol{A}$ 的特征值，则 λ^2 是 $\boldsymbol{A}^2$ 的特征值. 进而 λ^k 是 $\boldsymbol{A}^k$ 的特征值.

思考与讨论

1. 方阵 $\boldsymbol{A}$ 属于特征值 λ 的特征向量唯一吗？
2. 方阵 $\boldsymbol{A}$ 和 $\boldsymbol{A}^{\mathrm{T}}$ 的特征值是否相同？它们的特征向量是否相同？

习　题　九

1. 填空题.

(1) 设 $\boldsymbol{A}$，$\boldsymbol{B}$ 均为 3 阶矩阵，且 $|\boldsymbol{A}| = |\boldsymbol{B}| = -3$，则 $|-2\boldsymbol{A}\boldsymbol{B}^{\mathrm{T}}| =$ (　　).

(2) 设 $\boldsymbol{A}$, $\boldsymbol{B}$ 均为 n 阶矩阵,则等式 $(\boldsymbol{A}-\boldsymbol{B})^2=\boldsymbol{A}^2-2\boldsymbol{AB}+\boldsymbol{B}^2$ 成立的充要条件是(　　).

(3) 设 $\boldsymbol{A}$, $\boldsymbol{B}$ 均为 n 阶矩阵,$(\boldsymbol{E}-\boldsymbol{B})$可逆,则 $\boldsymbol{A}+\boldsymbol{BX}=\boldsymbol{X}$ 的解 $\boldsymbol{X}=$(　　).

(4) 在四阶行列式中,含有因子 $a_{21}a_{34}$ 的项是(　　).

(5) 若线性方程组 $\begin{cases}x_1-x_2=0\\x_1+\lambda x_2=0\end{cases}$ 有非零解,则 $\lambda=$(　　).

(6) 设线性方程组 $\boldsymbol{AX}=\boldsymbol{b}$,且

$$\boldsymbol{B}=(A,b)\xrightarrow{\text{初等行变换}}\begin{pmatrix}1&1&1&6\\0&-1&3&2\\0&0&t+1&0\end{pmatrix},$$

则当 t(　　)时,方程组有唯一解.

(7) 设五阶矩阵 $\boldsymbol{A}$ 的特征值是 2, 2, −3, 1, 0,则 $\boldsymbol{A}$ 的特征多项式是(　　).

(8) 矩阵 $\boldsymbol{A}=\begin{pmatrix}1&-1&1\\2&0&-1\\1&-3&4\end{pmatrix}$ 的秩是(　　).

2. 选择题.

(1) 以下结论正确的是(　　).

a. 若 $\boldsymbol{A}$, $\boldsymbol{B}$ 均为零矩阵,则有 $\boldsymbol{A}=\boldsymbol{B}$

b. 若 $\boldsymbol{AB}=\boldsymbol{AC}$,且 $\boldsymbol{A}\neq\boldsymbol{0}$, 则 $\boldsymbol{B}=\boldsymbol{C}$

c. 对角矩阵都是对称矩阵

d. 若 $\boldsymbol{A}\neq\boldsymbol{0}$, $\boldsymbol{B}\neq\boldsymbol{0}$, 则 $\boldsymbol{AB}\neq\boldsymbol{0}$

(2) 设有矩阵 $\boldsymbol{A}_{3\times4}$, $\boldsymbol{B}_{5\times2}$, 且乘积矩阵 $\boldsymbol{ACB}^{\mathrm{T}}$ 有意义,则 $\boldsymbol{C}^{\mathrm{T}}$ 为(　　)矩阵.

a. 2×4　　b. 4×2　　c. 3×5　　d. 5×3

(3) 设 $\boldsymbol{A}$, $\boldsymbol{B}$ 均为 n 阶可逆矩阵,则下列等式成立的是(　　).

a. $(\boldsymbol{A}+\boldsymbol{B})^{-1}=\boldsymbol{A}^{-1}+\boldsymbol{B}^{-1}$　　b. $(\boldsymbol{A}\cdot\boldsymbol{B})^{-1}=\boldsymbol{A}^{-1}\cdot\boldsymbol{B}^{-1}$

c. $|\boldsymbol{AB}|=|\boldsymbol{BA}|$　　d. $\boldsymbol{AB}=\boldsymbol{BA}$

(4) 线性方程组 $\boldsymbol{A}_{m\times n}\boldsymbol{X}=\boldsymbol{b}$ 有无穷多解的充分必要条件是(　　).

a. $r(\boldsymbol{A})=r(\boldsymbol{A},\boldsymbol{b})<m$　　b. $r(\boldsymbol{A},\boldsymbol{b})<m$

c. $m<n$　　d. $r(\boldsymbol{A})=r(\boldsymbol{A},\boldsymbol{b})<n$

(5) n 阶行列式 D 的元素 a_{ij} 的余子式 M_{ij} 和代数余子式 A_{ij} 的关系

是(　　).

a. $M_{ij}=-A_{ij}$　　b. $M_{ij}=(-)^nA_{ij}$

c. $M_{ij}=A_{ij}$　　d. $M_{ij}=(-)^{i+j}A_{ij}$

(6) 四阶行列式D的值为91,其中某一行的元素分别为2, 3, $t+3$, -5,其对应的代数余子式依次为-1, 0, 6, 9,则$t=$(　　).

a. -5　　b. 5　　c. -20　　d. 20

(7) 设$\boldsymbol{A}$, $\boldsymbol{B}$均为n阶方阵,且满足$\boldsymbol{AB}=\boldsymbol{0}$,则必有(　　).

a. $\boldsymbol{A}=\boldsymbol{0}$或$\boldsymbol{B}=\boldsymbol{0}$　　b. $\boldsymbol{A}+\boldsymbol{B}=\boldsymbol{0}$

c. $|\boldsymbol{A}|=0$或$|\boldsymbol{B}|=0$　　d. $|\boldsymbol{A}|+|\boldsymbol{B}|=0$

(8) 下列命题正确的是(　　).

a. 若$\boldsymbol{A}$, $\boldsymbol{B}$均为可逆矩阵,则有$(\boldsymbol{A}^{-1}\boldsymbol{B}^{-1}\boldsymbol{A})^{-1}=\boldsymbol{A}^{-1}\boldsymbol{B}^{-1}\boldsymbol{A}$

b. 若n阶方阵$\boldsymbol{A}$, $\boldsymbol{B}$有$\boldsymbol{AB}=\boldsymbol{E}$成立,则必有$\boldsymbol{B}=\boldsymbol{A}^{-1}$

c. 对$\boldsymbol{A}$, $\boldsymbol{B}$, $\boldsymbol{C}$矩阵,若有$\boldsymbol{AB}=\boldsymbol{AC}$,则有$\boldsymbol{B}=\boldsymbol{C}$

d. 对任意$\boldsymbol{A}$, $\boldsymbol{B}$矩阵,则必有$|\boldsymbol{AB}|=|\boldsymbol{A}||\boldsymbol{B}|$

3. 利用对角线法则计算下列行列式.

(1) $\begin{vmatrix} 2 & 0 & 1 \\ 1 & -4 & -1 \\ -1 & 8 & 3 \end{vmatrix}$;　　(2) $\begin{vmatrix} 1 & 1 & 1 \\ x & y & z \\ x^2 & y^2 & z^2 \end{vmatrix}$;

(3) $\begin{vmatrix} a & b & c \\ b & c & a \\ c & a & b \end{vmatrix}$.

4. 求行列式$\begin{vmatrix} 2 & 5 & 7 & -1 \\ 1 & -3 & 5 & 6 \\ 2 & -4 & 3 & 0 \\ 3 & 0 & -6 & 8 \end{vmatrix}$的第三行各元素的余子式和代数余子式.

5. 计算下列各行列式.

(1) $\begin{vmatrix} 1 & 0 & 13 \\ 3 & -5 & 5 \\ -9 & 2 & -9 \end{vmatrix}$;　　(2) $\begin{vmatrix} 3 & 1 & 1 & 1 \\ 1 & 3 & 1 & 1 \\ 1 & 1 & 3 & 1 \\ 1 & 1 & 1 & 3 \end{vmatrix}$;

(3) $\begin{vmatrix} 1+a & 1 & 1 & 1 \\ 1 & 1-a & 1 & 1 \\ 1 & 1 & 1+b & 1 \\ 1 & 1 & 1 & 1-b \end{vmatrix}$.

6. 用克拉默法则求解下列方程组.

(1) $\begin{cases} x+2y+z=0, \\ 3x+y+2z=1, \\ 3x-2y+3z=4; \end{cases}$ (2) $\begin{cases} 3x_1+x_2-x_3+x_4=-3, \\ x_1-x_2+x_3+2x_4=4, \\ 2x_1+x_2+2x_3-x_4=7, \\ x_1+2x_3+x_4=6. \end{cases}$

7. 问λ取何值时,齐次线性方程组

$$\begin{cases} (1-\lambda)x_1-2x_2+4x_3=0, \\ 2x_1+(3-\lambda)x_2+x_3=0, \\ x_1+x_2+(1-\lambda)x_3=0 \end{cases}$$

有非零解?

8. 设

$$A=\begin{pmatrix} 1 & 2 & -1 \\ 3 & 2 & -3 \\ 4 & 0 & 5 \end{pmatrix},\quad B=\begin{pmatrix} 1 & 1 & 1 \\ 1 & 1 & -1 \\ 1 & -1 & 1 \end{pmatrix},$$

且有矩阵 X 满足 $2A-3X=2B$.

(1) 求矩阵 $3A-2B$;(2) 求矩阵 X.

9. 计算下列矩阵的乘积 AB.

(1) $A=\begin{pmatrix} 1 & 3 \\ 4 & 7 \end{pmatrix}$, $B=\begin{pmatrix} 3 & 5 & 7 \\ 2 & 4 & 6 \end{pmatrix}$; (2) $A=\begin{pmatrix} 3 & 2 & 1 \\ 1 & 2 & 3 \\ -4 & 0 & 5 \end{pmatrix}$, $B=\begin{pmatrix} 5 \\ 8 \\ 1 \end{pmatrix}$;

(3) $A=(1\quad 3\quad 5)$, $B=\begin{pmatrix} 5 \\ 3 \\ 1 \end{pmatrix}$; (4) $A=\begin{pmatrix} a \\ b \\ c \end{pmatrix}$, $B=(b\quad c)$.

10. 设矩阵 $A=\begin{pmatrix} 1 & 0 \\ \lambda & 1 \end{pmatrix}$,求 $A^2, A^3, A^4, \cdots, A^k$.

11. 设有矩阵

$$A=\begin{pmatrix}1&2&3\\-1&-2&4\\0&5&1\end{pmatrix},\ B=\begin{pmatrix}-1&1&1\\1&2&1\\1&-2&0\end{pmatrix},$$

试计算：

(1) A^{T}；　(2) $B+A^{T}$；　(3) AB^{T}；

(4) $A^{T}A$；　(5) $|AB|$；　(6) $|B^{T}A^{T}|$.

12. 设 A, B 都是三阶矩阵，且 $|A|=2$, $|B|=-4$, 求 $|-4A|$, $|B^2|$ 及 $\left|\frac{1}{3}AB\right|$.

13. 求下列矩阵的逆矩阵(用伴随矩阵及初等变换两种方法).

(1) $\begin{pmatrix}2&7\\3&11\end{pmatrix}$；　(2) $\begin{pmatrix}-\cos\theta&\sin\theta\\\sin\theta&\cos\theta\end{pmatrix}$；

(3) $\begin{pmatrix}2&1&3\\0&1&2\\1&0&3\end{pmatrix}$.

14. 设方阵 A 满足 $A^2-A-2E=O$, 试证：A 及 $A+2E$ 都可逆，求 A^{-1} 及 $(A+2E)^{-1}$.

15. 解下列矩阵方程.

(1) $\begin{pmatrix}2&3\\-3&-5\end{pmatrix}X=\begin{pmatrix}1&7\\4&9\end{pmatrix}$；　(2) $X\begin{pmatrix}2&1&-1\\2&1&0\\1&-1&1\end{pmatrix}=\begin{pmatrix}1&-1&3\\4&3&2\end{pmatrix}$；

(3) $\begin{pmatrix}1&4\\-1&2\end{pmatrix}X\begin{pmatrix}2&0\\-1&1\end{pmatrix}=\begin{pmatrix}3&1\\0&-1\end{pmatrix}$.

16. 求下列矩阵的秩.

(1) $A=\begin{pmatrix}1&2&1&5\\2&-1&3&7\\3&1&1&6\end{pmatrix}$；　(2) $B=\begin{pmatrix}1&-1&5&-1\\1&1&-2&3\\3&-1&8&1\\1&3&-9&7\end{pmatrix}$.

17. 利用初等行变换解下列方程组.

(1) $\begin{cases}x_1+2x_2+x_3=4,\\3x_1-5x_2+3x_3=1,\\2x_1+7x_2-x_3=8;\end{cases}$　(2) $\begin{cases}x_1-x_2=3,\\2x_1-3x_3=-8,\\x_1+x_2-3x_3=-10;\end{cases}$

(3) $\begin{cases} x_1 + 2x_2 - x_3 + 3x_4 = 1, \\ 2x_1 - 3x_2 + x_3 + x_4 = 0, \\ 4x_1 + x_2 - x_3 + 7x_4 = 2. \end{cases}$

18. k 取何值时，方程组

$$\begin{cases} kx_1 + x_2 + x_3 = 1, \\ x_1 + kx_2 + x_3 = k, \\ x_1 + x_2 + kx_3 = k^2. \end{cases}$$

(1) 无解；(2) 有唯一解；(3) 有无穷多解，并求出其解.

19. 试判别下列向量组是线性相关还是线性无关？

(1) $(1, 2, -1, 4)^T$，$(9, 1, 1, 4)^T$，$(-2, -4, 2, -8)^T$；

(2) $(1, 1, 0)^T$，$(0, 2, 0)^T$，$(0, 0, 3)^T$；

(3) $(1, -1, 2, -3)^T$，$(2, 0, 1, 3)^T$，$(2, 0, -1, 3)^T$，$(-1, 2, 0, 5)^T$.

20. 设有向量组 $\boldsymbol{\alpha}_1$，$\boldsymbol{\alpha}_2$，$\boldsymbol{\alpha}_3$ 线性无关，且 $\boldsymbol{\beta}_1 = \boldsymbol{\alpha}_1$，$\boldsymbol{\beta}_2 = \boldsymbol{\alpha}_1 + \boldsymbol{\alpha}_2$，$\boldsymbol{\beta}_3 = \boldsymbol{\alpha}_1 + \boldsymbol{\alpha}_2 + \boldsymbol{\alpha}_3$. 试证明：向量组 $\boldsymbol{\beta}_1$，$\boldsymbol{\beta}_2$，$\boldsymbol{\beta}_3$ 也线性无关.

21. 求下列向量组的秩和极大线性无关组.

(1) $\boldsymbol{\alpha}_1 = (1, 2, -1, 4)^T$，$\boldsymbol{\alpha}_2 = (9, 100, 10, 4)^T$，$\boldsymbol{\alpha}_3 = (-2, -4, 2, -8)^T$；

(2) $\boldsymbol{\alpha}_1^T = (1, -2, 1)$，$\boldsymbol{\alpha}_2^T = (1, 0, 3)$，$\boldsymbol{\alpha}_3^T = (0, -2, 2)$，$\boldsymbol{\alpha}_4^T = (2, 2, 8)$.

22. 求下列齐次线性方程组的基础解系和通解.

(1) $\begin{cases} x_1 - x_2 - x_3 + x_4 = 0, \\ x_1 - x_2 + x_3 - 3x_4 = 0, \\ x_1 - x_2 - 2x_3 + 3x_4 = 0; \end{cases}$ (2) $\begin{cases} x_1 + x_2 - x_3 - x_4 = 0, \\ 2x_1 - 5x_2 + 3x_3 + 2x_4 = 0, \\ 7x_1 - 7x_2 + 3x_3 + x_4 = 0. \end{cases}$

23. 求解下列非齐次方程组.

(1) $\begin{cases} x_1 - x_2 - x_3 = 1, \\ x_1 + x_2 - 2x_3 = 0, \\ 2x_1 - 3x_2 + x_3 = 10; \end{cases}$ (2) $\begin{cases} x_1 + x_2 - 3x_3 - x_4 = 1, \\ 3x_1 + 2x_2 - 3x_3 + 4x_4 = 4, \\ x_1 + 2x_2 - 9x_3 - 8x_4 = 0. \end{cases}$

24. 求下列矩阵的特征值和特征向量.

(1) $\boldsymbol{A} = \begin{pmatrix} -2 & 1 & 1 \\ 0 & 2 & 0 \\ -4 & 1 & 3 \end{pmatrix}$； (2) $\boldsymbol{A} = \begin{pmatrix} 4 & 2 & -5 \\ 6 & 4 & -9 \\ 5 & 3 & -7 \end{pmatrix}$.

25. 设 λ 是方阵 $\boldsymbol{A}$ 的特征值，证明 λ^2 是 $\boldsymbol{A}^2$ 的特征值.

26. 设 λ_1，λ_2 是矩阵 $\boldsymbol{A}$ 的两个不同的特征值，对应的特征向量依次为 $\boldsymbol{P}_1$，$\boldsymbol{P}_2$，证明 $\boldsymbol{P}_1+\boldsymbol{P}_2$ 不是矩阵 $\boldsymbol{A}$ 的特征向量.

27. 试证：若矩阵 $\boldsymbol{B}_1$，$\boldsymbol{B}_2$ 都与 $\boldsymbol{A}$ 可交换，则矩阵 $\boldsymbol{B}_1+\boldsymbol{B}_2$，$\boldsymbol{B}_1\boldsymbol{B}_2$ 也都与 $\boldsymbol{A}$ 可交换.

28. 试证：对于任意方阵 $\boldsymbol{A}$，矩阵 $\boldsymbol{A}+\boldsymbol{A}^{\mathrm{T}}$，$\boldsymbol{A}\boldsymbol{A}^{\mathrm{T}}$，$\boldsymbol{A}^{\mathrm{T}}\boldsymbol{A}$ 都是对称矩阵.

29. 设 $\boldsymbol{A}$，$\boldsymbol{B}$ 均为 n 阶对称矩阵，则 $\boldsymbol{AB}$ 对称的充分必要条件是 $\boldsymbol{AB}=\boldsymbol{BA}$.

30. 设 $\boldsymbol{A}$ 为 n 阶对称矩阵，$\boldsymbol{B}$ 为 n 阶可逆矩阵，且 $\boldsymbol{B}^{-1}=\boldsymbol{B}^{\mathrm{T}}$，证明 $\boldsymbol{B}^{-1}\boldsymbol{AB}$ 是对称矩阵.

习题参考答案

习 题 一

1. (1) $(-\infty, -2] \cup [3, +\infty)$； (2) $(-\infty, 0) \cup (0, 3]$； (3) $(-\infty, -1) \cup (2, +\infty)$； (4) $(2, +\infty)$.

2. (1) $(-\infty, 0]$； (2) $\left[\frac{1}{e}, 1\right]$； (3) $[0, \sin 1]$； (4) $\left[2k\pi - \frac{\pi}{2}, 2k\pi + \frac{\pi}{2}\right]$ $(k \in z)$.

3. (1) $y = u^{\frac{2}{3}}$, $u = \sin v$, $v = x + 1$； (2) $y = u^2$, $u = \frac{1}{2}\ln v$, $v = x^2 + 5$.

4. (1) $x^2 + x$； (2) $f(x) = x^2 + 3$.

5. $F = \frac{9}{5}C + 32$.

6. (1) 0； (2) 0； (3) $\frac{1}{2}$； (4) 2.

7. (1) -3； (2) 0； (3) 0； (4) $-\frac{1}{2}$； (5) $\frac{1}{2}$； (6) ∞； (7) ∞； (8) 1； (9) 1； (10) 2； (11) $\cos a$； (12) $\frac{2}{\pi}$； (13) $\frac{3}{2}$； (14) -3； (15) 1； (16) e^{-2}； (17) e^{-2}； (18) 1.

8. (1) -8； (2) 3.

9. (1) 同阶无穷小； (2) 同阶无穷小； (3) 等价无穷小； (4) 同阶无穷小.

10. 略.

11. $x = 0$ 第一类间断点；$x = 1$ 第二类间断点.

12. $f(x) = \begin{cases} x & |x| < 1 \\ 0 & |x| = 1 \\ -x & |x| > 1 \end{cases}$，$x = \pm 1$ 都是第一类间断点.

13. $a = 4$.　14. $x = 0$ 跳跃间断.　15. 略.

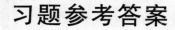

习　题　二

1.（1）$-0.78\ \mathrm{m/s}$；（2）$(10-g)\mathrm{m/s}$.

2.（1）-2；（2）5；（3）2；（4）$y=\dfrac{1}{(1+x)^2}$.

3.（1）$f'(x_0)$；（2）$3f'(x_0)$；（3）$-f'(x_0)$；（4）$f'(x_0)$.

4.（1）在处 $x=0$ 连续，不可导；（2）在处 $x=0$ 连续且可导.

5. $a=2$；$b=-1$.

6. $x-4y+4=0$，$4x+y-18=0$.

7. $3x-12y\pm1=0$.

8.（1）$a^x\ln a+ax^{a-1}$；（2）$1+\dfrac{1}{x}$；（3）$x^{n-1}(n\ln x-1)$；（4）$-\dfrac{1}{2\sqrt{x}}-\dfrac{1}{2x\sqrt{x}}$；

（5）$\arctan x+\dfrac{x}{1+x^2}$；（6）$\sqrt{1-x^2}$；（7）$-\dfrac{2\sqrt{x}(1+\sqrt{x})\csc^2 x+\cot x}{2\sqrt{x}(1+\sqrt{x})^2}$；

（8）$\dfrac{\arctan x}{2\sqrt{x}}+\dfrac{\sqrt{x}}{1+x^2}+\dfrac{x\cos x-\sin x}{x^2}$.

9.（1）$14(2x-3)^6$；（2）$\sin\left(\dfrac{\pi}{3}-x\right)$；（3）$2x\sec^2(1+x^2)$；（4）$-(x-1)e^{-\frac{(x-1)^2}{2}}$；

（5）$3\left(\sqrt{x}e^x-\dfrac{1}{x}\right)^2\left(\dfrac{e^x}{2\sqrt{x}}+\sqrt{x}e^x+\dfrac{1}{x^2}\right)$；（6）$e^{\sin x}\cos x+\dfrac{x}{|x|\sqrt{1-x^2}}$；

（7）$\dfrac{4\sqrt{x}\sqrt{x+\sqrt{x}}+2\sqrt{x}+1}{8\sqrt{x}\sqrt{x+\sqrt{x}}\sqrt{x+\sqrt{x+\sqrt{x}}}}$；（8）$\dfrac{2x-\cos x}{(x^2-\sin x)\ln 2}$.

10.（1）$(\ln x)^x\left(\ln\ln x+\dfrac{1}{\ln x}\right)$；

（2）$(1+x)(2+x^2)^{\frac{1}{2}}(3+x^3)^{\frac{1}{3}}\left(\dfrac{1}{1+x}+\dfrac{x}{2+x^2}+\dfrac{x^2}{3+x^3}\right)$；

（3）$\dfrac{x^2}{1-x}\sqrt[3]{\dfrac{3-x}{(3+x)^2}}\left[\dfrac{2}{x}+\dfrac{1}{1-x}-\dfrac{1}{3(3-x)}-\dfrac{2}{3(3+x)}\right]$；

（4）$(1+x^2)^{\sqrt{x}}\left[\dfrac{1}{2\sqrt{x}}\ln(1+x^2)+\dfrac{2x\sqrt{x}}{1+x^2}\right]$.

11. $-\dfrac{\beta N^2(N-1)e^{\beta Nt}}{(N-1+e^{\beta Nt})^2}$.

12. 略.

13.（1）$\dfrac{xy-y^2}{xy+x^2}$；（2）$\dfrac{y^2-4xy}{2x-2xy+3y^2}$；（3）$\dfrac{-a\sin(x+y)}{e^y+a\sin(x+y)}$；（4）$-\sqrt{\dfrac{y}{x}}$.

14. $y=1$.

15. (1) $\cot\frac{t}{2}$； (2) $\frac{t(2-t^3)}{1-2t^3}$.

16. (1) $2\sin x-x\cos x$； (2) $2e^{x^2}(3x+2x^3)$； (3) $2\frac{x^2+y^2}{(x-y)^3}$； (4) $\frac{3}{2}e^{-3t}$.

17. $-\frac{\sqrt{3}}{2}\pi^2\ \mathrm{m/s^2}$.

18. (1) $(-1)^n\frac{(n-2)!}{x^{n-1}}(n\geqslant 2)$； (2) $e^x(x+n)$.

19. 0.71，0.7；0.0701，0.07.

20. -0.11.

21. (1) $2\tan x\cdot\sec^2 x\,dx$； (2) $\frac{e^x}{1+e^{2x}}dx$； (3) $e^x(\sin^2 x+\sin 2x)dx$；(4) $\frac{6x^2}{(x^3+1)^2}dx$.

22. (1) $\frac{x^2}{2}+C$； (2) $\sin x+C$； (3) $\frac{2}{3}x\sqrt{x}+C$； (4) $\frac{-1}{\omega}\cos\omega t+C$； (5) $\ln(1+x)+C$； (6) $-\frac{1}{x}+C$； (7) $\frac{1}{3}\tan 3x+C$； (8) $-\frac{1}{3}e^{-3x}+C$.

23. (1) 1.006 67； (2) 0.874 75.

习 题 三

1. 有三个实根，分别在(1, 2)，(2, 3)，(3, 4)内.

2. 略.

3. (1) $\frac{3}{5}$； (2) 2； (3) $-\frac{5}{3}$； (4) $\frac{1}{2}$； (5) 1； (6) 1； (7) 1； (8) $-\frac{1}{2}$.

4. 1.

5. (1) $(-\infty,-1)\cup(0,1)\searrow$，$(-1,0)\cup(1,+\infty)\nearrow$； (2) $\left(-\infty,\frac{3}{4}\right)\nearrow$，$\left(\frac{3}{4},+\infty\right)\searrow$； (3) $(-\infty,0)\nearrow$，$(0,+\infty)\searrow$； (4) $\left(0,\frac{1}{2}\right)\searrow$，$\left(\frac{1}{2},+\infty\right)\nearrow$.

6. (1) 极小值为 0； (2) 极大值为$\frac{\pi}{4}-\frac{1}{2}\ln 2$； (3) 极大值为$\frac{5}{4}$； (4) 极小值为 $2\sqrt{2}$.

7. $a=-\frac{2}{3}$，$b=-\frac{1}{6}$，$x=1$ 是极小值点，$x=2$ 是极大值点.

8. (1) 最大值为 8,最小值为 0; (2) 最大值为 1,最小值为 0; (3) 最大值为$\sqrt[3]{4}$,无最小值; (4) 最大值为 3,最小值为 1.

9. $\frac{a}{2}$. 10. $h : r = 2 : 1$. 11. $x = \frac{1}{n}\sum_{i=1}^{n} x_i$. 12. $t = 1.66$ 个月.

13. $t = 48.084$ min 时,最大浓度值为 $c = 13.122$ mg/100 ml.

14. (1) 是凸的; (2) 是凹的.

15. (1) 拐点$\left(\frac{5}{3}, \frac{20}{27}\right)$,在$\left(-\infty, \frac{5}{3}\right)$内是凸的,在$\left(\frac{5}{3}, +\infty\right)$是凹的; (2) 拐点$\left(2, \frac{2}{e^2}\right)$,在$(-\infty, 2)$内是凸的,在$(2, +\infty)$是凹的; (3) 没有拐点,处处是凹的; (4) 拐点$(-1, \ln 2)$, $(1, \ln 2)$, $(-\infty, -1)$, $(1, +\infty)$内是凸的,在$(-1, 1)$内是凹的.

16. $y = -x^3 + 3x$.

17. (1) $y = 0$ 为曲线的水平渐近线,$x = -1$, $x = 3$ 为曲线的垂直渐近线; (2) $x = 0$ 为曲线的垂直渐近线,$y = x + 2$ 为曲线的斜渐近线.

18. (1) 极大值 $f(1) = 9$,极小值 $f(3) = -13$,拐点:$(1,3)$; (2) 极小值 $f(0) = 0$,拐点:$(\pm 1, \ln 2)$; (3) 关于原点对称,极大值 $f(1) = 0.5$,极小值 $f(-1) = -0.5$,拐点:$(0, 0)$, $\left(-\sqrt{3}, -\frac{\sqrt{3}}{4}\right)$, $\left(\sqrt{3}, \frac{\sqrt{3}}{4}\right)$,渐近线:$y = 0$; (4) $x \neq \frac{\pi}{2} + k\pi$,极大值 $f(2k\pi) = 1$,极小值 $f[(2k+1)\pi] = -1$,渐近线:$y = \frac{2k+1}{2}\pi \ (k = 0, \pm 1, \pm 2, \cdots)$.

习 题 四

1. (1) $\frac{2}{9}x^{\frac{9}{2}} + C$; (2) $\tan x - x + C$; (3) $5\arctan x - 2\arcsin x + C$; (4) $\sin x - \cos x + C$; (5) $e^x - 2\sqrt{x} + C$; (6) $-\frac{1}{x} - 2\ln|x| + x + C$; (7) $\frac{2}{\ln 3}3^x - 5 \cdot \ln\frac{3}{2}\left(\frac{2}{3}\right)^x + C$; (8) $\frac{1}{2}\ln\left|\frac{x-1}{x+1}\right| + C$; (9) $\frac{3}{2}x^{\frac{3}{2}} - \frac{3}{2}x^{\frac{4}{3}} + C$; (10) $\frac{e^{2x}}{2} - e^x + x + C$; (11) $\arctan x - \frac{1}{3x^3} + \frac{1}{x} + C$; (12) $\tan x - \cot x + C$.

2. (1) $-\frac{1}{2}e^{-x^2} + C$; (2) $\frac{1}{8}(3+2x)^4 + C$; (3) $\ln\left|\sqrt{1+\sin^2 x} + \sin x\right| + C$; (4) $-\frac{3}{4}(3-2x)^{\frac{2}{3}} + C$; (5) $2\sin\sqrt{t} + C$; (6) $\frac{1}{1-2x} + C$; (7) $\frac{1}{2\cos^2 x} + C$; (8) $-\frac{1}{\arcsin x} + C$; (9) $\frac{1}{4}\ln^2\frac{x-1}{x+1} + C$; (10) $\ln(x^2 - 3x + 4) + C$;

(11) $\frac{\sqrt{6}}{6}\arctan\frac{\sqrt{3}x}{\sqrt{2}}+C$；(12) $\frac{\sqrt{3}}{3}\arcsin\frac{\sqrt{3}x}{\sqrt{2}}+C$；(13) $-\frac{1}{12}\cos 6x-\frac{1}{4}\cos 2x+C$；(14) $\frac{1}{5}\cos^5 x-\frac{1}{3}\cos^3 x+C$；(15) $\frac{1}{\sqrt{AB}}\arctan\left(\sqrt{\frac{A}{B}}\tan x\right)+C$；(16) $2\sqrt{1+\sin^2 x}+C$；(17) $\frac{1}{3}x^{\frac{3}{2}}-\frac{x}{2}+\sqrt{x}-\ln(1+\sqrt{x})+C$；(18) $\frac{1}{4}\ln\left|1+2x\sqrt{1-x^2}\right|+\frac{1}{2}\arcsin x+C$.

3. (1) $x\arcsin x+\sqrt{1-x^2}+C$；(2) $\ln(1+x^2)\cdot x-2x+2\arctan x+C$；(3) $\frac{2}{3}x^{\frac{3}{2}}\ln^2 x-\frac{8}{9}x^{\frac{3}{2}}\ln x+\frac{16}{27}x^{\frac{3}{2}}+C$；(4) $-\frac{1}{2}x^2e^{-2x}-\frac{1}{2}xe^{-2x}+\frac{1}{4}e^{-2x}+C$；(5) $\frac{1}{n}x\sin nx+\frac{1}{n^2}\cos nx+C$；(6) $\frac{1}{2}(x^2+1)\arctan x-\frac{1}{2}x+C$；(7) $\frac{1}{4}x^2-\frac{1}{4}x\sin 2x-\frac{1}{8}\cos 2x+C$；(8) $-\frac{1}{2}x^2\cos 2x+\frac{1}{2}x\sin 2x+\frac{1}{4}\cos 2x+C$；(9) $-\frac{\arcsin x}{x}+\frac{1}{2}\ln\frac{1-\sqrt{1-x^2}}{1+\sqrt{1+x^2}}+C$；(10) $\frac{x^{\alpha+1}}{1+\alpha}\ln x-\frac{x^{\alpha+1}}{(\alpha+1)^2}+C$；(11) $x(\ln x)^2-2x\ln x+2x+C$；(12) $\frac{1}{2}x\sin(\ln x)-\frac{1}{2}x\cos(\ln x)+C$；(13) $3x^{\frac{2}{3}}e^{\sqrt[3]{x}}-6\sqrt[3]{x}e^{\sqrt[3]{x}}+6e^{\sqrt[3]{x}}+C$；(14) $x(\arcsin x)^2+2\sqrt{1-x^2}\arcsin x-2x+C$.

4. (1) $\frac{3}{8}x-\frac{\sin 2x}{4}+\frac{\sin 4x}{32}+C$；(2) $x^2e^x-2xe^x+2e^x+C$；(3) $\frac{1}{3}x^3-\frac{3}{2}x^2+9x-27\ln|x+3|+C$；(4) $\ln\frac{|x|}{\sqrt{1+x^2}}+C$；(5) $\sqrt{5+2x}+C$；(6) $\frac{1}{3}\sqrt{(5+2x)^3}-5\sqrt{5+2x}+C$；(7) $6\ln|x-3|-5\ln|x-2|+C$；(8) $\ln|x-2|+\ln|x+5|+C$；(9) $-\frac{1}{3}\cot^3 x-\cot x+C$；(10) $\frac{2}{\sqrt{3}}\arctan\frac{1}{\sqrt{3}}\left(2\tan\frac{x}{2}+1\right)+C$；(11) $\arccos\frac{1}{x}+\frac{\sqrt{x^2-1}}{x}+C$；(12) $\sqrt{x^2-a^2}-a\arccos\frac{a}{x}+C$；(13) $-x^2\cot x\csc x+C$；(14) $\frac{\cos 2x}{4}-\frac{\sin 2x}{4x}+C$.

习　题　五

1. (1) $\frac{\pi^2}{4}$；(2) $af(a)$；(3) $5x^4\cos x^{10}-4x^3\cos x^8$；(4) $-\sin a^2$.

2. 略.

3. $\Phi(x)=\begin{cases}\frac{1}{3}x^3, & x\in[0,1)\\ \frac{1}{2}x^2-\frac{1}{6}, & x\in[1,2]\end{cases}$.

4. (1) $11\frac{1}{4}$； (2) $1-\frac{\pi}{4}$； (3) $\frac{3}{4}$； (4) $2(\sqrt{3}-1)$； (5) $\frac{1}{6}$； (6) $4-\pi$；(7) $\arcsin\frac{1}{3}$； (8) $2\left(1-\frac{1}{e}\right)$； (9) $\frac{e}{2}-1$； (10) 0.

5. 略. 6. $\tan\frac{1}{2}+\frac{1}{2}-\frac{1}{2}e^{-4}$. 7. $\frac{4}{3}$. 8. 2. 9. $e^2-\frac{2}{e}+2$.

10. (1) $\frac{57}{10}\pi$； (2) $\frac{3\pi}{10}$； (3) 8π； (4) $\frac{4}{3}\pi R^3$.

11. 2.45 J. 12. 0.414 cm. 13. $\frac{C_0}{kT}(1-e^{-kT})$.

14. $\frac{kb^4}{12}$. 15. 5. 16. $0.6369E_0$. 17. $\ln 3-\frac{1}{2}$.

18. (1) $\frac{\pi}{2}$； (2) 发散； (3) $\frac{\omega}{p^2+\omega^2}$； (4) 发散.

19. $k>1$ 时收敛；$k\leqslant 1$ 时发散；$k=1-\frac{1}{\ln\ln 2}$ 时有最小值.

习 题 六

1. (1) 是,一阶； (2) 不是； (3) 是,三阶； (4) 是,三阶； (5) 是,二阶； (6) 是,一阶； (7) 是,一阶； (8) 是,二阶； (9) 是,一阶.

2. (1) $y=Ce^{\frac{1}{2}x^2}$； (2) $y=\frac{1}{C+\ln|1+a-x|}$； (3) $y=e^{Cx}$； (4) $e^x+e^{-y}=C$；(5) $\sin\frac{y}{x}=Cx$； (6) $(x-y)^2+2x=C$.

3. (1) $y\cos x=x+C$； (2) $y=C(x+2)^3-\frac{1}{3}$； (3) $y=(C+x)e^{-\sin x}$； (4) $y=\frac{1}{x}(C-\cos x)$.

4. (1) $y=e^x+\frac{1}{2}x^2+C_1x+C_2$； (2) $y=x\arctan x-\frac{1}{2}\ln(1+x^2)+C_1x+C_2$；(3) $y=\frac{1}{3}x^3+C_1x^2+C_2$； (4) $y=-\ln\cos(x+C_1)+C_2$.

5. (1) $y=C_1e^{-2x}+C_2e^{5x}$； (2) $y=(C_1+C_2x)e^{2x}$； (3) $y=e^{3x}(C_1\cos 2x+C_2\sin 2x)$；(4) $y=C_1e^{-2x}+C_2e^{2x}$； (5) $y=\frac{5}{2}-\frac{5}{2}ex^{-4x}$； (6) $y=\frac{1}{2}e^{2x}$.

习 题 七

1. (1) $D=\{(x,y)\mid |y|<|x|\}$； (2) $D=\{(x,y)\mid x^2+y^2\neq 0\}$； (3) $D=\{(x,y)\mid x\geqslant 0, y\geqslant 0, x^2\geqslant y\}$； (4) $D=\{(x,y)\mid \frac{x^2}{16}+\frac{y^2}{4}<1\}$.

2. (1) 0； (2) $-\frac{1}{4}$； (3) 9； (4) 2； (5) 0.

3. (1) (1, 2)； (2) $x=n\pi$, $y=m\pi$.

4. (1) $\frac{\partial z}{\partial x}=-\frac{y}{x^2+y^2}$, $\frac{\partial z}{\partial y}=\frac{x}{x^2+y^2}$； (2) $\frac{\partial z}{\partial x}=\frac{2x+1}{y}e^{2x+y}$, $\frac{\partial z}{\partial y}=\frac{xy-x}{y^2}e^{2x+y}$； (3) $\frac{\partial u}{\partial x}=\frac{2x}{x^2+y^2+z^2}$, $\frac{\partial u}{\partial y}=\frac{2y}{x^2+y^2+z^2}$, $\frac{\partial u}{\partial z}=\frac{2z}{x^2+y^2+z^2}$； (4) $\frac{\partial z}{\partial x}=\frac{1}{y}\cos\frac{x}{y}\cos\frac{y}{x}+\frac{y}{x^2}\sin\frac{x}{y}\sin\frac{y}{x}$, $\frac{\partial z}{\partial y}=-\frac{x}{y^2}\cos\frac{x}{y}\cos\frac{y}{x}-\frac{1}{x}\sin\frac{x}{y}\sin\frac{y}{x}$； (5) $\frac{\partial z}{\partial x}=\frac{1}{\ln(x+\ln y)(x+\ln y)}$, $\frac{\partial z}{\partial y}=\frac{1}{y\ln(x+\ln y)(x+\ln y)}$； (6) $\frac{\partial z}{\partial x}=y(1+x)^{y-1}$, $\frac{\partial z}{\partial y}=(1+x)^y\ln(1+x)$.

5. (1) $z'_x\left(\frac{\pi}{2},\frac{\pi}{4}\right)=2$, $z'_y\left(\frac{\pi}{2},\frac{\pi}{4}\right)=4$； (2) $z'_x(3,4)=\frac{2}{5}$, $z'_y(3,4)=\frac{1}{5}$.

6. (1) $\frac{\partial^2 z}{\partial x^2}=12x^2-8y^2$, $\frac{\partial^2 z}{\partial y^2}=12y^2-8x^2$, $\frac{\partial^2 z}{\partial x\partial y}=-16xy$； (2) $\frac{\partial^2 z}{\partial x^2}=-2a^2\cos 2(ax+by)$, $\frac{\partial^2 z}{\partial y^2}=-2b^2\cos 2(ax+by)$, $\frac{\partial^2 z}{\partial x\partial y}=-2ab\cos 2(ax+by)$.

7. (1) $dz=\left(y+\frac{1}{y}\right)dx+x\left(1-\frac{1}{y^2}\right)dy$； (2) $dz=-\frac{1}{x}e^{\frac{y}{x}}\left(\frac{y}{x}dx-dy\right)$； (3) $du=yzx^{yz-1}dx+zx^{yz}\ln x\,dy+yx^{yz}\ln x\,dz$； (4) $dz=\frac{2}{(x-y)^2}(x\,dy-y\,dx)$.

8. $\Delta z=-0.119$, $dz=-0.125$.

9. (1) $\frac{\partial z}{\partial x}=\frac{2x}{y^2}\ln(3x-2y)+\frac{3x^3}{(3x-2y)y^2}$, $\frac{\partial z}{\partial y}=-\frac{2x^2}{y^3}\ln(3x-2y)-\frac{2x^2}{(3x-2y)y^2}$； (2) $\frac{dz}{dt}=\frac{3(1-4t^2)}{\sqrt{1-(3t-4t^3)^3}}$； (3) $\frac{du}{dx}=e^{ax}\sin x$；

(4) $\dfrac{dz}{dx}=-\dfrac{e^x(1+x)}{1+x^2e^{2x}}$.

10. (1) $\dfrac{\partial u}{\partial x}=f'_1+yf'_2+yzf'_3$, $\dfrac{\partial u}{\partial y}=xf'_2+xzf'_3$, $\dfrac{\partial u}{\partial z}=xyf'_3$; (2) $\dfrac{\partial u}{\partial x}=2xf'_1+ye^{xy}f'_2$, $\dfrac{\partial u}{\partial y}=-2yf'_1+xe^{xy}f'_2$.

11. 略.

12. (1) $\dfrac{dy}{dx}=\dfrac{x+y}{x-y}$; (2) $\dfrac{\partial z}{\partial x}=\dfrac{z}{x+z}$, $\dfrac{\partial z}{\partial y}=\dfrac{z^2}{y(x+z)}$; (3) 1.

13. (1) 极大值: $f(2,-2)=8$; (2) 极大值: $f(3,2)=36$; (3) 极小值: $f\left(\dfrac{1}{2},-1\right)=-\dfrac{e}{2}$.

14. $x=\dfrac{a}{5}$, $y=\dfrac{2a}{5}$; 15. $\left(\pm\dfrac{4}{3},\dfrac{4}{3},\dfrac{4}{3}\right)$.

16. (1) $\int_0^1 dx\int_{x^2}^{x} f(x,y)dy$; (2) $\int_0^4 dx\int_{\frac{x}{2}}^{\sqrt{x}} f(x,y)dy$; (3) $\int_0^1 dy\int_{e^y}^{e} f(x,y)dx$; (4) $\int_0^1 dy\int^{\pi-}$ arcsin y $_{\arcsin y} f(x,y)dx$.

17. (1) $\dfrac{6}{55}$; (2) $\dfrac{64}{15}$; (3) $\dfrac{9}{4}$; (4) $\dfrac{2}{3}\pi(b^3-a^3)$; (5) $\dfrac{1}{3}R^3\left(\pi-\dfrac{4}{3}\right)$.

18. $\dfrac{4}{3}$. 19. $\dfrac{32}{3}\left(\dfrac{\pi}{2}-\dfrac{2}{3}\right)a^3$. 20. $\dfrac{3}{8}\pi$.

习 题 八

1. $AB=VAB=V$ 且 $A+B=UP(AB)=P(A)P(B)$; $A_1+A_2+\cdots+A_n=UA_iA_j=V$ $(1\leqslant i<j\leqslant n)$.

2. (1) $A\bar{B}\,\bar{C}$; (2) $AB\bar{C}$; (3) $A+B+C$; (4) $\bar{A}\,\bar{B}\,\bar{C}$.

3. $A+B$ 为至少有一个发生;AB 同时发生.

4. 概率是一个理论值,是不变的.而频率是一个实际值,是变量,即每次试验通常是不同的,概率不是频率的极限.

5. (1):(1, 2)(1, 3)(1, 4)(2, 1)(2, 3)(2, 4)(3, 1)(3, 2)(3, 4)(4, 1)(4, 2)(4, 3); (2):(1, 1)(1, 2)(1, 3)(1, 4)(2, 1)(2, 2)(2, 3)(2, 4)(3, 1)(3, 2)(3, 3)(3, 4)(4, 1)(4, 2)(4, 3)(4, 4).

6. 以 $A_i(i=1,2,\cdots,6)$ 代表出现各点数骰子.

(1) A_1+A_2; (2) $A_1+A_2+A_3$; (3) $A_4+A_5+A_6$; (4) $A_1+A_3+A_5$.

7. $P=\dfrac{C_{13}^1C_{13}^1C_{13}^1C_{13}^1}{C_{52}^4}=0.1055$.

8. (1) $\dfrac{C_6^1C_4^1}{C_{10}^2}$； (2) $\dfrac{C_6^1C_4^2}{C_{10}^3}$.

9. (1) $\dfrac{C_3^1C_{37}^2}{C_{40}^3}$； (2) $\dfrac{C_3^2C_{37}^1}{C_{40}^3}$； (3) $\dfrac{1}{C_{40}^3}$； (4) $\dfrac{C_{37}^3}{C_{40}^3}$.

10. (1) 0.4； (2) 0.7； (3) 0.8. 11. $P=0.225$.

12. $P=0.93\times 0.88=0.8184$. 13. $P=0.9\times 0.9\times 0.9=0.729$.

14. (1) 0.02； (2) 0.72； (3) 0.26. 15. (1) $\dfrac{6}{9}\times\dfrac{5}{7}=\dfrac{10}{21}$； (2) $\dfrac{3}{9}\times\dfrac{2}{7}=\dfrac{2}{21}$；
(3) $1-\dfrac{12}{21}=\dfrac{3}{7}$.

16. 0.94. 17. (1) $0.7\times 0.8\times 0.5=0.28$； (2) 0.97.

18. $P=P(A)+P(BC)-P(ABC)=0.3+0.2\times 0.2-0.3\times 0.2\times 0.2=0.328$.

19. (1) $P=0.97\times\dfrac{2}{3}+0.98\times\dfrac{1}{3}=\dfrac{73}{75}$； (2) $P=\dfrac{0.02\times\dfrac{1}{3}}{\dfrac{2}{75}}=\dfrac{1}{4}=0.25$.

20. $P=\dfrac{1}{C_{12}^3}\times\dfrac{C_9^3}{C_{12}^3}+\dfrac{C_3^2C_9^1}{C_{12}^3}\times\dfrac{C_8^3}{C_{12}^3}+\dfrac{C_3^1C_9^2}{C_{12}^3}\times\dfrac{C_7^3}{C_{12}^3}+\dfrac{C_9^3}{C_{12}^3}\times\dfrac{C_6^3}{C_{12}^3}=\dfrac{7056}{12\,100}$.

21. (1) $\dfrac{1}{2}$； (2) $\dfrac{2}{9}$. 22. $C_3^2\times 0.52^2\times 0.48$. 23. $C_5^1\times 0.03\times 0.97^4$.

24. $1-0.9995^{2000}$. 25. $C_{300}^4\times 0.01^4\times 0.99^{296}$.

26. (1) $\xi>1000$； (2) $\xi<1500$； (3) $\xi\geqslant 1000$.

27.

ξ	0	1	2	3	4	5
P	$\dfrac{C_{95}^5}{C_{100}^5}$	$\dfrac{C_5^1C_{95}^4}{C_{100}^5}$	$\dfrac{C_5^2C_{95}^3}{C_{100}^5}$	$\dfrac{C_5^3C_{95}^2}{C_{100}^5}$	$\dfrac{C_5^4C_{95}^1}{C_{100}^5}$	$\dfrac{1}{C_{100}^5}$

28.

ξ	0	1	2	3
P	$\dfrac{3}{4}$	$\dfrac{9}{44}$	$\dfrac{9}{220}$	$\dfrac{1}{220}$

29. (1) $A=\dfrac{1}{\pi}$； (2) $\dfrac{2}{3}$； (3) $F(X)=\begin{cases}0 & x<-1\\ \dfrac{1}{\pi}\arcsin x+\dfrac{1}{2} & -1\leqslant x\leqslant 1.\\ 1 & x>1\end{cases}$

30. (1) $A=1$； (2) 0.4； (3) $\varphi(x)=\begin{cases}0, & \text{其他}, \\ 2x, & 0\leqslant x\leqslant 1.\end{cases}$

31. $M(\xi)=\dfrac{-1}{3}$；$D(\xi)=\dfrac{37}{18}$；$\sigma(\xi)=\dfrac{\sqrt{74}}{6}$.

32. $\varphi(y)=\begin{cases}\dfrac{2e^y}{\pi(e^{2y}+1)} & y>0, \\ 0 & y\leqslant 0.\end{cases}$

33. $M(\xi_1)=220$，$D(\xi_1)=280$，$M(\xi_2)=220$，$D(\xi_2)=800$，$D(\xi_1)\leqslant D(\xi_2)$ 乙的均匀性较差.

34. $M(\xi_1)=2.4$，$D(\xi_1)=0.44$，$M(\xi_2)=1.9$，$D(\xi_2)=0.69$，甲的平均得分较好，且甲的技术比较稳定.

35. (1) 0.1359； (2) 0.9861； (3) 0.0392； (4) 0.8788.

36. (1) 0.8413； (2) 0.0030； (3) 0.4013； (4) 0.7612.

37. 0.9973.

习 题 九

1. (1) -72； (2) $\boldsymbol{AB}=\boldsymbol{BA}$； (3) $(\boldsymbol{E}-\boldsymbol{B})^{-1}\boldsymbol{A}$； (4) $a_{12}a_{21}a_{34}a_{43}$ 和 $-a_{13}a_{21}a_{34}a_{42}$； (5) $\lambda=-1$； (6) $t\neq-1$； (7) $\lambda(\lambda+3)(\lambda-1)(\lambda-2)^2$； (8) 2.

2. (1) c； (2) b； (3) c； (4) d； (5) d； (6) d； (7) c； (8) b.

3. (1) -4； (2) $x^2(z-y)+y^2(x-z)+z^2(y-x)$； (3) $3abc-a^3-b^3-c^3$.

4. $M_{31}=530$，$A_{31}=530$； $M_{32}=243$，$A_{32}=-243$； $M_{33}=-7$，$A_{33}=-7$； $M_{34}=204$，$A_{34}=-204$.

5. (1) -472； (2) 48； (3) a^2b^2.

6. (1) $x_1=-\dfrac{1}{2}$，$x_2=-\dfrac{1}{2}$，$x_3=\dfrac{3}{2}$； (2) $x_1=1$，$x_2=-2$，$x_3=3$，$x_4=-1$.

7. $\lambda=0$，2 或 3.

8. (1) $\begin{pmatrix}1 & 4 & -5\\ 7 & 4 & -7\\ 10 & 2 & 13\end{pmatrix}$； (2) $\begin{pmatrix}0 & \dfrac{2}{3} & -\dfrac{4}{3}\\ \dfrac{4}{3} & \dfrac{2}{3} & -\dfrac{4}{3}\\ 2 & \dfrac{2}{3} & \dfrac{8}{3}\end{pmatrix}$.

9. (1) $\begin{pmatrix} 9 & 17 & 25 \\ 26 & 48 & 70 \end{pmatrix}$；(2) $\begin{pmatrix} 32 \\ 24 \\ -15 \end{pmatrix}$；(3) 19；(4) $\begin{pmatrix} ab & ac \\ b^2 & bc \\ bc & c^2 \end{pmatrix}$.

10. $\begin{pmatrix} 1 & 0 \\ 2\lambda & 1 \end{pmatrix}$, $\begin{pmatrix} 1 & 0 \\ 3\lambda & 1 \end{pmatrix}$, $\begin{pmatrix} 1 & 0 \\ 4\lambda & 1 \end{pmatrix}$, …, $\begin{pmatrix} 1 & 0 \\ k\lambda & 1 \end{pmatrix}$.

11. (1) $\begin{pmatrix} 1 & -1 & 0 \\ 2 & -2 & 5 \\ 3 & 4 & 1 \end{pmatrix}$；(2) $\begin{pmatrix} 0 & 0 & 1 \\ 3 & 0 & 6 \\ 4 & 2 & 1 \end{pmatrix}$；(3) $\begin{pmatrix} 4 & 8 & -3 \\ 3 & -1 & 3 \\ 6 & 11 & -10 \end{pmatrix}$；

(4) $\begin{pmatrix} 1 & 4 & -1 \\ 4 & 33 & 3 \\ -1 & 3 & 26 \end{pmatrix}$；(5) 175；(6) 175.

12. $-128, 16, -\dfrac{2}{27}$.

13. (1) $\begin{pmatrix} 11 & -7 \\ -3 & 2 \end{pmatrix}$；(2) $\begin{pmatrix} -\cos\theta & \sin\theta \\ \sin\theta & \cos\theta \end{pmatrix}$；(3) $\dfrac{1}{5}\begin{pmatrix} 3 & -3 & -1 \\ 2 & 3 & -4 \\ -1 & 1 & 2 \end{pmatrix}$.

14. $\boldsymbol{A}^{-1} = \dfrac{\boldsymbol{A}-\boldsymbol{E}}{2}$；$(\boldsymbol{A}+2\boldsymbol{E})^{-1} = \dfrac{3\boldsymbol{E}-\boldsymbol{A}}{4}$.

15. (1) $\begin{pmatrix} 17 & 62 \\ -11 & -39 \end{pmatrix}$；(2) $\begin{pmatrix} -2 & 2 & 1 \\ -\dfrac{8}{3} & 5 & -\dfrac{2}{3} \end{pmatrix}$；(3) $\begin{pmatrix} 1 & 1 \\ \dfrac{1}{4} & 0 \end{pmatrix}$.

16. (1) $R(\boldsymbol{A}) = 3$；(2) $R(\boldsymbol{B}) = 2$.

17. (1) $(1, 1, 1)^{\mathrm{T}}$；(2) 无解；(3) $C_1\left(\dfrac{1}{7}, \dfrac{3}{7}, 1, 0\right)^{\mathrm{T}} + C_2\left(-\dfrac{11}{7}, -\dfrac{5}{7}, 0, 1\right)^{\mathrm{T}} + \left(\dfrac{3}{7}, \dfrac{2}{7}, 0, 0\right)$ $(C_1, C_2 \in \mathbf{R})$.

18. (1) $k=-2$；(2) $k \neq 1$ 且 $k \neq -2$；(3) $k=1$, $C_1(-1, 1, 0)^{\mathrm{T}} + C_2(-1, 0, 1)^{\mathrm{T}} + (1, 0, 0)^{\mathrm{T}}$ $(C_1, C_2 \in \mathbf{R})$.

19. (1) 线性相关；(2) 线性无关；(3) 线性无关.

20. 略.

21. (1) 秩为 2，$\boldsymbol{\alpha}_1$，$\boldsymbol{\alpha}_2$ 为一个极大无关组；(2) 秩为 3，$\boldsymbol{\alpha}_1^{\mathrm{T}}$，$\boldsymbol{\alpha}_2^{\mathrm{T}}$，$\boldsymbol{\alpha}_3^{\mathrm{T}}$ 为一个极大无关组.

22. (1) 基础解系 $\boldsymbol{\xi}_1 = (1, 1, 0, 0)^{\mathrm{T}}$, $\boldsymbol{\xi}_2 = (1, 0, 2, 1)^{\mathrm{T}}$，通解 $C_1\boldsymbol{\xi}_1 + C_2\boldsymbol{\xi}_2$ $(C_1, C_2 \in \mathbf{R})$；

(2) 基础解系 $\boldsymbol{\xi}_1 = \left(\dfrac{2}{7}, \dfrac{5}{7}, 1, 0\right)^{\mathrm{T}}$，$\boldsymbol{\xi}_2 = \left(\dfrac{3}{7}, \dfrac{4}{7}, 0, 1\right)^{\mathrm{T}}$，通解 $C_1\boldsymbol{\xi}_1 + C_2\boldsymbol{\xi}_2$ $(C_1, C_2 \in \mathbf{R})$.

23. (1) $(5, 1, 3)^T$； (2) $C_1(-3, 6, 1, 0)^T + C_2(-6, 7, 0, 1)^T + (2, -1, 0, 0)^T$ (C_1, $C_2 \in \mathbf{R}$).

24. (1) $\lambda_1 = -1$, $\lambda_2 = \lambda_3 = 2$; $p_1 = (1, 0, 1)^T$, $p_2 = (0, 1, -1)^T$, $p_3 = (1, 0, 4)^T$;
(2) $\lambda_1 = 1$, $\lambda_2 = \lambda_3 = 0$; $p_1 = (1, 1, 1)^T$, $p_2 = (1, 3, 2)^T$.

25～30. 略.

附录 1　泊松分布 $P(\xi=m)=\frac{\lambda^m}{m!}e^{-\lambda}$ 的数值表

m	λ							
	0.1	0.2	0.3	0.4	0.5	0.6	0.7	0.8
0	0.904 837	0.818 781	0.740 818	0.670 320	0.606 531	0.548 812	0.496 585	0.449 329
1	0.090 484	0.163 746	0.222 245	0.268 128	0.303 265	0.329 287	0.347 610	0.359 463
2	0.004 524	0.016 375	0.033 337	0.053 626	0.075 816	0.098 786	0.121 663	0.143 785
3	0.000 151	0.001 092	0.003 334	0.007 150	0.012 636	0.019 757	0.028 388	0.038 343
4	0.000 004	0.000 055	0.000 250	0.000 715	0.001 580	0.002 964	0.004 968	0.007 669
5	—	0.000 002	0.000 015	0.000 057	0.000 158	0.000 356	0.000 696	0.001 227
6	—	—	0.000 001	0.000 004	0.000 013	0.000 036	0.000 081	0.000 164
7	—	—	—	—	0.000 001	0.000 003	0.000 008	0.000 019
8	—	—	—	—	—	—	0.000 001	0.000 002

m	λ							
	0.9	1.0	1.5	2.0	2.5	3.0	3.5	4.0
0	0.406 570	0.367 879	0.223 130	0.135 335	0.082 085	0.049 787	0.030 197	0.018 316
1	0.365 913	0.367 879	0.334 695	0.270 671	0.205 212	0.149 361	0.105 091	0.073 263
2	0.164 661	0.183 940	0.251 021	0.270 671	0.256 516	0.224 042	0.184 959	0.146 525
3	0.049 398	0.061 313	0.125 510	0.180 447	0.213 763	0.224 042	0.215 785	0.195 367
4	0.011 115	0.015 328	0.047 067	0.090 224	0.133 602	0.168 031	0.188 812	0.195 367
5	0.002 001	0.003 066	0.014 120	0.036 089	0.066 801	0.100 819	0.132 169	0.156 293
6	0.000 300	0.000 511	0.003 530	0.012 030	0.027 834	0.050 409	0.077 098	0.104 196
7	0.000 039	0.000 073	0.000 756	0.003 437	0.009 941	0.021 604	0.038 549	0.059 540
8	0.000 004	0.000 009	0.000 142	0.000 859	0.003 106	0.008 102	0.016 865	0.029 770
9	—	0.000 001	0.000 024	0.000 191	0.000 863	0.002 701	0.006 559	0.013 231
10	—	—	0.000 004	0.000 038	0.000 216	0.000 810	0.002 296	0.005 292
11	—	—	—	0.000 007	0.000 049	0.000 221	0.000 730	0.001 925
12	—	—	—	0.000 001	0.000 010	0.000 055	0.000 213	0.000 642
13	—	—	—	—	0.000 002	0.000 013	0.000 057	0.000 197
14	—	—	—	—	—	0.000 003	0.000 014	0.000 056
15	—	—	—	—	—	0.000 001	0.000 003	0.000 015
16	—	—	—	—	—	—	0.000 001	0.000 004
17	—	—	—	—	—	—	—	0.000 001

附录 2　正态分布函数 $\Phi(x)=\frac{1}{\sqrt{2\pi}}\int_{-\infty}^{x}e^{-\frac{t^2}{2}}dt$ 的数值表

x	$\Phi(x)$	x	$\Phi(x)$	x	$\Phi(x)$	x	$\Phi(x)$	x	$\Phi(x)$	x	$\Phi(x)$
0.00	0.500 000	0.50	0.691 463	1.00	0.841 345	1.50	0.933 193	2.00	0.977 250	2.50	0.993 790
0.05	0.519 939	0.55	0.708 840	1.05	0.853 141	1.55	0.939 429	2.05	0.979 818	2.55	0.994 614
0.10	0.539 828	0.60	0.725 747	1.10	0.864 334	1.60	0.945 201	2.10	0.982 136	2.60	0.995 339
0.15	0.559 618	0.65	0.742 154	1.15	0.874 928	1.65	0.950 528	2.15	0.984 222	2.65	0.995 975
0.20	0.579 260	0.70	0.758 036	1.20	0.884 930	1.70	0.955 434	2.20	0.986 097	2.70	0.996 533
0.25	0.598 706	0.75	0.773 373	1.25	0.894 350	1.75	0.959 941	2.25	0.987 776	2.75	0.997 020
0.30	0.617 911	0.80	0.788 145	1.30	0.903 200	1.80	0.964 070	2.30	0.989 276	2.80	0.997 445
0.35	0.636 831	0.85	0.802 338	1.35	0.911 492	1.85	0.967 843	2.35	0.990 613	2.85	0.997 814
0.40	0.655 422	0.90	0.815 940	1.40	0.919 243	1.90	0.971 283	2.40	0.991 802	2.90	0.988 134
0.45	0.673 645	0.95	0.828 944	1.45	0.926 471	1.95	0.974 412	2.45	0.992 857	2.95	0.988 411
										3.00	0.998 650